HYGIÈNE
DES FAMILLES

LYON. — IMPR. DE POMMET (H. AUGIER, DIRECTEUR), RUE DE L'ARCHEVÊCHÉ, 3.

HYGIÈNE

DES FAMILLES

OU

DU PERFECTIONNEMENT

PHYSIQUE ET MORAL DE L'HOMME

considéré particulièrement

DANS SES RAPPORTS AVEC L'ÉDUCATION ET LES BESOINS DE LA CIVILISATION MODERNE

Par le Docteur FRANCIS DEVAY

MÉDECIN DE L'HÔTEL-DIEU DE LYON

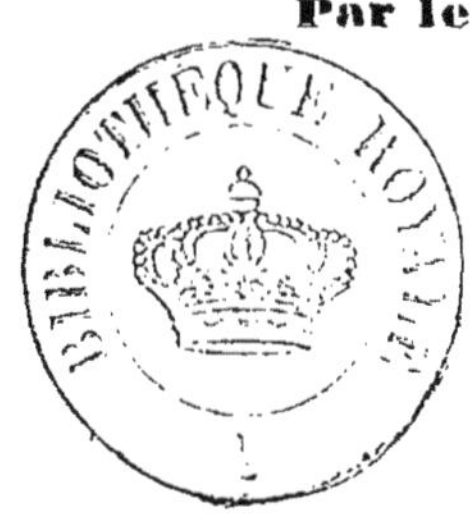

En général, l'homme ne se prémunit point assez contre les circonstances extérieures qui tendent à opprimer ses facultés ; il est beaucoup de maux physiques qu'il subit comme une fatale destinée, et dont il pourrait s'affranchir par une patiente et énergique réaction.
(*Hygiène des Familles*, t. I, p. 254.)

TOME PREMIER

PARIS

LYON
DORIER, LIBRAIRE-ÉDITEUR
Quai des Célestins, 51

1846

1845

PRÉFACE.

La publication de cet ouvrage, indépendamment de l'accueil qui peut lui être réservé dans le monde, est pour nous, le sujet d'une vive satisfaction. Nous y trouvons, en effet, la réalisation d'un désir formé dans notre esprit, depuis bien des années, l'expression d'une pensée que nous n'avons point cessé de nourrir et de développer, dès notre entrée dans la carrière médicale. Nous présentons donc notre livre au public, avec une légitime confiance; nous le prions d'y voir les résultats d'une bonne inspiration, et une œuvre poursuivie avec conscience et persévérance. Nous allons exposer, en peu de mots, l'esprit du livre ou sa doctrine, et le plan qu'il renferme.

L'auteur a visé, avant tout, à donner à cet ouvrage, un caractère particulier qui le distinguât des autres traités d'hygiène, où les préceptes, quelque bien exposés qu'ils soient, n'ont point sur le public la portée qu'ils devraient avoir : l'hygiène n'y apparaît point assez comme une science salutaire et facile à pratiquer; et puis, ils laissent de côté une foule de circonstances minimes en apparence, mais qui n'exercent pas moins une puissante action sur la validité physique et morale de l'homme. Nous avons donc essayé de pénétrer plus profondément dans le sujet, de faire ressortir la toute-puissance de l'hygiène pour adoucir ou guérir les plus grands maux de l'humanité. Nous l'avons présentée comme un système de hautes prévisions, devant circonvenir la famille entière, pénétrer les habitudes de chacun de ses membres. C'est de cette manière seulement que l'hygiène, le plus beau rejeton de l'arbre des sciences médicales, peut produire des fruits abondants.

On ne peut le nier, une des plus grandes sommes d'afflictions qui soient départies aux familles, c'est la multiplication, parmi elles, des affections chroniques et héréditaires. En présence de ces calamités, tous les autres avantages s'effacent : la fortune n'est rien, les honneurs ne sont rien : « Des biens cachés dans une bouche fermée, sont comme un grand festin autour d'un sépulcre.... Que sert à l'idole l'oblation qu'on lui fait, puisqu'elle ne peut en manger, ni en sentir l'odeur? (Ecclesiastic.) » Mais combien, dans le cas qui nous occupe, sont limitées les ressources de l'art médical proprement dit, tel qu'il est pratiqué de nos jours; combien son influence est minime sur les affections de long cours, sur ces profondes désorganisations de nos tissus! Ces tristes et déplorables conséquences tiennent moins à l'insuffisance de la médecine, qu'à la manière précaire, et en quelque sorte fugitive, avec laquelle elle est exercée. Pour extirper du sein de la famille, un germe invétéré d'affections constitutionnelles; pour régénérer son sang et ses humeurs; pour la retremper dans la force, ce n'est point l'œuvre d'un jour qu'il faut entreprendre; ce n'est point l'assistance d'un moment qu'il faut invoquer; il faut se placer sous la surveillance directe et constante de l'hygiène, se façonner à ses préceptes; il faut qu'elle entre d'une manière intime et non plus accessoire, dans le plan général de l'éducation. Ceci supposerait un changement dans les relations du public avec le médecin. Ces dernières, il faut le dire en toute humilité, ne sont point assez dignes ni assez fructueuses; elles ne sont point assez en rapport avec la considération personnelle de l'un, et les avantages de l'autre. Le médecin ne fait que de trop courtes apparitions dans l'intérieur de la famille, qui se hâte de répudier ses soins et ses conseils, aussitôt que l'accident du moment est conjuré. Les pères et mères de famille croient avoir beaucoup fait, après avoir payé quelques instants d'entretien à une célébrité médicale, froide et préoccupée, qui ne peut voir en un quart-d'heure, ce qu'un homme sagace met des jours, des mois à apprécier; *in vanum laboraverunt*. En revanche, l'homme de l'art, traité en quelque sorte comme le mercenaire, contracte bien vite les habitudes morales de ce dernier, c'est-à-dire l'indifférence, la froideur; sa besogne achevée, il part, sans gratifier la famille de conseils utiles, opportuns, touchant des choses qu'il a parfaitement vues, mais sur lesquelles il n'a point été interrogé. Avec cela, en présence de cette suspicion réciproque, l'hygiène intérieure de la famille est négligée; les maladies chroniques s'y développent sourdement, et le médecin, qui devrait être un instituteur journalier, ne joue d'autre rôle que celui d'un homme à mission précaire et bornée. Il est donc à désirer pour tous, que ces rapports soient changés; que la famille s'ouvre avec confiance au médecin, et que celui-ci se dévoue à propager en elle de saines pratiques d'hygiène et de pédagogie.

C'est le seul moyen de tirer de la bonne et vraie médecine, LA MÉDECINE PRÉVENTIVE ET PERFECTIVE, tout le parti qu'on peut en attendre et qu'elle doit légitimement donner.

Nous avons donc voulu faire un livre qui pût guider la famille dans toutes les circonstances de la vie ; où elle trouvât des préceptes et même des consolations, que la médecine devrait donner, mais qu'elle ne donne point. Nous avons voulu pénétrer dans des questions intimes, que les traités généraux d'hygiène ont pris à tâche de passer sous silence, et qui, par leur action inaperçue mais constante, agissent sur les organismes, comme la goutte d'eau sur le granit. En étudiant les maladies héréditaires, cette intarissable source de douleurs pour les familles, nous avons amené celles-ci à se préoccuper plus sérieusement du mariage sous le rapport sanitaire ; c'est là une des parties neuves, et nous osons dire, très-importante, de notre ouvrage. Voilà, pour le caractère que nous avons imprimé à notre livre ; disons aussi quelque chose de son opportunité.

On se préoccupe beaucoup, de nos jours, de réformes sociales ; les vœux journaliers aspirent à un ordre de choses nouveau, à la solution d'un problème immense et difficile, qui amoindrisse la part du mal, et facilite l'émission du bien. Les esprits s'agitent et se troublent, en face des questions que suscite cette sainte préoccupation. Cette recherche de l'inconnu, nous porte souvent à méconnaître les ressources qui nous sont propres, et que nous pourrions mettre en œuvre à peu de frais. Au lieu d'aller à la rencontre de choses vagues et lointaines, servons-nous de suite de deux choses merveilleuses que nous avons sous la main : la famille, cette pépinière d'hommes; l'hygiène, cet instrument pour les perfectionner. Aussi, notre conviction la plus intime est-elle celle-ci : la voie la plus sûre et la plus courte pour arriver, ici-bas, au plus grand état de félicité relative, est la franche application de l'hygiène à la famille. La première est l'instrument, ou, si l'on veut, le levier; la seconde est le sujet de la culture et du perfectionnement; le champ, c'est le monde, comme dit l'apôtre.

Un traité de morale, quelque bon qu'il soit, n'est toujours qu'un traité de morale spéculative; mais, un traité d'hygiène est, en même temps, un traité de morale-pratique. Celle-ci y apparaît, non-seulement comme une des fins de l'homme, mais encore comme un instrument de santé et de vigueur. Il est important, de nos jours, de démontrer aux familles, que le bonheur relatif attaché à cette vie, ne dépend point des habitudes du luxe et des jouissances insolites que celui-ci entraîne; que les plaisirs recherchés n'ont rien à faire à la santé corporelle et à la quiétude morale. Le bonheur d'ici-bas, consiste en deux choses: la force et la sécurité de l'individu. Par la première, il est puissant; par la seconde, il se trouve armé contre les vicissitudes. La fortune ne donne point tout cela, tandis que l'hygiène en gratifie celui qui a la prudence de se confier à son égide. L'hygiène rend l'homme fort, en plaçant le système organique dans les meilleures conditions physiques; elle le rend juste et modéré, en le mettant à l'abri des besoins factices. Un peuple qui pratique l'hygiène, peut se dire grand et fort; il entre pleinement dans la voie du progrès ou de la civilisation véritable. Celle-ci, en effet, n'est que l'expression du bien-être corporel et moral du plus grand nombre : pour que l'on puisse la vanter d'une manière légitime, il faut qu'elle soit le reflet de saines, de vigoureuses, de prévoyantes institutions, qui dispensent à tous, dans les meilleures qualités, l'usufruit des grands modificateurs hygiéniques, l'air, l'aliment, les vêtements, etc. L'homme sincère, a parfaitement le droit de faire le procès d'une civilisation, au sein de laquelle, les esprits ne se préoccupent pas, d'une manière suffisante, de satisfaire les besoins primordiaux de l'espèce humaine. Quoique, dans cet ouvrage, nous ayons laissé de côté toutes les questions qui sont du ressort de l'hygiène publique, nous n'avons pas manqué toutefois, soit à propos des aliments ou des habitations, de juger certains écarts de la civilisation actuelle, qui intéressent tout autant la famille en particulier, que la famille humaine en général. Jetons, maintenant un coup-d'œil rapide sur la division et l'enchaînement des parties de notre travail.

Après avoir exposé, dans le premier chapitre, ce qui constitue le véritable esprit de l'hygiène, déterminé son but et ses applications, nous avons consacré quelques pages à l'étude du plus grand des biens, la SANTÉ; nous avons étudié ses variétés et ses conditions. Cette donnée, une fois bien saisie, d'importantes questions s'offraient à nous. Ayant à cœur de donner une rigoureuse démonstration de l'utilité de l'hygiène; de présenter cette science salutaire comme la suprême directrice de l'organisme, nous devions pénétrer profondément dans les lois les plus générales et les plus essentielles de ce dernier. C'est ce que nous avons fait dans les chapitres, où nous avons exposé les bases physiologiques de l'hygiène. En faisant admirer et connaître au lecteur les belles lois de conservation, de réaction, de perfectibilité, etc., qui gouvernent la matière organisée, nous avons prouvé, d'une part, que l'hygiène avait ses racines dans la physiologie, et de l'autre que le corps de l'homme, pour jouir non-seulement de la santé, mais pour atteindre de beaux perfectionnements, ne réclamait qu'une sage direction. Si l'auteur ne se fait point illusion, il espère avoir discuté ce point neuf et essentiel de haute physiologie, à l'aide de solides arguments. Il prie, d'ailleurs, le lecteur, de se pénétrer amplement des principes émis dans cette première partie, car ils donnent la clef du génie véritable de l'hygiène, et sont le fondement des applications de la médecine perfective et préventive.

Nous retrouvons les mêmes vues, à propos des sexes et des âges, circonstances particulières de la vie individuelle, qui modifient les applications hygiéniques. Nous avons démontré, en suivant pas à pas, les divers âges, depuis l'enfance jusqu'à la vieillesse la plus reculée, que ces diverses portions de la vie humaine étaient, pour ainsi dire, solidaires les unes des autres; que l'homme mûr, par exemple, accablé d'infirmités, devait souvent imputer celles-ci aux écarts de conduite qui avaient marqué son printemps. De là, nous avons établi la nécessité rigoureuse d'astreindre, pendant toute sa période, aux pratiques de l'hygiène, l'âge qui en précède un autre, et cela, pour le plus grand bénéfice de ce dernier. Nous avons eu soin de signaler à l'attention du lecteur, les époques de transition de la vie humaine, où des soins particuliers, tirés de l'hygiène, sont réclamés.

Après les âges, la question des tempéraments et des constitutions s'offre à nous. Ayant établi une distinction tout-à-fait physiologique et pratique entre ces deux choses que l'on a une extrême tendance à confondre, nous avons été conduit à discuter l'existence même des tempéraments. Ces types organiques existent-ils? existent-ils tels que les anciens médecins les ont décrits? Telles sont les deux questions que nous avons posées, discutées et résolues ensuite par l'affirmative. Le lecteur jugera de la valeur de notre argumentation; et peut-être sera-t-il frappé de quelques exemples historiques, saillants, puisés dans nos lectures, et qui nous ont paru admirablement propres à mettre en relief les circonstances physiologiques et morales, les plus remarquables, que détermine chaque tempérament. Ajoutons, d'ailleurs, que si les tempéraments n'existaient pas, les applications de l'hygiène seraient singulièrement restreintes, et que le mode d'action de celle-ci se trouverait, en partie, inexplicable. Et puis, ensuite, si la doctrine des tempéraments se trouve attaquée, de nos jours, par quelques esprits brillants, mais amis du paradoxe, elle se trouve, en retour, défendue aussi par tous les médecins praticiens, et par les physiologistes les plus éclairés. « La doctrine admise des tempéraments, dit le professeur Muller, de Berlin, date de la plus haute antiquité : elle est excellente, et peut-être ne parviendrait-on point à la perfectionner. » Ce que nous avons dit, en terminant cette section, des tempéraments acquis, c'est-à-dire, des modifications que les agents physiques, l'éducation, les mœurs, apportent à la complexion primitive, achève de donner les preuves les plus manifestes de la perfectibilité de l'organisme.

Nous arrivons aux matériaux de l'hygiène, c'est-à-dire aux choses qui sont en dehors de nous, et dont notre corps subit l'influence journalière. Le modificateur le plus universel, l'air atmosphérique, se trouve en première ligne. Nous avons, à diverses reprises, dans les chapitres consacrés à l'aération, insisté sur les effets pernicieux de l'air non renouvelé ou confiné, sur la mauvaise distribution des habitations et des appartements. Nous appelons sur ce point la sérieuse attention des pères et mères de famille, et des instituteurs.

Nous pensons également que nos préceptes relatifs à la viciation de l'air, par certaines opérations domestiques, par les émanations végétales, animales, aux maladies contagieuses, seront capables de faire impression sur l'esprit du lecteur. Dans un résumé succinct et rapide, nous avons exposé les influences qui sont produites par certaines circonstances météorologiques, telles que la lumière, l'électricité, etc., influences peu appréciées jusqu'à ce jour. — Dans la section réservée aux aliments et aux boissons, nous avons pris à tâche d'éviter les longueurs et les banalités, et de dire ce qui était strictement essentiel, pratique et en rapport avec les données actuelles de la science. Il en est de même des exercices ; il nous a paru utile, à leur propos, d'insister sur les abus que l'on est disposé à faire, de nos jours, des exercices gymnastiques. Nous recommandons cet article aux réflexions sérieuses de nos lecteurs.

Le premier volume se termine par la section consacrée aux choses qui s'appliquent à la surface du corps, la propreté, les bains, les frictions et les vêtements. Nous nous sommes plû, dans cette partie, à exprimer des vœux sincères pour que la civilisation moderne prît à tâche de se retremper dans les saines et vigoureuses pratiques de l'antiquité, concernant les bains, les frictions, etc. Nous avons considéré l'hygiène de la peau comme un puissant moyen pour fortifier et perfectionner l'organisation humaine.

Le second volume est consacré à l'hygiène des sens en particulier, aux modificateurs moraux, à l'hygiène comparée des religions, et à l'hygiène de l'espèce.

A l'hygiène des sens se rattachent des modificateurs mixtes, c'est-à-dire physiques et moraux. Nous avons longuement insisté sur le plaisir et la douleur, sur les beaux-arts, comme instruments de santé et de perfectionnement moral. La grande et magnifique question des modificateurs moraux, tels que les passions, certaines habitudes sociales, le genre particulier d'éducation, la littérature, les sciences, etc., s'est offerte à nous; nous lui avons donné d'assez grands développements, tout en la restreignant aux limites de notre ouvrage. Nous avons trouvé, dans l'hygiène comparée des traditions religieuses, et en particulier dans la tradition chrétienne, une solennelle consécration des principes généraux de l'hygiène. Ainsi, quand les religions traditionnelles défendent la mollesse, la volupté, la colère, l'ambition, la haine, l'envie, la joie immodérée, les appréhensions excessives, enfin l'abus des plaisirs comme l'excès en toute chose, non seulement elles visent au salut de l'âme, mais elles affermissent l'organisation matérielle; elles mettent entre les mains de l'être créé libre et raisonnable, les moyens d'échapper, le plus souvent, aux infirmités, aux maladies, aux lésions viscérales, et à ces grandes perturbations qui apportent un désordre irrémédiable dans les fonctions et les phénomènes de la vie. L'étude des religions, considérées ainsi, offre un puissant intérêt, et nous nous félicitons de leur avoir, le premier, donné accès, sous ce rapport, dans un livre d'hygiène.

La dernière partie de l'ouvrage a trait à l'hygiène de l'espèce. Nous y avons fait rentrer toutes les questions qui concernent le grand acte de la propagation. On le sait, le médecin hygiéniste ne peut reculer devant certains détails secrets, qui intéressent à un haut degré la santé, et la validité des familles. C'est ce que nous avons fait hardiment, à propos d'une question éminemment sociale, l'onanisme conjugal. Les récentes acquisitions de la science concernant la ponte périodique de la femme, nous ont paru admirablement propres à fournir sur ce grave objet, une solution en harmonie avec les lois de la morale et les légitimes appréhensions des pères de famille. Il y a là, peut-être, la solution d'un immense et délicat problème d'économie politique. La suite est consacrée au mariage considéré, sous tous les points de vue, et particulièrement sous le rapport sanitaire. Nous avons déjà signalé l'importance de ces principes.

Enfin, tel est notre livre. A défaut de tout autre mérite, on ne pourra du moins lui contester celui qui découle de l'opportunité et de l'excellence même du sujet qu'il traite. Quoique cet ouvrage soit particulièrement destiné aux familles, nous n'avons point songé à lui ôter son caractère scientifique, en le tronquant, en dénaturant sa forme et son fonds, sous le prétexte de l'adapter à l'intelligence des lecteurs ordinaires. Notre livre est aussi consacré aux médecins, à tous les hommes sérieux, instruits, qui se préoccupent des questions sociales les plus importantes : or, cette classe de lecteurs n'a pas besoin qu'on lui triture la science, et qu'on lui facilite l'intelligence des choses graves et d'un intérêt immédiat.

Nous avons, surtout, pris à tâche d'être clair, concis, d'éviter la banalité et la trivialité. Quoique adonné, par goût, et par nos convictions médicales, à l'étude des auteurs anciens, nous nous sommes largement inspiré des livres des auteurs modernes. Ainsi, nous avons la conscience de n'être resté étranger à aucune œuvre contemporaine importante ; d'avoir puisé de nombreux arguments dans les travaux les plus récents des hommes distingués que la science avoue, et qui, en retour, agrandissent celle-ci par des découvertes de bon aloi. Comme nous la comprenons, du reste, l'hygiène est particulièrement tributaire des sciences naturelles. Nous souhaitons vivement que l'influence de ce livre réponde à nos vues; qu'il propage, au sein des familles, l'amour et surtout la pratique de l'hygiène.

PREMIÈRE PARTIE.

BUT ET SUJET DE L'HYGIÈNE.

SECTION I.

Vues générales sur les applications de l'hygiène, et sur la santé.

CHAPITRE 1.

DE L'HYGIÈNE, DE SON BUT, DE SES DIVERSES APPLICATIONS; DE SON IMPORTANCE VIS-A-VIS CERTAINS ÉCARTS DE LA CIVILISATION MODERNE.

L'hygiène, prise dans son acception la plus générale et en même temps la plus vraie, est une science qui a pour but la conservation et l'amélioration du système organique humain. Elle conserve, en signalant les modificateurs nuisibles dont l'homme serait porté à faire un emploi, en lui défendant tous les actes irréguliers qui portent le trouble dans le cours de son évolution, ou abrégent la durée des phases normales de son existence; elle améliore, en éternisant ses préceptes, c'est-à-dire, en excerçant assez d'empire sur les hommes pour les contraindre à renouveler, par de salutaires coutumes, la source corrompue de leurs humeurs, à fortifier tous les ressorts de leur machine, à briser la chaîne des maladies les plus meurtrières, enfin à perpétuer dans l'espèce humaine la beauté, la force et la santé. Telle est l'idée générale que nous devons nous faire de l'hygiène, science vaste, profonde, intimément unie à la sagesse, selon tous les plus beaux génies de l'antiquité grecque.

La médecine, a dit très-bien l'auteur d'un ouvrage récent sur la santé et la maladie, n'est qu'une hygiène après coup; l'hygiène nous protége contre le mal, la médecine le chasse; l'une nous en garantit, l'autre nous en délivre. Ce ne sont pas deux sciences distinctes, mais seulement deux modes de la même surveillance, deux actes de la même providence. Les soins de l'une sont des précautions, ceux de l'autre des secours et des médications (1).

L'hygiène a plusieurs fins. Tantôt, elle a pour but de perfectionner les organes du système vivant, d'améliorer le fonds natif de la vitalité humaine, si nous pouvons nous exprimer ainsi; c'est alors l'hygiène PERFECTIVE. De nos jours, on semble trop dédaigner les applications de cette partie importante de l'art médical; c'est pour cela que nous nous sommes fait un devoir d'insister, d'une manière toute particulière, sur cet important objet. Le lecteur aura plus d'une fois l'occasion de se convaincre, en lisant ce livre, que les modificateurs de l'hygiène, bien employés, bien dirigés, ont le pouvoir de modifier,

(1) Raspail; *Histoire naturelle de la Santé et de la Maladie*, t. II, p. 433. — 1843.

chez l'individu, le tempérament, la constitution primordiale, et de les équilibrer avantageusement par la production d'une constitution organique particulière. Celle-ci, en effet, est une disposition variable que le corps acquiert sous l'influence prolongée d'un air froid ou chaud, sec ou humide de la situation du pays que l'on habite, de la nourriture que l'on a prise, etc. Or, si l'on suppose à un individu une tendance organique native vers telle ou telle affection chronique; si cette tendance est justifiée par les circonstances menaçantes de l'hérédité, n'aura-t-on pas obtenu un beau résultat en déterminant, au moyen des circonstances hygiéniques, un état physiologique qui contraste avec la constitution native? C'est ce qui a lieu par l'hygiène perfective: il peut se faire qu'une personne, destinée, par les lois de la naissance et de la nature, à traîner une vie languissante et souffreteuse, conjure les calamités de cet avenir. L'art peut lutter avantageusement avec les écarts de la nature, pourvu qu'il entreprenne de bonne heure ce travail de restauration, et qu'il le poursuive avec persévérance. En même temps donc que l'hygiène est PERFECTIVE, elle est PRÉVENTIVE. Elle est perfective en ce sens qu'elle corrobore un organe primitivement faible; elle est préventive, en enrayant l'explosion redoutée d'une maladie sur cet organe. La phthisie pulmonaire, cette affection désespérante qui semble être envoyée à notre génération comme un châtiment, la phthisie pulmonaire, disons-nous, peut être conjurée par l'hygiène préventive, tandis que lorsqu'elle s'est déclarée, l'art, avec toutes ses nombreuses ressources, demeure impuissant.

Etmuller rapporte qu'Agerius Passa, citoyen d'Anchuse, ayant vu périr son père, sa mère et trois sœurs pulmoniques, évita leur sort en voyageant continuellement. Ce fait ne prouve autre chose sinon que cet homme parvint, au moyen de modifications hygiéniques profondes et soutenues, à imprimer à sa constitution un caractère organique qui fût capable de surmonter une prédisposition terrible. Un grand nombre de faits positifs, recueillis de nos jours chez la nation anglaise, où l'art de former les lutteurs (boxeurs) est poussé à un degré de perfection supérieur peut-être à celui de l'antiquité, porte à regretter que la médecine ne s'empare point de ces méthodes diététiques et hygiéniques mises en usage, dans ce qu'on appelle *entraînement*.

D'autres fois le médecin se propose de faire concourir les modificateurs de l'hygiène à la curation d'une maladie. Marchant sur les traces du père de son art, il tâche de se rendre propices les circonstances extérieures qui entourent son malade : *Oportet autem non solùm seipsum exhibere, quæ decent facientem, sed etiam ægrotum, et præsentes et* QUÆ EXTERNA SUNT. Sous ce point de vue, les médecins de l'antiquité étaient bien supérieurs aux ministres de la science médicale moderne. Bornés dans le nombre de leurs médicaments, ils faisaient un plus grand emploi des sujets de l'hygiène; ils variaient avec soin, chez leurs malades, la température, la lumière des appartements, la nourriture, le genre d'exercice. Lorsqu'on lit les écrits d'Arétée, de Celse, de Cælius Aurélianus, d'Alexandre de Tralle, on admire les grands secrets de thérapeutique hygiénique que possédaient ces maîtres. On y découvre, comme le remarque un médecin habile, de grands principes de thérapeutique, des vues philosophiques de pratique médicale que la confiance extrême qu'inspirent les agents si nombreux de nos pharmacies, nous ont peut-être fait négliger.

C'est, sans aucun doute, au peu de cas que les médecins et les malades font des ressources de l'hygiène, ou du moins à leur peu d'insistance sur de saines pratiques diététiques, que la médecine a si peu d'action sur la société actuelle. Le rôle de celle-là est excessivement limité, beaucoup plus qu'on ne le pense généralement. Les maladies chroniques, les diathèses de toute nature dégradent sourdement les organismes, puis envahissent l'espèce. La médecine demeure silencieuse et oisive en face de ces calamités qui ont eu, toujours, leur point de départ, dans une infraction prolongée aux règles de l'hygiène, dans une perpétuelle violation des lois de la nature. De nos jours, enfin, les médecins peuvent adresser au public le même reproche que le célèbre Cheyne adressait à ses compatriotes : « Quand ils appellent un médecin, c'est pour les délivrer du danger présent, et les mettre en état de soutenir leurs débauches. Ils regardent leurs médecins comme ils font de leurs blanchisseuses, à qui ils donnent leur linge à blanchir dans la vue de le salir de nouveau. » C'est bien cela ; l'homme de l'art intervient pour pallier quelques souffrances, pour surveiller une maladie aiguë, qui souvent guérirait d'elle-même ; mais presque jamais il n'intervient pour prévenir des dégradations organiques, ou pour en extirper les racines.

A l'heure qu'il est, on peut affirmer, sans crainte d'être démenti, que l'espèce humaine ne recueille pas la centième partie des bénéfices auxquels elle pourrait prétendre, de la part d'une science aussi avancée qu'est la science médicale. Celle-ci échoue presque toujours contre les maladies chroniques, parce qu'elle est appelée trop tard, *occasio præceps*.

Une famille dont tous les membres ont vécu pendant des années au sein de toutes les habitudes anti-hygiéniques, chez laquelle un virus héréditaire a été déposé, se garde bien de provoquer les lumières de l'art médical, à une période où de sages avis pourraient lui éviter de funèbres catastrophes ; elle attend qu'un des siens râle son dernier souffle pour entourer son lit... d'une consultation!!! Qu'on le sache bien, la médecine sans l'hygiène est presque un art trompeur. Il est inutile, dit Lancisi, de chercher des préservatifs dans les médicaments, quand on refuse de s'astreindre aux préceptes d'une sage hygiène.... les seuls secours efficaces dans tous les temps et dans toutes les circonstances sont une vie tranquille, et cette sérénité de l'âme que ne peuvent troubler ni les succès ni les revers (1).

L'hygiène ne contribue pas seulement, soit à entretenir ceux qui se portent bien dans cet heureux état, soit à éloigner d'eux les maladies, etc., elle a quelquefois pour mission de réconforter l'organisme lorsque celui-ci est tombé dans un état de collapsus, produit par la maladie ou les progrès de l'âge. C'est alors l'hygiène dite analeptique (Αναλεπτικη, *refectrix*) très-

(1) *De subit. Mort.*, lib. I, cap. XVIII.

connue des anciens et qui la désignaient ainsi. On les voit faire usage de certains agents hygièniques en faveur de la vieillesse, et ils retardaient ainsi l'extinction de la flamme vitale : cet art, chez eux, prenait le nom de *gérocomie*. Le plus ancien exemple de cette pratique qui nous ait été conservé, c'est le soin que les serviteurs du roi David prirent de lui, lorsque, devenu vieux et entièrement cassé, ils amenèrent une jeune fille d'une santé parfaite pour la faire coucher avec lui (1) afin de le réchauffer et de le ranimer, usage qui, renfermé dans les bornes que la décence et la vertu prescrivent, est justifié par l'approbation de Galien, de Paul d'Egine, du chancelier Bacon et de Boerhaave (2). Bien longtemps avant David, il est question, dans la Genèse, des *viandes d'appétit* qu'on apprêtait pour soutenir Isaac, dans son extrême vieillesse, et qu'on lui présentait avec du pain et du vin. Homère, la source des idées sublimes, traite également de la gérocomie, dans cet endroit de l'Odyssée où Ulysse recommande à son père Laërte, le bain, une bonne nourriture et un doux sommeil, ajoutant que c'est là l'usage des vieillards (3). Galien trouve le conseil fort bon.

Il est beaucoup de malades qui ne doivent pas guérir, et d'autres chez lesquels il serait même dan-

(1) *Reg*. LI.

(2) Boerhaave racontait souvent à ses disciples qu'un vieux prince d'Allemagne se trouvant extrêmement infirme et affaibli, on lui conseilla de coucher entre deux jeunes filles également sages et aimables, ce qui produisit en peu de temps un si bon effet sur sa santé, qu'on jugea à propos de faire cesser le remède.

(3) *Odyss*., liv. der., vers. 253.

gereux d'entreprendre les moyens de la médecine curative. Les premiers, atteints de maladies chroniques, souvent si douloureuses, ont quelquefois de longs jours à passer sur la terre. Il faut créer, pour eux, cette sorte de médecine subsidiaire dont le but est de rendre supportable un mal sans remède. Or, cet art que Platon nommait *Boucolésis, consolation*, *heureuse tromperie*, repose en entier sur l'hygiène, et constitue une de ses faces : tous les médecins savent que les applications de leur art (*ars curandi*) dans les circonstances où les théories sont muettes, où les préceptes n'apprennent rien, ne sont point les moins communes et les moins difficiles ; mais leur mission n'en est que plus belle, lorsque, disposant en maîtres des ressources que leur offrent les divers matériaux de l'hygiène, ils parviennent à imprimer, au sein d'une existence désolée par les tortures de la maladie, une sorte de *sensualité conservatrice* qui attache encore à la vie.

L'hygiène préventive ou prophylactique (Προφυλακτική) est liée, comme nous l'avons vu plus haut à l'hygiène perfective ; mais cependant son but est distinct : il consiste à donner des règles pour préserver de se porter mal. Galien, un des princes de la science médicale, a loué, avec beaucoup de raison, les avantages de la prophylaxie, dans les maladies aiguës. Un homme, dit-il, est dans un état mitoyen entre la santé et la maladie lorsqu'il a quelque indisposition qui l'affecte, sans l'obliger pourtant de quitter ses affaires et de garder le lit ; un mal de tête supportable, par exemple, du dégoût, de la lassitude, de l'assoupissement, de la pesanteur, ou d'autres semblables symptômes; mais il n'attendra pas que le mal empire, il ira aux sources, il tâchera d'aller aux principes de ces légères incommodités, avant qu'elles se convertissent en maladies plus sérieuses (1). C'est surtout au peu de facilité qu'ont les médecins pour apprécier, dans le cours de leur pratique, cet état intermédiaire entre la maladie et la santé, que tant d'affections s'aggravent.

Enfin, l'hygiène ne borne point ses soins à l'homme isolé, à l'homme considéré comme individu; plus vaste en ses attributions, elle étend sa sollicitude à la société tout entière, aux hommes considérés comme peuples. Elle prend alors le nom d'*hygiène publique ou politique*, et devient une véritable science sociale; la population est son *sujet;* la santé publique est son *but*. Sous ce dernier rapport, cette science salutaire a, de nos jours, beaucoup à réparer, beaucoup à entreprendre.

Il est bien loin de notre pensée d'adresser, à l'exemple de plusieurs auteurs, de sanglants reproches à la civilisation et aux progrès qu'elle enfante: nous les aimons, nous les admirons, nous les sollicitons. Mais il faut déplorer en même temps, comme tous les hommes qui considèrent l'humanité du point de vue le plus élevé, les aberrations de ces progrès eux-mêmes, lorsqu'ils ne profitent qu'à un petit nombre d'hommes; lorsqu'ils enrichissent le riche tandis qu'ils exténuent le pauvre; lorsque, comme en Angleterre, la démocratie n'a tourné sans repos la meule du travail que pour fortifier, en dépit des

(1) *De Med. art. cons.*, op. omn., cap. 19, t. II.

tendances du siècle, la puissance de l'aristocratie. Au point de vue de l'hygiène, c'est-à-dire au point de vue des lois constitutives de la nature humaine, de ses besoins radicaux, il n'y a de civilisation véritable que lorsqu'elle étend ses bienfaits sur une très-large surface et qu'elle en pénètre les masses. L'hygiène bénit les progrès lorsqu'ils amènent l'abondance des produits de première nécessité; lorsque le pain et la viande dont se nourrissent les travailleurs, les tissus dont ils se vêtissent deviennent moins chers; mais elle verse sur eux des paroles d'anathème lorsqu'au milieu de cette abondance les populations demeurent affamées (1).

Il est de l'essence même de la civilisation d'agiter, en tous sens, le moral de l'homme, de produire presqu'à l'infini, une foule de modifications énervantes, dont la réaction va surtout atteindre les générations. Les grands perfectionnements des arts, de l'industrie, développent une multitude de besoins nouveaux, de passions secondaires, de jouissances illicites qui, peu à peu, font sortir les organismes de l'état normal et physiologique. On ne sait pas encore

(1) La civilisation de l'Angleterre, par exemple, peut-elle s'appeler une véritable civilisation?... Il est certain qu'aucun pays en Europe n'offre de tels contrastes entre l'extrême opulence et l'extrême pauvreté, entre le degré de la civilisation et celui du crime, entre cette élévation qui domine et commande toutes les jouissances de la vie et cet abaissement qui en est la plus complète privation. Voilà l'œuvre de la génération qui vient de finir; voilà ce que la génération actuelle doit réformer, sous peine de se voir marquée, dans l'histoire, de la flétrissure que les peuples réservent à leurs oppresseurs. L'Angleterre, dans son orgueil, croit être la lumière et la gloire du monde civilisé, tandis qu'elle en est surtout le scandale. (Léon Faucher; *Siècle*, 29 juin 1843).

combien de maladies, de lésions organiques, de cachéxies, de diathèses, transmissibles par voie d'hérédité, sont imputables à certains écarts de la civilisation. D'où vient, par exemple, la prodigieuse fréquence de la carie des dents dans l'espèce humaine? Nous sommes persuadé qu'elle est un résultat de l'excès de notre civilisation. Il est fort peu de personnes qui soient absolument exemptes de caries dentaires, tandis que les animaux, même nos animaux domestiques, n'en offrent point. Cette affection semble produite par des causes inhérentes aux habitudes sociales, peut-être par un vice de régime alimentaire, par certains raffinements culinaires qui vous offrent des mets composés de toute sorte d'excitants, d'âcres, d'acides; et sur cent individus, il n'y a peut-être pas un seul qui, dans une carrière de soixante ans, ne présente une ou plusieurs dents cariées ou atteintes d'autres maladies propres à ces organes, comme l'altération profonde de la couleur, les incrustations salines. Tout cela, encore une fois, ne se voit pas chez les animaux même domestiques. Si cela était l'état normal et physiologique, on serait tenté de croire que la nature a totalement manqué son but, et qu'elle a mis l'exception à la place de la règle, ce qui ne peut être; le mal vient donc uniquement de l'homme. Benjamin Rush, médecin aux Etats-Unis, rapporte, selon M. Virey, que chez les sauvages de l'Amérique il n'y a ni bossus ni rachitiques; que les enfants n'ont ni maux de dents, ni vers. Les nosologistes, ajoute ce dernier, comptent plus de six cents espèces d'affections nerveuses ou de symptômes nerveux, dont aucune n'est connue de ces peuples. S'ils ont moins de maladies que les hommes civilisés, ils les acquièrent à mesure qu'ils se civilisent. Barthez remarque aussi que les maladies vaporeuses sont devenues incomparablement plus communes parmi nous, dans ces derniers temps, qu'elles n'étaient autrefois. La cause principale, dit cet illustre physiologiste, me paraît être que les mœurs présentes des sociétés, en Europe, empêchent les passions fortes de se montrer habituellement, comme elles faisaient dans des âges antérieurs et grossiers, et que ces passions sont aujourd'hui remplacées par un grand nombre de passions faibles, que des obstacles multipliés proportionnellement font avorter. C'est par le jeu de toutes ces petites passions que l'être moral de l'homme est continuellement froissé, rétréci, et tourmenté en tous sens; et l'habitude de ces affections morales pervertit semblablement l'état physique des forces et des fonctions du principe vital par une suite de l'influence très-étendue que l'âme a sur ce principe (1). L'accroissement des sciences et l'augmentation si considérable du nombre de ceux qui s'y livrent de nos jours, ont affaibli le corps par trop de repos, et fatigué l'esprit par une activité qui ne connaît pas de limites, et on a ainsi frayé, selon P. Franck, une voie à toute espèce de névrose.

Pinel, avec la hauteur de vues qui le caractérise, a fait jouer un rôle très-important à la civilisation corruptrice, comme cause des maladies malignes, des fièvres graves qui déconcertent les théories de

(1) *Nouv. Élém. de la Science de l'homme*, t. II, p. 174.

l'art. Pour approfondir, dit-il, la marche de ces fièvres, et apprendre à les voir sous toutes leurs faces, il a fallu peut-être tout l'essor qu'ont pris, parmi les nations modernes, la navigation, le commerce, les expéditions guerrières, l'abus énervant des plaisirs, l'ambition exaspérée de la fortune, des dignités, de la gloire; c'est-à-dire que l'espèce humaine a eu besoin d'être soumise à l'épreuve des passions les plus violentes, *et des situations les plus extrêmes et les plus orageuses* (1). Il est facile de concevoir que toutes ces passions, soit excitantes, soit dépressives, tendent à ébranler violemment les forces de l'agrégat vivant, à les résoudre même. Outre leurs effets immédiats sur le cerveau, elles provoquent des excès corporels qui troublent encore davantage l'harmonie physiologique des sympathies : nous reviendrons, en temps et lieu, sur cet important objet.

La civilisation, le fait n'est plus douteux, abâtardit les races par le déploiement de l'industrie.

Ainsi, le dépérissement de la race humaine chez les classes laborieuses qui vivent au sein des villes, et qui sont employées par l'industrie, est constaté avec une triste évidence. Les opérations de recrutement en France prouvent que, dans les cantons industriels, la population peut fournir à peine le contingent qui lui est assigné. Le nombre des réformes y est de 2/5, tandis qu'il ne s'élève pas à plus des 2/7 dans les cantons agricoles. A Paris, on voit le nombre des réformes s'élever périodiquement suivant une forte proportion. En l'an IX, sur 3,003

(1) *Nosograph. philosoph.*, t. I, p. 211.

jeunes gens faisant partie de la conscription, 177 ont été réformés ; en 1810, on compte 350 réformés sur 3,774 conscrits. De 1824 à 1826 exclusivement, sur 13,041 conscrits (434 annuellement) 3,959 ont été exemptés du service. Les différentes espèces de maladies se classent ainsi qu'il suit : Faiblesse de constitution, 985 ; défaut de taille, 889 ; maladies diverses, 580. Voici maintenant quelques chiffres qui prouvent que les motifs d'exemption pour cause d'infirmités, se répartissent, dans les divers arrondissements, comme la mortalité, suivant le degré d'aisance qui y domine. Les réformes pour cause de faiblesse de constitution, qui ne sont que de 48 dans le premier arrondissement, sont de 120 dans le douzième. La proportion des réformes, pour cause de faiblesse de constitution et de défaut de taille, est de 165 et de 200 sur 1000 réformés (1).

En 1835, le nombre des conscrits s'élevait à 5,552 jeunes gens. La moyenne de la taille entre les contingents, comparée à celle des deux années précédentes, était, pour 1836, d'un millimètre en moins ; un mètre 657 au lieu de 1 mètre 658. Le nombre des exemptions pour défaut de taille, de faiblesse de constitution, est de 976 pour 1835 ; on compte 20 réformes de plus qu'en 1834, par défaut de taille, et 22 de moins pour faiblesse de complexion. Si on compare ce résultat avec celui des années 1824, 25 et 26, on verra que la moyenne des réformes annuelles, pour ces deux causes, s'était élevée de 598 à 976 (chiffre énorme), tandis que

(1) *Recherches statistiques sur la ville de Paris*, t. II, tableau 70.

le contingent n'avait augmenté que de 4,347 à 5,552 (1).

Ces détails ont quelque chose de saisissant. Il est donc certain que l'espèce humaine subit, dans les contrées industrieuses et policées, une déchéance organique, une dégradation physique; elle est frappée à la fois dans sa constitution, dont les forces sont diminuées, et dans les attributs qui marquent le plus sa virilité physiologique; sa taille se rapetisse. Ce fait, d'ailleurs, est imputable à un vice dans les applications des lois générales de l'hygiène; car, M. Villermé a démontré, comme l'avaient déjà fait Haller et la plupart des physiologistes, que la taille des hommes devient d'autant plus haute, que toutes choses égales d'ailleurs, le pays est plus riche et l'aisance plus générale; que les logements, les vêtements, la nourriture sont meilleurs; que les peines, les fatigues, les privations éprouvées dans l'enfance et la jeunesse sont moins grandes. M. Gaimard a constaté la même chose aux îles Sandwich, où la population est divisée en deux classes, les chefs et les serfs : ceux-là, pourvus d'une bonne nourriture, sont grands et forts, tandis que les autres sont chétifs (2).

Quoi qu'on puisse dire, une fraction seule n'est point frappée : le fait est plus général puisque, dans l'acte du recrutement, toutes les classes de la société, les classes ouvrières, comme les classes riches, sont compromises. Et d'ailleurs, à supposer que cette

(2) *Recherches statistiques sur la ville de Paris*, t. III, tableau 87.

(2) Isidore Geoffroy St-Hilaire. *Hist. gén. et part. des anomalies générales de l'organisation*. Paris, t. I, p. 194.

dégradation organique ne portât que sur les classes pauvres et ouvrières, ne serait-ce pas-là encore une effrayante calamité? La civilisation moderne facilitant, d'une foule de manières, le contact des diverses classes entre elles, les rend pour ainsi dire toutes solidaires. Il ne se passe pas de jour sans que l'on ne voie un artisan s'élever d'un échelon, dans la hiérarchie sociale, et arriver à la classe moyenne ou bourgeoise. Celle-ci, dans l'organisation actuelle de notre société, se trouve comme un intermédiaire entre les classes pauvres et les classes plus élevées, les classes nobles; mais elle reçoit plus des premières que des secondes. Celles-ci marquent à peine comme souvenir; leur valeur numérique est à peu près nulle. Elles ont aussi porté la peine de leurs infractions aux lois de l'hygiène, et ce châtiment sévissait du temps de Massillon : «Si nous approfondissions, dit ce grand orateur, l'histoire des familles; si nous allions jusqu'à la source de leur décadence, si nous voulions fouiller dans les cendres de ces grands noms dont les titres et les biens ont passé en des mains étrangères; si nous remontions jusqu'à celui de leurs ancêtres qui donne le premier branle à l'infortune de sa postérité, nous en trouverions l'origine dans la volupté, nous verrions les excès d'un voluptueux à la tête de cette longue suite de malheurs qui ont affligé ses descendants. Et, sans en chercher des exemples dans les temps qui nous ont précédés, combien de grands noms tombés presque dans l'oubli, expient aujourd'hui à nos yeux les égarements de ce vice? Combien de maisons à demi éteintes voient tous les jours finir, dans les débauches et dans la santé ruinée d'un emporté, toute l'espérance de leur postérité, et toute la gloire des titres qu'une longue suite de siècles avait amassés sur leur tête, et qui avaient coûté tant de sang et de travaux à la vertu de leurs ancêtres (1). » Dans la suite de cet ouvrage, nous donnerons à ces principes tous les développements qu'ils méritent.

Nous avons vu précédemment que le *but* de l'hygiène était *la santé*. Mais, pour y parvenir, elle est obligée de suivre un plan complexe ; il faut qu'elle étudie d'abord l'homme, qui est son *sujet*, dans toutes les circonstances modificatives qui lui sont propres, telles que les sexes, les âges, les constitutions, les tempéraments. Elle est, en effet, obligée de subordonner ses préceptes à chacune de ces circonstances particulières ; c'est sur ce terrain qu'elle doit mettre en œuvre ses moyens d'action. Ceux-ci, qu'on nomme justement ses matériaux, ou *matière de l'hygiène*, comprennent toutes les circonstances extérieures à l'homme, celles qui appartiennent au monde physique, et celles qui appartiennent au monde moral ; les premières constituent les *agents*, ou *modificateurs physiques* ; les secondes constituent les *agents*, ou les *modificateurs moraux*. Quoique les premiers, tels que l'air atmosphérique, les aliments, les climats, les saisons, etc., impressionnent l'être humain d'une manière plus grossière, si nous pouvons nous exprimer ainsi ; les seconds n'ont pas moins d'intensité, quoiqu'agissant d'une manière latente. C'est ainsi que les passions,

(1) *Carême. — Sermon du vendredi de la IIe semaine.*

les mille petites circonstances qui naissent de l'état social, les religions enfin modifient puissamment, soit en bien, soit en mal, l'état organique. Et si l'on veut bien y réfléchir, l'on verra qu'il n'est aucun fait, si minime qu'il paraisse, dans le plan général de la vie humaine, qui ne puisse rentrer dans les attributions de l'hygiène, dont celle-ci ne puisse, à la rigueur, préciser les avantages ou déterminer les inconvénients.

CHAPITRE II.

DE LA SANTÉ CONSIDÉRÉE COMME BUT FINAL DE L'HYGIÈNE. — DES DIFFÉRENCES DE LA SANTÉ ; SANTÉ DÉLICATE, IDÉALE ; DES SEPT RÈGLES DE LA SANTÉ. — ABUS DE L'HYGIÈNE PAR RAPPORT A LA SANTÉ.

De la santé en général.

De tous les biens de ce monde périssable, la santé est le premier de tous. La santé est le principe de toute jouissance, de toute activité ; elle donne une libre carrière aux facultés du corps ; elle étend et fortifie les ressources de l'esprit. Un pauvre qui est sain et qui a des forces, est-il dit dans les livres sacrés, vaut mieux qu'un riche languissant et affligé de maladies.... Un corps qui a de la vigueur vaut mieux que des biens immenses. Il n'est pas nécessaire de nous étendre davantage sur ce point; ces paroles suffisent, et tout le monde est convaincu des vérités qu'elles expriment. Il serait également oiseux de présenter des considérations vulgaires touchant les rapports qui existent entre le bien-être organique que donne la santé et la douce quiétude, l'heureuse placidité des qualités morales. Celles-ci se reflètent dans le tempérament et dans l'état sanitaire; l'exemple du cardinal de Richelieu est le plus propre à faire apprécier cette vérité. Il avait à peine dépassé cinquante ans qu'il commençait à ressentir toutes les souffrances d'une vieillesse impotente. Alors ses instincts, naturellement sévères, prirent un caractère farouche, et ses rigueurs devinrent inexorables. De cette dernière période de la vie du cardinal, datent tous les actes de cruauté gratuite qui pèsent, avec justice, sur sa mémoire. Si Richelieu ne peut dompter le mal qui l'aigrit et le consume, il veut du moins que tout fléchisse sous l'ascendant de son indomptable volonté.

La santé, dit Tourtelle, est cet état du corps vivant dans lequel les fonctions propres à chaque individu s'exercent constamment avec aisance, avec un sentiment de bien-être, et dans l'ordre le plus convenable à l'âge et au sexe (1). C'est une succession régulière et bien ordonnée des fonctions; c'est un équilibre à peu près juste des parties qui doivent entrer dans une partie organisée, en se balançant par des pouvoirs et des forces réciproques. Le résultat de la santé, c'est l'harmonie dans les facultés,

(1) *Elém. d'Hygiène*, 3e édit., t. I, p. 34.

l'ensemble dans les produits, la régularité dans les opérations organiques. La santé suppose toujours la vie, mais la vie ne suppose pas toujours la santé. Celle-ci consiste, en grande partie, dans une circulation tranquille, égale, tant du sang que des autres humeurs. Ce rhythme, calme et harmonique dans le plus grand et le plus essentiel des mouvements organiques, suppose, dans les parties solides, un degré de force et d'élasticité convenable; et dans les fluides, la consistance et la quantité requise. Voici les principaux caractères de la santé :

1° Une conformation régulière des parties du corps, celles-ci étant en harmonie avec le tempérament, l'âge et le sexe. Nous verrons dans la suite combien il est important qu'il existe entre la conformation des organes et le tempérament, un accord tel que l'une convienne absolument à l'autre.

2° La succession calme et régulière des mouvements vitaux.

3° Un rapport parfait entre les produits sécrétés et les excrétions.

4° Un sommeil tranquille et réparateur.

5° La réparation complète des forces épuisées par l'exercice. Cette dernière condition est d'une importance majeure, puisqu'elle est fondée sur la somme de réaction vitale de l'individu.

6° L'usage intégral des sens, soit externes, soit internes.

La santé, du reste, admet autant de variétés que la vie; ou, pour mieux dire, chaque individu a la sienne propre; et ceux que nous estimons être parvenus à son plus haut point, ne laissent pas de différer entre eux, sous ce rapport. Ces différences, soit qu'elles naissent de la qualité du sang, soit qu'elles résultent de l'état du ton et des autres forces vitales, nous expliquent pourquoi un même stimulus qui agit sur eux, les affecte si diversement; de là naît ce qu'on appelle *idiosyncrasie*, propre à chaque sujet.

Fernel, le plus grand médecin de la renaissance, admet que l'état fixe du corps, *corporis constitutio*, peut passer par trois états divers : *l'état sain*, *l'état neutre* et *l'état morbide*. Ce sont les circonstances les plus communes dans le cours de la vie; la santé la plus parfaite, *integerrima sanitas*, et la mort sont les deux points extrêmes de chacun de ces états. Le même auteur divise la santé en plusieurs degrés : *Optima sanitas*, *bona sanitas*, *sanitas levis et parùm firma*; l'état neutre, *neutra constitutio*, a tantôt une plus grande affinité, soit avec la santé, soit avec la maladie. Cette manière de voir nous paraît conforme avec la nature (1).

Santé délicate.

On a écrit des volumes d'apologie de la santé délicate; il est certain qu'en mettant à part tout ce qu'il y a d'exagéré dans le développement de thèses semblables, en rejetant tout ce que l'imagination des auteurs s'est plu à répandre dans ces écrits, il y a du vrai dans cette opinion. Il est d'observation populaire que, généralement parlant, les maladies sont pour les personnes qui ont joui pendant longtemps d'une santé ferme et bien assurée, des acci-

(1) Op. om. 1556. *De Morbi naturâ*, p. 197.

dents plus graves et qui s'accompagnent de dangers plus grands; tandis que les personnes faibles et d'une santé délicate et qui sont plus souvent malades, *conçoivent plus nettement les affections*, selon les expressions des vitalistes, et de Grimaud en particulier, et les déploient avec plus de sécurité, parce qu'elles y apportent plus de régularité, plus de fermeté, plus de constance. En sorte qu'il en est de ceci comme de tous les autres actes de la vie; car, comme chacun de ces actes dépend d'idées tracées dans la nature vivante, ces idées semblent se renforcer, et les actes qui en émanent deviennent d'une exécution plus sûre et plus facile, à mesure que la nature revient plus souvent sur ces idées, et qu'elle s'applique plus fréquemment, plus assidument à les exprimer, à les réaliser. Nous verrons plus loin qu'une des lois les plus importantes de l'économie vivante, à laquelle l'utilité de l'hygiène est en partie subordonnée, consiste dans l'aptitude qu'a le principe vital à répéter les mêmes actes. On peut dire aussi de lui : *Vires acquirit eundo*; l'aptitude à vivre est en quelque sorte une acquisition propre de l'organisme. Plus celui-ci franchit d'espace, dans le cours de la vie, plus il se crée de droits pour en franchir d'autres; le jour le plus mortel est le premier jour de la vie, a dit heureusement Sauvages. La grande raison de l'extrême mortalité des enfants, c'est que leur organisme n'a pas encore appris à vivre.

L'histoire compte un nombre assez considérable d'hommes illustres, qui, avec une organisation frêle et délicate, une complexion débile, ont pu cependaut accomplir leurs grandes destinées. On peut citer, entre autres, Cicéron, qui était d'une complexion très-faible; mais nous devons ajouter, et cela en l'honneur des pratiques hygiéniques, qu'il avait fortifié tellement cette constitution native, par la tempérance, qu'il l'avait rendue capable de toutes les fatigues d'une vie laborieuse et de la plus constante application à l'étude. Ce grand homme usait des bains et des frictions, et n'oubliait jamais de prendre, chaque jour, dans son jardin, l'exercice de la promenade (1). Plotin, célèbre philosophe platonicien, au rapport de Porphyre, son biographe, était valétudinaire; saint Basile-le-Grand contracta, par la mauvaise santé qui lui était habituelle, un goût très-prononcé pour l'art médical; Erasme avait un corps aux formes grêles et tendres, une complexion maladive qui souffrait du moindre changement de température; Fernel, archiâtre du roi Henri II, un des plus illustres médecins français, passa une grande partie de sa vie dans la souffrance et dans la mélancolie; Descartes accuse, à diverses reprises, dans ses écrits, la faiblesse native de sa constitution, et prétend que la culture des sentiments nobles et délicats, n'a pas peu contribué à l'affermir. Pascal, Boileau, J.-J. Rousseau, Thomas, furent toujours aux prises avec les infirmités. Comment expliquer de semblables anomalies? Faut-il penser avec Sœmmering, un des plus grands anatomistes, que la culture des facultés intellectuelles augmente la vitalité des organes, ainsi que leur ré-

(1) Voir *sa Vie*, par Midleton.

sistance? J'ai constamment observé, dit-il, qu'un ardent désir d'apprendre communiquait à tout le système un degré étonnant d'activité; et que le tempérament paraissait recevoir une nouvelle vie de chaque acquisition de connaissance (1). Il n'est pas douteux qu'en se plaçant, dans l'étude de l'homme, au point de vue d'une de ses fins, qui est *d'apprendre*, de *savoir*, *scire*, un pareil phénomène s'explique tout naturellement. En général, comme nous espérons le prouver surabondamment par la suite, tous les modificateurs moraux qui agissent dans le sens de la destinée absolue de l'individu, sont favorables à la santé : il n'y a que l'excès qu'on pourrait en faire qui pût être pernicieux. L'exercice habituel des hautes facultés, a dit un profond contemplateur de la nature humaine, et tous les sentiments ineffables qui s'y lient, peuvent remplir tous les vides de l'existence; il amoindrit la part de la mort, et fait participer l'organisme à la vie, à la jeunesse éternelle de l'âme (2). Peut-être expliquerait-on ainsi les divers exemples de longévité parmi ces hommes d'élite, qui vécurent surtout de cette vie intellectuelle et morale. Au contraire, l'inertie, la langueur, la passivité de l'âme doivent laisser la vie organique plus exposée à toutes les causes extérieures ou intérieures qui l'altèrent, la minent, et la conduisent plus rapidement à la mort.

C'est d'après les mêmes principes que l'on est

(1) Willich. — *Art de prolonger la vie humaine*, trad. d'Itard; 2 vol. — 1805.

(2) Maine de Biran. *Rapports du physique et du moral*, p. 145. Paris, 1834.

moins étonné de rencontrer si souvent une prédominance de grandeur morale, associée en quelque sorte à une infériorité d'organisation. Aristote, cet homme encyclopédique, était bègue; il avait les membres inférieurs très-grêles et était passablement laid (1). Tout le monde se représente Esope de spirituelle mémoire; Horace et le Dante étaient fort petits, de sorte qu'on a pu dire d'eux, que la nature, en les formant, prodigua l'esprit et économisa la matière; Pope, un des plus grands poëtes et un des plus beaux génies qu'ait eu l'Angleterre, était bossu et très-dégoûtant de sa personne. Il semble qu'Homère ait eu conscience de cette sorte de loi organique en donnant à son Ulysse, doué de toutes les qualités de l'esprit, un petit corps, *forma mentis æterna.* Pline, le naturaliste, dit que la nature a plus d'énergie, lorsque la sphère de son activité est plus bornée; et que ce que les animaux d'une grande masse gagnent en force, ils le perdent en agilité et en finesse : *Nusquàm magis quàm in minimis tota est natura* (2).

Santé idéale ou parfaite.

Il y a bien longtemps que les anciens philosophes et les médecins ont essayé de trouver le moyen de fixer et d'entretenir, parmi les hommes, un bien aussi précieux et aussi fugitif qu'est la santé. Depuis les rêveries théurgiques des prêtres grecs et égyptiens

(1) Voy. Aristot., *Vita*, a Diogenæ Laërt et les *Commentaires* de Causabon.

(2) *Hist. nat.*, lib. II, ch. 2.

jusqu'aux extravagantes utopies de Vanhelmont, de Cardan et de Paracelse, il y a eu toujours quelques esprits aventureux qui se sont mis en marche, afin de découvrir la merveilleuse pierre philosophale qui devait arrêter les ravages du temps dans les organismes, et entretenir ceux-ci au sein d'une jeune et immuable félicité. De nos jours, il n'est ni dans la raison, ni dans la science de se bercer de ces douces chimères : tout ce qui est organisé tend à la mort ; il y a dans le grand tout de la nature, comme dit Goëthe, une force de consomption cachée qui ne forme rien qui ne se détruise, et cette destruction n'interrompt jamais son œuvre ; chaque seconde lui sert à épuiser la sève qui circule dans les tissus du monde organique, à leur enlever de leurs forces vivantes. Mais si, l'humanité ne peut éviter la destruction, si elle demeure attristée par la perspective plus ou moins rapprochée d'un cercueil, elle peut aussi ajourner, à l'aide d'un régime physiologique et d'un régime moral, sa consommation finale ; elle peut, à la faveur des saines pratiques hygiéniques, donner à ses organes tout leur développement, toute leur puissance, entretenir leur jeu, jusqu'à l'heure où la nécessité physiologique de mourir s'impose à toute créature existante.

A l'exemple de Frédéric Hoffmann, on peut réduire à sept règles pratiques, l'hygiène préventive. Nous les énumérerons ici avec d'autant plus d'opportunité, que les commentaires que nous donnerons dans la suite se rattacheront surtout au développement de ces maximes d'une éternelle sagesse, léguées par la médecine hippocratique.

Des sept règles de la santé.

1° *Fuir l'excès en tout; il est l'ennemi de l'organisme.* Ce prétexte n'est que l'extension de celui du père de la médecine, Hippocrate, qui a dit dans ses aphorismes : Le beaucoup est ennemi de la nature, *omne si quid multùm naturæ inimicum.* Tout ce qui est excessif a pour effet d'accélérer les mouvements de l'organisation, de jeter le trouble dans l'économie. Cependant, il faudrait bien se garder de prendre ce précepte à la lettre, ou de lui donner une interprétation absolue, et par conséquent vicieuse. Il ne doit s'entendre que des modificateurs dont l'homme dispose à son gré, tels que la nourriture, les exercices, les passions de l'âme, etc. Jamais on ne pourra faire abus, par exemple, d'un bon air, d'un bon climat, de la lumière, agents qui sont bons d'une manière absolue; tandis que ceux qui sont soumis à la disposition de la créature humaine ne sont bons que d'une manière relative, c'est-à-dire en tant qu'elle en fait un usage modéré.

2° *Ne point interrompre brusquement une vieille habitude, car l'habitude est une seconde nature.* Nous aurons plus loin l'occasion de constater l'existence d'une loi physiologique, par laquelle le système des forces contracte, sous l'influence d'actes réitérés, un état de fixité, qui rend funeste tout changement rapide dans sa manière d'être modifié. Cette loi est tellement puissante, que l'organisme peut être frappé d'une atteinte mortelle par des modificateurs hygiéniques bons d'une manière absolue, si leur influence vient à dominer brusquement celle d'agents radicalement mauvais. On a vu des prisonniers respirer impunément, pendant de longues années, l'air infect des cachots, et tomber gravement malades, aussitôt que leur délivrance leur avait permis de respirer un air pur. Hoffmann a souvent remarqué que les paysans Westphaliens, accoutumés à se nourrir d'aliments grossiers, d'un pain fait avec une farine d'orge, de mauvaise qualité, chargée de matières hétérogènes, tombaient malades, dès qu'on leur donnait une nourriture plus délicate.

3° *Vivre dans le contentement du cœur et le calme de l'esprit.* L'homme qui veut jouir des bienfaits de la santé doit nécessairement arranger sa vie de manière à n'être troublé ni par les remords corrosifs, ni par les mouvements orageux de l'ambition. L'hygiène morale est là tout entière : nous lui donnerons toute l'attention qu'elle mérite.

4° *Respirer habituellement un air pur, vivre dans un climat tempéré.* De tous les agents physiques, l'aération est le plus puissant. Hippocrate a remarqué que l'influence de l'air est telle, que l'homme peut se passer de tout le reste, vivre pendant deux ou trois jours, ou même davantage, sans manger ni boire, tandis qu'il meurt promptement, dès que les voies de l'air sont interrompues, tant le souffle a de pouvoir sur l'économie animale (1). La salubrité de l'air est le modificateur qui agit le plus puissamment sur la constitution physiologique du sang, et par conséquent sur la nutrition. L'aération

(1) *De Flat.*, sec. 6.

vicieuse, imparfaite, est la mère des maladies chroniques, de la perversion des humeurs (dyscrasies), qui déciment les classes populaires, dans les grandes villes.

5° *Faire un usage à peu près constant d'aliments simples et appropriés à la constitution du corps.* Comme nous le verrons, dans la suite, la bonne règle de l'alimentation est de faire usage d'aliments simples et variés.

6° *Entretenir constamment une juste proportion entre la quantité d'aliments qu'on consomme journellement, et les exercices du corps.* Ce précepte fournit un enseignement dont la valeur est peut-être moins bien sentie, généralement, que celle des règles précédentes, mais il est pourtant d'une importance majeure. C'est encore Hippocrate qui nous a fourni ce sage conseil. La nourriture et le travail, dit cet homme étonnant, exercent chacun, des forces opposées, qui doivent agir à leur tour, et qui concourent également à faire la bonne santé. Le travail est destiné à consommer le superflu; les aliments et la boisson, à remplacer les pertes continuelles. Il faut qu'il y ait un antagonisme entre les mouvements assimilateurs et ceux de décomposition; sans cela, des produits anciens, surabondants, séjourneront dans la profondeur des tissus. Le système sanguin reçoit une trop grande quantité de sucs, la pléthore se forme, si les pertes occasionnées par l'exercice ne contrebalancent pas l'excès de nutrition. Galien a bien senti cette vérité en disant : l'exercice fait l'effet des purgations qui chassent, des profondeurs de l'organisme, les humeurs anciennes. *Si homines tempore debito exercitio, ac labore uterentur, carere possent multis medicis et medicamentis*. Si les hommes étaient assez sages pour consacrer au travail et aux exercices le temps qui leur est dû, ils auraient moins souvent recours aux médicaments et aux médecins. Ces paroles sont de Sanctorius, qui a pris à tâche, pendant trente années de sa vie, de soumettre à la rigueur expérimentale les principaux axiômes de la diététique d'Hippocrate.

7° *Fuir les médicaments et les médecins*. Ceci peut paraître, au premier abord, un paradoxe étrange, et c'est cependant une vérité douloureuse. Ce précepte s'applique, d'une part, à ces personnes inquiètes, qui, non contentes de jouir d'un état de santé moyen, le plus fréquent de nos jours, d'un état compatible avec l'exercice de toutes les fonctions, s'épuisent à rechercher une santé idéale, et croient y parvenir en faisant abus des médicaments; de l'autre, il s'applique à ces médecins sans âme et sans lumières, qui exploitent honteusement ces tristes préjugés de leurs clients, et dégradent ainsi des organisations vivaces. L'homme semi-valétudinaire, qui ne croit pas à l'hygiène, hâte sa propre ruine; le médecin qui ne respecte pas les forces vives de l'économie, qui ne les voit pas comme une parcelle de cette providence universelle qui dirige l'univers par des lois fixes de conservation, ce médecin est un des plus grands fléaux. Il est un grand nombre de petites indispositions dont il faut savoir respecter l'existence; il est des santés délicates qui se métamorphosent bien vite, en santés délabrées, lorsqu'une main imprudente administre, des substances actives, dont l'énergie bouleverse les rapports normaux des différentes parties du corps : bien des victimes en ont fait la triste expérience ; bien des personnes ont échangé contre une santé frêle, à la vérité, mais qui leur promettait de longs jours et quelques jouissances, des maladies chroniques avec tout leur cortège de douleurs. En serait-il donc des biens de la santé comme de ceux de la fortune? Ce désir d'augmenter la somme de son bien-être corporel, compromettrait-il donc le tout, de même que l'on voit si souvent la cupidité aventureuse risquer une honorable aisance contre une augmentation de richesses chimériques? Dans ces deux cas, il faudrait conclure que l'*aurea mediocritas* est ce qu'il y a de plus assuré. Qu'on le sache donc bien, il ne dépend pas de l'art de réduire, à l'égalité, toutes les différences que la nature a établies dans la santé, et c'est plutôt par un régime convenable, que par les médicaments, que les personnes d'un tempérament faible peuvent l'affermir. Mais nous ne voudrions pas, aussi, qu'un asservissement exagéré à ce précepte les exposât à tomber dans un excès contraire à celui qu'il leur commande d'éviter, c'est-à-dire, à s'isoler complètement des lumières de la médecine, et dans toutes les circonstances de leur vie. Encore une fois, ces personnes ne peuvent être juges dans leur propre cause ; c'est à un médecin éclairé à trancher la question, à leur dire si l'indisposition dont elles s'inquiètent réclame les secours puissants de la thérapeutique, ou si elle devra s'évanouir sous l'influence pure et simple d'une bienfaisante hygiène. Si on suit une marche contraire, on s'expose, comme il arrive trop souvent, à confondre une indisposition bénigne, sans suites fâcheuses, avec une *imminence morbide*, c'est-à-dire avec les prodrômes d'une maladie redoutable qui se prépare sourdement, dans le sein de l'organisme. Le seul médecin peut dire : vous, demeurez avec cette constitution délicate, avec cette santé capricieuse, mais qui vous conduira aussi sûrement, plus sûrement peut-être, qu'une organisation luxuriante de force et de vie, aux limites naturelles de l'existence; craignez les hasards dangereux auxquels vous soumettrait une médication intempestive; que l'hygiène soit votre seul guide. — Vous, au contraire, qui paraissez en pleine sécurité, vous, que ce malaise imperceptible ne trouble point, redoutez l'avenir; conjurez, par les moyens de la médecine active, l'action d'un mal qui couve dans vos entrailles; allez à la rencontre de ses fatales *préméditations* (1).

L'antiquité l'a dit, vivre médicalement, c'est vivre très-mal : *medicè vivere est pessimè vivere*. Cette pratique entraîne en soi des inconvénients de plus d'un genre; le premier est d'accoutumer le système à l'action de remèdes qui en seront dépourvus, dans les circonstances où ils devront être réellement efficaces. C'est vainement qu'une personne dont le corps

(1) Nous verrons plus loin, qu'au point de vue de la doctrine DU VITALISME, doctrine que nous avons depuis longtemps embrassée, cette expression est parfaitement exacte quoique appliquée; ici, à un ordre autre que *l'ordre moral*. La maladie n'étant, en effet qu'une modification de la vie, il est possible, et cela a lieu, que les maladies existent en puissance longtemps avant de se manifester, comme la vie peut aussi exister pendant longtemps sans produire aucun signe de son existence.

est aussi habitué à l'ingestion des drogues qu'à celle des aliments, espèrera, dans une maladie véritable, tirer un salutaire parti des unes. Son impressionabilité organique usée, pervertie, ne lui permettra pas de ressentir les plus légers effets d'une substance administrée, même à des doses capables de donner la mort. L'organisme, nous ne saurions le répéter trop souvent, est une chose sacrée, à laquelle il est dangereux d'imprimer, sans nécessité, des modifications profondes : la maladie et la mort sont bien près de ceux qui mettent imprudemment la main sur ces rouages admirables, sur ces fibres dont les mouvements sont si calmes et si harmoniques.

Mais on abuse même de l'hygiène!

Abus de l'hygiène.

Ce n'est pas vivre hygiéniquement que d'user de trop de précautions pour éviter les intempéries; que de s'astreindre à un régime trop scrupuleux et trop uniforme; que de fuir l'idée même d'un changement dans des habitudes dites hygiéniques, bonnes en soi, mais absurdes quand on les pousse jusqu'à leurs dernières conséquences. Vous en rencontrez beaucoup de ces martyrs de l'hygiène prise à la lettre, mais non selon l'esprit, qui vivent dans une contrainte continuelle; qui s'imposent de véritables privations, sans que leur santé en vaille mieux. Pour eux, l'idée de boire un peu de vin généreux qui ranimerait leur organisme, est une idée de suicide; ils poussent à l'extrême leur vie d'anachorète. Ces malheureux sophistes, finissent tôt ou tard par tomber dans *l'asthénie* ou la faiblesse indirecte.

L'hygiène n'enseigne pas cela : elle a pour but fondamental d'augmenter *la force de résistance vitale* de la nature humaine, et non de l'énerver par des pratiques de délicatesse et des soins minutieux. L'homme doit s'attendre à une foule d'événements, à des mutations perpétuelles, tant de l'ordre moral que de l'ordre cosmologique; il est bon qu'il s'y présente tout préparé. Destiné à réagir, il faut qu'il augmente les sources de ses réactions; et ce n'est pas sans raison qu'Hippocrate a avancé que les excès modérés ne sont pas inutiles pour exciter les forces de la nature. Mais si, comme la pauvre humanité ne pouvait éviter un excès que pour tomber dans un autre, il arrive encore que l'on fortifie démesurément, c'est-à-dire au préjudice d'autres facultés, une constitution, et qu'on l'amène insensiblement à l'état *de constitution athlétique*, où l'homme ne manifestera que des passions d'une énergique rudesse, où les sentiments délicats de l'âme seront étouffés par l'ampleur de la charpente, la richesse du sang. Il ne s'agit pas, disait très-bien Galien, de faire de l'homme une bête féroce, de l'endurcir et de l'armer contre toutes les causes de destruction (1); il faut surtout lui conserver cette mollesse, cette flexibilité d'organes que la nature lui a donnée, et par laquelle seulement il est en état de remplir le rôle qui lui est assigné dans l'ordre des êtres. Cette grande vérité sera mieux comprise lorsque

(1) *De Sanit. tuend.*, lib. I, cap. 14.

nous aurons embrassé, dans un point de vue général et analytique, les belles lois de l'organisme, que nous aurons approfondi les manifestations diverses par où se révèle la vitalité, que nous aurons étudié les sexes, les âges, les constitutions et les tempéraments. C'est alors, seulement, que l'on comprendra mieux ce qu'est la santé.

SECTION II.

Des bases physiologiques de l'hygiène, ou des resssources propres à la nature.

CHAPITRE I.

DE LA NATURE ET DES MOYENS QU'ELLE EMPLOIE POUR LA CONSERVATION DES INDIVIDUS ET DE L'ESPÈCE. — LOIS DE CONSERVATION, DE RÉACTION, D'HABITUDE, DE PERFECTIBILITÉ.

Le sujet de l'hygiène doit surtout être étudié, en vue de se faire une idée exacte et précise du plan régulier que suit la nature pour la conservation des êtres, et des ressources qu'elle déploie dans les moments de danger. Ceci devient une introduction nécessaire, indispensable à l'exposition et à l'appréciation des agents proprement dits de l'hygiène. Cette dernière science, en effet, pourrait-elle exister, si elle ne trouvait déjà une voie toute tracée, pour ses applications ? Sur quoi agirait-elle, si l'organisme était dépourvu d'une tendance propre et initiale à la conservation et à la réaction ? Disons-le donc : sans cela, non seulement l'hygiène, mais la médecine tout entière, ne seraient qu'un vain mot.

L'ensemble des lois qui régissent le corps humain

et qui rendent les organes habiles à exercer leurs fonctions durant tout le cours de la vie, est ce qu'on appelle la NATURE HUMAINE. Le corps de l'homme présente l'image d'un flux et d'un reflux continuel, dans le renouvellement de ses matériaux : des molécules organiques s'en vont à chaque instant ; d'autres prennent leur place. La matière fluctuante n'est donc pas constitutive des corps ; elle en est chassée et remplacée par l'action continuelle des forces vitales. Frappé de ce cachet d'harmonie et d'intelligence providentielle, imprimé à l'organisme humain, un des plus grands médecins qui aient existé, Stahl, a donné à l'âme, l'empire de tous les mouvements vitaux. D'après lui, ce serait à la substance pensante, à sa sollicitude pour la conservation du mécanisme que tout devrait être attribué ; depuis le plus petit phénomène organique, comme l'exhalation au travers un follicule muqueux, jusqu'aux phénomènes réactifs les plus généralisés et les plus admirables, comme les crises et les métastases, etc. Mais ce système ne peut se soutenir, puisque la généralité des actions organiques se retrouve dans le règne végétal, et qu'il est impossible d'attribuer les effets organiques des plantes, à une âme, sans abuser de ce mot. On ne saurait non plus, comme l'ont fait quelques Stahliens, tirer une ligne de démarcation entre les deux règnes, mettre les mouvements des végétaux sur le compte du mécanisme, et expliquer ceux des animaux par l'action d'un principe intellectuel. Sans parler des zoophytes et de plusieurs vers qui démontrent l'inexactitude de cette ligne de démarcation, on ne parviendra jamais à expliquer matériellement l'ascension de la sève et les sécrétions, chez les végétaux. L'hypothèse de Platner, celle d'une âme générale du monde, d'un être qui agit sur les plantes, à l'aide de la chaleur de la terre, est une opinion arbitraire.

Quoi qu'il en soit, il faut reconnaître que tout en étant défectueux, le système du grand professeur de Hale, en insistant sur le moral comme cause de nos affections corporelles, a renversé la barrière qui séparait la médecine de la philosophie. Par suite des dogmes qu'il a mis au jour, il n'est plus permis d'être médecin sans connaître le jeu des passions, l'influence des habitudes, et la différence qu'il y a entre une machine active, et dont tous les mouvements sont spontanés, et une machine mue, par un enchaînement de ressorts inanimés (Rousselle). Le même Stahl a mis, le premier, en relief, le caractère le plus saillant et le plus tranché de l'organisme; c'est que le mélange de matière conserve toujours son intégrité dans les corps vivants, quelle que grande que soit d'ailleurs sa tendance à la décomposition. Il a énoncé, dans son beau traité *de differentiâ corporis vivi et mixti*, que la force vitale des êtres organisés, détruit toutes les lois de la matière inerte.

D'autres physiologistes peu profonds, et qui aiment à se payer de mots, ont prétendu concentrer la vie, dans le système nerveux qu'ils ont élevé au rang de *cause!* Cette opinion singulière ne peut se soutenir qu'à l'aide de pétitions de principe. En effet, l'action nerveuse n'exercera jamais qu'une influence consensuelle et antagonistique sur les opérations plastiques; jamais elle n'en est la cause, *il y a vie sans le système nerveux*. Ce système ne survient que comme expression d'une unité plus prononcée, il naît par le fait de l'activité plastique, se développe par elle, et a constamment besoin d'elle pour déployer son action. Donc, il est un membre de l'organisme, et, à ce titre, en conflit, en rapport de réciprocité avec les autres membres. Ayant ses racines dans la plasticité, et dépendant d'elle à tout jamais, il exerce ainsi une influence sur elle en ce sens que, comme antagoniste des organes plastiques, il les excite à manifester leurs forces propres, et que, comme expression d'une unité intérieure, il dirige leur activité de manière à ce qu'elle soit en harmonie parfaite avec l'état de l'ensemble de la vie. Nous pouvons donc dire, avec Burdach, que c'est un subterfuge de l'ignorance, ou, si l'on aime mieux, du non-savoir, lorsqu'à défaut d'autre explication, on prétend rapporter les phénomènes de la vie matérielle, à une action nerveuse (1).

Ainsi, il est hors de toute contestation que l'être vivant possède, en lui, une force active, spontanée, distincte de la nature et des attributions de l'âme, et qui a pour but de conserver et de régir les fonctions du corps. Ce dynamisme a une foule de manifestations qu'il est d'un haut intérêt, pour l'hygiéniste, de connaître.

Une esquisse des grandes fonctions, du jeu des organes, telle que, du reste, on peut la trouver dans les traités généraux de physiologie, ne serait point ici

(1) *Traité de Physiologie considérée comme science d'observation* t. IX, p. 678.

d'un grand secours pour comprendre la manière d'agir des modificateurs de l'hygiène, et toute la portée de celle-ci. Nous avons pensé qu'il valait mieux comprendre, dans une synthèse large et en même temps pleine de clarté, les grandes lois de l'économie humaine. Ces lois, qui diffèrent cependant entre elles, quant à leurs modes particuliers, ont un but commun; au travers des procédés variables, elles conspirent ensemble à la conservation de l'être. Nous les divisons, 1° en *lois de conservation* proprement dite; 2° en *lois de réaction*. Outre ces tendances fondamentales de la vitalité, il est d'autres faits généraux, très-féconds en hygiène, admirables par leurs résultats, et qui nous ont paru propres à être ramenés à des lois : telles sont celles *d'habitude et de perfectibilité* de l'organisme humain.

ARTICLE I. — *Lois de conservation*.

1° Force de formation, force plastique (*nisus formativus* de Blumenbach), force médicatrice.

Il est, dit cet illustre physiologiste, dans tous les corps organiques, une force particulière aussi ancienne et aussi durable qu'eux, en vertu de laquelle ils revêtent, par la GÉNÉRATION, la forme qui leur convient, la conservent par la NUTRITION, et, si elle est altérée, la réparent autant que possible par la REPRODUCTION (1). C'est cette force qui détermine l'évolution progressive du mélange des différentes liqueurs de l'homme et de la femme, rassemblées par le coït dans la cavité utérine, qui, allumant dans son sein le feu sacré de la vie, transforme une partie de ce mélange en enveloppe ou en œuf, et l'autre en corps animé ou en embryon. Elle est la cause efficiente de tout acte conservateur et reproducteur. Après avoir, ainsi, présidé à l'évolution et au perfectionnement de l'homme, elle demeure toute la vie, sous un autre aspect, inhérente à l'organisme dont elle répare les dégradations, comme celles d'un édifice. Elle se manifeste alors par cette faculté admirable qui répare et consolide les fractures, les ulcères, les contusions, les mutilations des parties solides. Quoique certains animaux jouissent de cette faculté à un degré bien supérieur à celui dont jouit l'homme, elle est cependant, chez lui, si excellente, qu'on la regarde avec raison comme le fondement de toute la chirurgie. C'est à cette aptitude de la force vitale que doit être attribuée la génération, dans la substance de l'agrégat, d'êtres vivants, comme les entozoaires, qui, tôt ou tard, ont une existence indépendante et personnelle.

Il semble, au premier abord, que l'hygiène n'ait aucune prise sur cette force occulte, dont l'impulsion, dans les corps organisés, est aussi irrésisti-

(1) *Institutions physiologiques*, trad. franç., p. 299.

ble, nécessaire, que la gravitation et l'affinité le sont dans les masses brutes; cependant, il n'en est rien; la réaction intelligente de l'homme peut influencer, indirectement, et la tendance initiale de cette force et la qualité de ses actes réparateurs. Nous nous expliquons : en ayant égard au principe de l'hérédité morbide, à cette loi souffrant peu d'exceptions, qui veut que l'enfant, issu de parents malades ou vicieusement affectés, soit solidaire d'une partie ou de la totalité de leurs maux, l'hygiène proteste contre des alliances matrimoniales qui auraient pour résultat la production d'un germe, auquel la force plastique imprimerait une vicieuse impulsion. Elle enseigne aux individus, placés sous le poids d'une maladie ou d'une infirmité héréditaires, et qui veulent se perpétuer, à rechercher un accouplement, où la force plastique qui doit couver l'embryon, ait un caractère *antagonistique* à la leur. C'est en ce sens que les prévisions de l'hygiène peuvent exercer une heureuse réaction sur *la tendance initiale* de la force plastique. Là, est en grande partie le secret de vaincre les maladies héréditaires.

Dans les actes réparateurs les plus simples, dans la cicatrisation d'une solution de continuité, la nature agit avec les matériaux que lui offre l'organisme; elle en extrait un produit nouveau qu'on nomme *suc* ou *lymphe plastique*, et qui doit réunir les parties divisées. Or, si ces matériaux sont d'une mauvaise qualité, la force plastique, tout en demeurant en puissance, n'accomplira point son œuvre de restauration. Mais l'hygiène agit directement sur les matériaux de l'organisme, l'hygiène enrichit le sang, l'hygiène fortifie la constitution; donc elle devient un auxiliaire puissant de la force plastique, et l'amène à parachever son travail. Un exemple : Un homme cachectique, mal nourri, vivant dans un réduit humide, porte une plaie à la jambe ou ailleurs; tant que vous vous bornez à appliquer des topiques, même appropriés, l'ulcère reste stationnaire, ou se couvre d'une pellicule mal organisée, qui se brise bientôt; vous placez ce malade dans un lieu sec et aéré, vous le nourrissez convenablement, la plaie se couvre aussitôt de bourgeons charnus de bonne nature, et ne tarde pas à arriver à une cicatrisation solide. Ces exemples se rencontrent par milliers dans la pratique. Ce point de vue est un des plus féconds de l'hygiène perfective; on ne sera donc point étonné si nous lui donnons les plus grands développements tant au sujet des tempéraments qu'à celui de l'hygiène de l'espèce.

Un des travaux les plus merveilleux de la force plastique, et que les progrès de l'anatomie pathologique ont fait admirer plusieurs fois, est celui qui a pour but *d'atténuer* les désagréments ou les dangers d'une lésion traumatique qu'elle ne peut guérir radicalement. Ainsi, dans une luxation non réduite, elle entoure la tête de l'os d'une capsule séreuse qui permet des mouvements imparfaits à la vérité, mais qui n'auraient point lieu, sans ce travail plastique. Le fait suivant ne sortira jamais de notre mémoire : Une jeune femme, forte et vigoureuse, entra à l'hôpital de la Pitié, dans le service de feu le professeur Sanson, pour une péritonite traumatique, produite par un coup de pied qu'elle avait reçu de son mari.

Elle mourut six jours après son entrée. A l'autopsie, on trouva une déchirure assez étendue de la partie postérieure de la vessie ; mais tout autour de cette déchirure, existaient des fausses membranes épaisses, en forme de poche, qui avaient recueilli l'urine qui, sans cela, devait s'épancher dans le péritoine. C'était en quelque sorte, une *vessie supplémentaire*, créée de toutes pièces par le *nisus formativus*.

Nous venons d'étudier, dans la force plastique, une des faces de la nature médicatrice : nous allons retrouver celle-ci en présence d'autres dangers plus redoutables qu'une solution de continuité, et nous admirerons la variété des ressourses qu'elle déploie pour sauver l'organisme. Nous ne nous arrêterons point sur l'admirable patience du travail *expulsif*, qu'elle dirige, et qui a pour but d'éliminer de la profondeur des tissus un corps étranger, une balle, par exemple, pour l'amener au dehors. La vie a horreur de ce qui est inerte, de ce qui est incompatible avec ses propres qualités ; cela peut se dire mieux que ce que disaient les anciens physiciens, au sujet de la pesanteur de l'air. C'est avec raison qu'on a comparé la nature, toujours occupée de son objet, la conservation des individus, à la sentinelle qui veille à l'extérieur et à l'intérieur d'une place ; elle s'oppose, comme elle, a tout ce qui voudrait s'en emparer. Quelquefois, elle lutte contre un corps étranger, admis fortuitement dans les tissus, au moyen d'une autre de ses propriétés, et qu'on nomme, avec raison, *force altérante*. Si les molécules de ce corps ne sont point trop en opposition avec celles qui composent la trame organique, elle s'attache fortement à lui, le corrode peu à peu de la circonférence au centre, et finit par le faire entièrement disparaître. Le développement spontané de la force altérante se montre dans la disparition subite des anévrismes, des tumeurs, des engorgements, des obstructions, des hydropisies, etc. Dans la maladie, la force vive, qui anime chaque molécule, réagit contre la cause matérielle du désordre; elle sollicite et entretient encore des efforts expulsifs. Ce sont les mêmes phénomènes que pour l'expulsion d'un corps étranger; seulement ils sont moins apparents. Mais on peut dire que *les phénomènes critiques*, ces réalisations des efforts de la nature médicatrice, ne sont, dans les maladies aiguës, que la mise en état des causes matérielles d'obéir librement aux mouvements des sécrétions, par lesquelles elles sont rejetées du sein de l'organisme. Voilà les faits les plus saillants et les plus grossiers (1). Dans les maladies graves, la nature inspire, bien plus souvent qu'on ne croit, le goût des aliments et des remèdes qui conviennent pour seconder ses vues salutaires. C'est ainsi que les sujets atteints de fièvres du genre putride, ont une aversion insurmontable pour les bouillons de viande, les substances animales, le poisson, et pour ce qui leur est analogue. Leur instinct naturel leur inspire, au contraire, le goût des citrons, des oranges, des ali-

(1) Zimmermann, *de l'Expérience en Méd.*, II, parle d'un homme chez qui la goutte se termina par un vomissement bilieux, suivi d'une excrétion de matière calcaire autour des doigts et des pieds. En général, dans les maladies qui ont pour cause immédiate l'action d'un principe ou d'une matière spécifique, la nature excite, par le moyen de la fièvre, un mouvement *dépuratoire*.

ments et des remèdes acides ou acescents; presque tous les malades en demandent ou s'en saisissent avec avidité. C'est l'opposé dans la maladie qu'on nomme diacrise acescente, où une surabondance d'acide existe dans les premières voies; les sujets appètent alors les matières terreuses, les substances neutres absorbantes, qui ont pour effet de rendre inerte la cause matérielle de l'affection. Bien des instincts réputés bizarres, qu'on voit exister chez quelques jeunes filles, qui dégradent les parois des murailles pour dévorer du plâtre, ne démontrent, en dernière analyse, que les mouvements *intentionnels* de la nature. L'interprétation des instincts naturels, la réduction de ceux-ci à leur véritable valeur, occupe une place importante, dans la pratique de la médecine. Mais, c'est surtout dans les maladies invétérées, dans les affections qui ont pris, si l'on peut s'exprimer ainsi, droit de domicile dans l'organisme, que les efforts médicateurs paraissent plus admirables, parce qu'ils sont plus patients. Tantôt ils terminent les maladies chroniques par des évacuations salutaires et spontanées; tantôt, par des convulsions où l'action irrégulière des forces vitales annonce la crise; quelquefois enfin, les forces médicatrices, pour devenir plus facilement maîtresses d'une maladie chronique, la font rétrocéder à l'état aigu, et développent, à son avantage, les réactions puissantes de l'état fébrile. Ce jeu admirable de la nature médicatrice ne peut être révoqué en doute, et repose sur des centaines d'observations (1).

(1) Voy. Dumas. — *Doctrine générale des Maladies chroniques*, t. I, p. 225 et suiv.

Ces vues sur la nature médicatrice et sur le grand instrument dont elle se sert, la fièvre, conduisent l'hygiène, ou pour mieux dire, la médecine préventive et perfective à des applications fécondes ; elles font aussi mieux connaître la manière d'agir de certains matériaux dont l'hygiéniste dispose. On peut dire, en général, que c'est en imitant les réactions de la nature, en les faisant naître à propos que le médecin est le plus sûr d'obtenir les plus beaux succès sur les constitutions faibles, sur les tempéraments viciés par le lymphatisme. Les agents dits stimulateurs et toniques, dont il fait usage et qu'il combine de diverses manières, provoquent, dès le principe de leur action, une fièvre modérée, une excitation de tout le système. Cette excitation, a son tour, développe les forces du système vasculaire sanguin, et comme il existe une sorte d'opposition et d'antagonisme entre ce système et le lymphatique, puisque leur développement, leur action, leur influence suivent des proportions inverses ; cette réaction provoquée modère d'abord les affections des organes glanduleux et cellulaires ; et si elle est bien conduite, elle finit par en triompher, en établissant une constitution mixte dans l'organisme. Ces principes très-élevés, mais en même temps très-positifs, nous serviront de base lorsque nous traiterons des tempéraments acquis, et nous osons le dire, l'hygiène véritable est là presque tout entière. C'est dans ces principes qu'elle doit puiser l'idée de ses tentatives et leur justification.

On doit encore ranger dans la classe des mouvements intentionnels de la nature et qui ont une fin conservatrice, la solidarité de certains organes entre eux, ces secours réciproques qu'ils se prêtent, au profit de tout le système qui peut, alors, mieux supporter l'abolition d'une fonction, l'oblitération d'un conduit nourricier; ces faits sont très-communs pour les organes similaires, tels que les reins et les uretères, les vaisseaux sanguins d'un ordre inférieur, qui acquièrent, peu à peu, un calibre proportionné à celui des gros troncs qui leur ont donné naissance, et qui ont été oblitérés, soit naturellement, soit artificiellement. Dans les organes dissimilaires, c'est-à-dire, chargés de fonctions différentes, ces mutations, quoique plus rares, ont également lieu. Nous avons publié nous-même une observation très-curieuse de ce genre. Dans un cas où le foie, complètement désorganisé, ne remplissait plus ses fonctions, où, par conséquent, le duodénum ne recevait plus de bile, le pancréas, glande annexée à cette portion de l'intestin, avait triplé de volume (1). C'était, en quelque sorte, pour suppléer l'abolition de la sécrétion hépatique que le pancréas multipliait son produit, et le faisait pleuvoir, en abondance, dans l'intestin qui ne recevait plus de suc biliaire. Une activité plus grande de fonction avait dû amener l'hypertrophie, comme l'abolition fonctionnelle avait nécessité l'occlusion des voies biliaires. On ne saurait douter, d'après ces faits et une foule d'autres qu'il serait trop long d'énumérer, qu'une faculté réparatrice au moyen de laquelle elle tire le meilleur

(1) Voy. *Gazette médicale de Paris*, t. XI, p. 263 et suiv. — 1843.

parti d'un mal existant, ne soit inhérente aux lois constitutives de la nature. Nous reviendrons bientôt sur ce point, quand, à la fin du chapitre, nous émettrons quelques considérations sur la PERFECTIBILITÉ de l'organisme humain, fondement nécessaire de tous les principes et de toutes les applications de l'hygiène. Mais ici, qu'il nous soit permis de faire une réflexion, quoiqu'elle ne rentre pas directement dans notre sujet : c'est que l'homme, dans son besoin d'admirer les harmonies du monde où il se trouve, va fixer trop souvent son esprit sur les grandes masses, et ne se recueille pas assez sur les lois harmoniques de son *microscome*, sur les merveilles du monde organique : là, il trouverait cependant, des phénomènes marqués du sceau d'une étonnante régularité, d'une unité providentielle, qui l'intéressent bien plus directement que les faits cosmiques ; puisque son individualité physiologique en est, en même temps, la cause et le résultat.

2° Lois conservatrices de l'espèce.

La nature fait beaucoup pour l'individu, mais elle fait encore, peut-être, davantage pour *l'espèce*. Celle-ci apparaît toujours, en effet, dans la création, comme quelque chose de bien plus supérieur aux yeux de la nature. Nous pouvons dire, comme Bossuet, que si, avec tant de moyens que Dieu nous a préparés pour la conservation de notre corps, il faut que chaque homme meure, l'univers n'y perd rien, puisque dans les mêmes principes qui conservent l'homme durant tant d'années, il se trouve encore de quoi en produire d'autres jusqu'à l'infini, ce qui le nourrit, le rend fécond, et rend l'espèce immortelle. Un seul homme, un seul animal, une seule plante suffit pour peupler toute la terre. Le dessein de Dieu est si suivi qu'une infinité de générations ne sont que l'effet d'un seul mouvement, continué sur les mêmes règles, et en conformité du premier branle que la nature a reçu au commencement (1). Nos vues, sur les desseins de celle-ci sont si bornées, que souvent nous jugeons mesquinement, d'après l'égoïsme de notre individualité, de faits terribles dont nous sommes les victimes, mais qui doivent, en définitive, concourir au bien être de l'espèce. L'individu est un être temporaire, rampant sur un atôme; l'espèce humaine est un être permanent, en faveur duquel, sont dirigés tous les plans d'avenir de la nature. Les individus, à une époque donnée, sont souvent broyés, et leurs cendres dispersées aux quatre vents, tandis que sur leurs ruines, la tige où est greffée l'espèce, reverdit plus belle et plus robuste. C'est ainsi que nous ne pouvons jamais nous rendre compte des grandes épidémies, qui promènent partout la mort et l'épouvante; et cependant, elles se lient, souvent, aux impénétrables décrets de la Providence universelle, qui dirige l'humanité vers un progrès dont nos faibles yeux ne peuvent pas entrevoir l'aurore. A quelques égards, dit le docteur Fuster, dans son excellent ouvrage, les grandes épidémies sont comparables aux éclats de la foudre : elles détruisent les impuretés de la civilisation dans les instants d'hésitation et de

(1) *De la Connaissance de Dieu*, etc., p. 194.

doute où l'humanité, suspendue, pour ainsi dire, entre des institutions expirantes et l'accroissement d'un ordre nouveau, a besoin que toutes les puissances se conjurent pour l'aider à franchir cette crise, et à recommencer une nouvelle vie (1). En effet, l'histoire est là pour attester que les grands fléaux qui ont sévi sur la terre, soit dans l'antiquité, soit dans le Moyen-Age, ont coïncidé avec l'apparition de graves événements, qui devaient bouleverser les profondeurs du monde moral. La nature se sert du grand levier de la destruction des générations présentes, pour travailler, au profit des générations futures, à une œuvre dont celles-là méconnaissent la grandeur. Mais arrivons à un ordre de faits plus significatifs (2).

La loi de nature veut que les races différentes se reproduisent et se perpétuent sans se mêler, ni se confondre les unes avec les autres : s'il pouvait arriver, dans le cours ordinaire des choses, que les différentes espèces se mêlassent, que des races hybrides fussent produites et se perpétuassent sans empêchement, le monde organisé, comme quelques écrivains en ont fait déjà

(1) *Des Maladies de la France dans leurs rapports avec les saisons*, etc., p. 262. — 1840.

(2) Dans la grande et perpétuelle rénovation des espèces du monde végétal, l'individu n'est rien pour la nature, tandis que l'espèce est tout pour elle.

L'aloës d'Amérique vit souvent un siècle, mais quand une fois il a porté ses fruits, aucun procédé, aucun art ne peut empêcher sa tige magnifique de mourir à la nouvelle année. En trente-cinq ans, le grand palmier à éventail arrive à la hauteur de soixante-dix pieds ; il grandit alors de trente pieds dans l'espace de quelques mois, puis il fleurit, il porte ses fruits et il meurt la même année.

la remarque, présenterait bientôt une scène de confusion universelle. Les différentes espèces se fondraient les unes dans les autres, et à la longue nous pourrions à peine découvrir quelques races pures et inaltérées. Il est évident, dit Prichard, que la conservation des espèces a été assurée par des moyens parfaitement efficaces, et cela universellement, dans toutes les classes de la création organique.

Dans un grand nombre de circonstances individuelles, la nature manifeste clairement sa tendance conservatrice des générations futures. Une femme est atteinte d'une lésion terrible, avancée, qui doit nécessairement lui ravir l'existence; mais les ravages du mal s'arrêtent dès l'instant qu'elle a conçu. Son organisme, miné par une lente consomption, récupère assez de force pour accomplir la fonction pénible de la gestation, pendant une période de neuf mois, au bout de laquelle il succombe, vaincu par la recrudescence de la maladie. Le nouvel être a été conservé par l'intervention d'une loi mystérieuse, inhérente à la fonction de propagation. La phthysie pulmonaire, déjà avancée, s'arrête tout-à-coup pendant la grossesse, puis elle reprend le cours de ses ravages, après l'enfantement. D'autres maladies qui n'ont point un terme aussi fatal, tels que l'hystérie, l'épilepsie, mais dont les accès pourraient gêner le travail gestateur, font trève un instant, au profit de l'individu nouveau (1). Quelquefois, lorsque la conception est devenue, en quelque sorte, impossible,

(1) Ce sont des faits dont l'auteur a été, nombre de fois, le témoin.

d'une manière spontanée, par une position vicieuse du corps du fœtus, la nature modifie celle-ci et la convertit, par ses propres forces, en une position normale (1). Cette vigilance ne fait pas non plus défaut, dans les cas nombreux, où une mère exténuée, réduite au dernier terme de la cacochymie rachitique, accouche facilement, au grand étonnement des hommes de l'art (2). En présence de manifestations aussi marquées de la puissance conservatrice, au sentiment d'admiration dont nous pénètre son éternelle sollicitude pour le bien-être de l'espèce, doit se joindre le désir non moins vif de concourir, autant que nos faibles efforts le permettent, à cette grande œuvre de perfectionnement. C'est un devoir pour l'homme, de songer aussi, aux générations qui doivent fouler le même sol, dont il se trouve aujourd'hui le possesseur; c'est un devoir pour l'homme, de préparer des voies heureuses à l'humanité qui marche sur ses pas, mais qui est encore invisible sur la route de la création. Otez ce sentiment, rien de bon, rien de noble, rien d'utile n'apparaît dans les actes de la société (car l'homme n'est grand qu'autant qu'il se constitue l'auxiliaire des desseins de la Providence); le progrès s'arrête, comme l'aiguille sur le cadran d'une horloge dévastée, parce que l'homme présent ne veut point accabler sa tête des soins, des efforts pénibles, des amertumes qu'exige l'enfantement de choses qui, en somme, doivent peu lui rapporter; à

(1) Voy. Denman, *Pratique des Accouchements*, p. 303.

(2) Il est bien entendu que cette parturition naturelle n'a lieu que lorsque le vice rachitique n'a point suffisamment déformé les parois du bassin et rétréci ses diamètres.

lui, qu'une seconde peut absorber dans l'éternité. Mais l'individu est forcé, par les lois primordiales de sa nature, de rompre avec son égoïsme, et de travailler, au profit d'un avenir dont il ne jouira jamais. C'est en vertu de cette impulsion, que le savant amasse péniblement quelques matériaux épars, incultes, que les siècles seuls, pourront façonner et réduire à l'état de monument; que les associations politiques, industrielles, posent la première pierre d'une institution qui paraît d'abord toute à vue du présent, mais dont l'extension graduelle, les développements infaillibles doivent, un jour, ceindre tout l'univers. Si cette force vive venait à manquer aux sociétés modernes, un état de relâchement, d'apathie succèderait bientôt: véritable sybarite, l'individu fermerait son intelligence à l'accession de toute vérité; son cœur à tout sentiment généreux, comme il clôt ses paupières aux rayons d'un soleil trop ardent. La surface du globe serait peuplée d'êtres dormeurs et insouciants, qui transmettraient un héritage marqué du sceau du désordre et de l'anarchie. L'humanité, dans sa marche, doit fixer les yeux sur son lendemain, si elle ne veut tomber dans une déplorable pauvreté, comme ces familles inprévoyantes qui, se gorgeant, aujourd'hui, des biens que le hasard présente à leur possession, meurent exténuées, le jour qui suit.

Nous évoquerons de nouveau, ces grands principes, quand nous traiterons des alliances matrimoniales, dans leurs rapports avec le bien-être de l'espèce. Nous allons passer à l'étude d'autres lois physiologiques non moins importantes par les applications hygiéniques qui en découlent : ce sont les *lois de réaction* de l'organisme. L'hygiéniste ne peut se dipenser d'en faire l'objet de réflexions approfondies, car c'est par la réaction de l'organisme que s'exécutent les fonctions en rapport direct avec le monde physique ; c'est encore par la réaction que se réalisent les affections dans la dépendance de ce monde. L'étude des modificateurs, tant externes qu'internes, *circumfusa, ingesta, percepta, gesta, etc.*, est une étude stérile si on ne tient pas compte du retour sur eux, du sentiment organique. Emanation puissante, comme il nous l'a été démontré déjà, du foyer d'activité de la matière vivante, l'organisme fait subir à l'action des modificateurs, une élaboration particulière, en rapport avec sa nature. Il résiste à ceux-ci, quoique doués d'une rare énergie; il est profondément modifié par ceux-là, quoique d'une intensité faible : il n'en serait point ainsi, si les agents externes se comportaient avec les corps vivants, comme se comportent les causes physiques nécessaires. On sait, au juste, quel degré d'humidité est convenable pour dissoudre un sel, par exemple, et l'on ne peut préciser si tel degré d'humidité, dans une circonstance donnée, exercera une action malfaisante sur un organisme. Dans une épidémie, les individus ne sont affectés ni dans le même temps, ni de la même manière, ni au même degré : les uns ne sont atteints que de maladies légères, les autres sont mortellement frappés; les uns ont tel organe, tel appareil attaqué, ceux-ci tel autre. Et cette variété infinie d'effets, provoqués par une seule cause, vient de ce que la force vitale possède le pouvoir de faire des mouvements, d'opérer des changements dans le corps, en vertu de causes qui résident en elle; elle réagit sur une provocation extérieure, comme elle peut aussi, en vertu de sa spontanéité, exécuter des actes propres, c'est-à-dire qui ont, en eux, leur raison suffisante.

ARTICLE II. — *Lois de réaction.*

1° Des forces toniques.

C'est avec un sentiment de peine que nous avons toujours remarqué, l'oubli de l'appréciation de ces forces dans les traités généraux. Comme si l'on pouvait embrasser le *sujet* de l'hygiène à son point de vue véritable, en méconnaissant la nature et la manière d'être de ces forces! La force tonique est une propriété de tout le système, en vertu de laquelle sont distribués, sur toute l'étendue du corps, les sucs nourriciers, qui doivent réparer les pertes éprouvées; c'est une manifestation du sens vital intérieur, qui préside à l'accomplissement des phénomènes de composition et de décomposition intimes. Blumenbach pense, peut-être avec juste raison, que le tissu cellulaire est principalement le théâtre où s'exerce le *ton* que le grand et ingénieux Stahl a célébré; il se fonde sur ce que, ce système, dans l'homme sain, absorbe les humeurs acqueuses répandues dans les mailles organiques, s'en pénètre, comme pourrait le faire une éponge, et bientôt, à l'aide de la contraction, il s'en dégage et les chasse dans les vaisseaux absorbants. Au contraire, dans chaque sujet malade, ce même tissu frappé d'atonie, reste surchargé par la quantité d'eau qui séjourne en lui, et donne lieu, ou à des œdématies, ou à d'autres affections cachectiques de même nature. D'après Barthez et Grimaud, la force tonique ne serait qu'une application de la puissance locomotrice générale aux phénomènes nutritifs, et ce raprochement est très-ingénieux.

On peut dire que lorsque les forces toniques rayonnent du centre du corps vers chacun des points de la circonférence, qu'elles répartissent également l'énergie vitale, la santé est dans toute sa plénitude. Lorsqu'elles faiblissent, au contraire, l'économie est profondément troublée ; les sucs hétérogènes qui résultent soit des parties des aliments qui n'ont pu être parfaitement élaborés, soit de la décomposition que le corps éprouve en entier, ne se portent plus vers la peau qui en est le principal organe émunctoire. De là, une inévitable propension aux maladies chroniques, aux diathèses, comme nous le verrons, au sujet du tempérament lympathique, où l'affaiblissement de la force tonique est porté au plus haut degré. Ce sont les forces toniques qui maintiennent. dans la substance intime de la matière organisée, par des mouvements dont la progression n'est pas sensible, le degré de cohésion des molécules. Mais, quelquefois, ces forces toniques, dont l'action est latente à l'état normal, prennent, dans un organe ou un système, une augmentation vicieuse, c'est alors le *spasme interne*. Les individus névropathiques, les mélancoliques, ont ordinairement conscience des mouvements secrets de leur organisme, mouvements qui échappent d'ordinaire aux personnes bien portantes. Aussi, existe-t-il un grand nombre de névroses, qui semblent être sous la dépendance de cette concentration des forces toniques, et dont les meilleurs remèdes sont les agents *expansifs*, qui disséminent à l'extérieur les forces toniques, et les équilibrent à la surface du corps.

L'hygiène, appliquée aux forces toniques, a pour but, ou de les maintenir, ou de réveiller leur action. Dans le premier cas, elle préconise les exercices, l'habitation dans un lieu sec et éclairé, l'usage d'une nourriture restaurante; dans le second, elle combine aux moyens précédents, des pratiques qui ont pour effet de rétablir l'intensité et la régularité des mouvements périphériques, tels que les frictions, l'influence solaire, les bains, etc. Ces agents déterminent l'exercice de la réaction interne, et en même temps rétablissent les fonctions de la peau, comme moyens de décharge. Les succès nombreux de l'application de l'eau froide (*hydrothérapie*) à certaines maladies chroniques, telles que les rhumatismes, les maladies nerveuses, nous paraissent dépendre, en entier, de ce qu'ils rétablissent l'équilibration des mouvements toniques. Aussi, l'hygiène doit-elle réserver une place importante à l'hydrothérapie.

2o Forces sensitives. — Sensibilité du corps vivant.

Il existe une relation naturelle entre ces forces et les précédentes, et l'on pourrait, à la rigueur, réduire toutes les facultés de l'organisme à ces deux seules : l'une, le sentiment, la sensibilité par laquelle il perçoit, en quelque manière qui lui est propre, l'action des stimulants ; l'autre, le mouvement, par laquelle il réagit sur la première force, soit pour repousser les impressions nuisibles, soit pour tirer parti des impressions utiles. Mais il convient, ici, de nous étendre un peu sur les modes généraux de la sensibilité, dans l'état normal, et sur ses perversions dans l'état pathologique ; des conséquences importantes en découlent pour l'hygiène préventive.

La sensibilité est une propriété fondamentale des êtres vivants, en vertu de laquelle ils reconnaissent leur existence et celle des corps extérieurs, par l'impression que ces derniers font sur eux. Elle est la condition organique du plaisir et de la douleur : car les lois générales qui résultent de la coordination de la matière, dans le système vivant, sont telles, que le plaisir est lié aux impressions conformes au maintien de ce système, comme la douleur est liée aux impressions capables de le détruire. Cette faculté, qui diffère de caractère et se spécialise dans les divers organes ; à la peau, apprécie les impressions tactiles, les changements de température ; à l'œil, la lumière, etc., se divise en sensibilité nutritive (c'est alors qu'elle se trouve en corrélation avec les forces toniques), et en sensibilité percevante ou psycologique. Tous les mouvements viscéraux les plus intimes pour les fonctions d'accroissement, de nutrition, s'exercent par l'entremise de cette première forme de sensibilité. On l'a désignée tantôt sous le nom d'excitabilité, tantôt sous celui de sensibilité organique; et les physiologistes n'ont voulu reconnaître autre chose, en elle, que la propriété des corps vivants d'êtres affectés par les puissances excitantes, et de réagir. Il existe une influence naturelle pour le degré, la constance et le mode des forces sensitives sur les motrices, dans le corps humain. Lorsque cet état normal existe dans le système, que cette influence y est uniformément répartie, il y a alors ce que Barthez a nommé, *stabilité d'énergie*. L'homme jouit alors de la plénitude de toutes ses facultés. Mais il est bien rare que cette heureuse condition organique, où l'être ne se sent que vivre, subsiste dans toute son intégrité; et, lorsque cela a lieu, il est rare que ce bien-être dure longtemps : la sensibilité du corps humain est aux prises avec trop d'ennemis pour ne pas subir quelques atteintes.

La sensibilité morale ou psycologique, comme nous l'avons déjà vu, est celle qui nous donne la conscience de nos impressions. Elle est en connexion sympathique, par l'intermédiaire du système nerveux, avec les forces sensitives qui régissent les mouvements nutritifs et moléculaires de l'organisme. De là doit résulter, et résulte en effet, que toute perturbation morale va retentir jusque sur le théâtre de la vie végétative, y apporte la confusion, la langueur et souvent la mort (vices, passions); que la perturbation, qui a eu pour foyer primitif la vie nutritive, se réfléchit également sur la vie intellectuelle et morale (intempérance, excès). Ce sont deux courants qui vont en sens contraire, avec la même rapidité. Ces circonstances sont, peut-être, ce qu'il y a de réellement plus utile à connaître, dans la ténébreuse question des rapports du physique et du moral.

La vérité la plus importante qui découle des lois mêmes de la sensibilité psycologique, c'est que celle-ci étant une propriété vitale que l'homme tient, en quelque sorte, sous l'empire de sa volonté, qu'il exalte et apaise à son gré, il ne doit l'exercer qu'avec mesure, s'il veut demeurer dans un calme heureux. S'il la monte sur un ton trop soutenu, il s'expose à des orages qui bouleverseront ses deux vies : sa vie morale et sa vie physique. Puis, après cette période d'exaltation plus ou moins longue, arrivera celle de l'épuisement, dans laquelle il n'éprouvera plus cette jouissance particulière, qui constitue le plaisir d'exister. Triste et languissant, il tombera dans une inquiétude vague, dont le sentiment pénible se confond avec l'ennui de l'existence, et il arrivera, sans espoir, vers le tombeau ; heureux encore s'il n'a prévenu, par une mort volontaire, cette douloureuse consomption! Nous verrons plus loin, au chapitre que nous consacrerons aux plaisirs des sens, combien la recherche du bonheur dans l'infini de la sensation, dans la variété et la nouveauté des excitations, est une des plaies de notre époque, qui dégrade le plus les organismes, et pervertit le plus les consciences. Contentons-nous, pour le présent, d'énumérer les perversions les plus générales que la sensibilité subit par l'infraction des préceptes de l'hygiène.

1° La sensibilité augmente, dans chaque partie, en raison directe des mouvements qui s'y exercent, au détriment des autres organes;

2° Aucune force vitale ne présente plus d'irrégularité, plus d'inconstance dans ses mouvements; elle est tour à tour exaltée, tour à tour déprimée, tour à tour fixe, tour à tour vacillante. Les modes fugitifs de cette existence, tantôt heureux, tantôt funestes, se succèdent, se poussent comme des ondes mobiles dans le torrent de la vie; c'est par le seul effet de ces dispositions affectives auxquelles nous astreint la mobilité de la sensibilité, que nous devenons alternativement tristes ou enjoués, agités ou calmes, froids ou ardents, timides ou courageux, craintifs ou pleins d'espérance. Chaque âge, chaque saison, quelquefois chaque heure du jour voient contraster ces modes de notre existence sensitive (1). Nous retrouverons ces caractères comme constitutifs du tempérament nerveux, où le moi est assujéti aux écarts d'une sensibilité vicieuse;

3° Aucune autre faculté vitale n'est plus susceptible d'épuisement, soit par l'excès du plaisir, soit par l'excès de la douleur. Cette circonstance tiendrait-elle à ce qu'il se trouve dans les nerfs, un principe subtile, impondérable, dont on ne peut démontrer, pas plus que nier, l'existence? Quoiqu'il en soit, il est certain qu'on a vu des personnes périr tout-à-coup au milieu des jouissances de l'orgasme vé-

(1) Maine de Biran, *Loc. cit.*, p. 108.

nérien, d'autres sous le couteau de l'opérateur, etc.;

4° La sensibilité est susceptible d'une perversion qui peut aller jusqu'à des degrés infinis et qui épouvante l'esprit. Cette perversion, va jusqu'à intervertir la nature primordiale des impressions, c'est-à-dire changer, chez certains individus, la douleur en plaisir (1). Ces exemples se remarquent surtout dans ceux qui passent leur vie à outrer leurs sensations, à rechercher les plaisirs extraordinaires : il se joint toujours, à cette aberration de la sensibilité organique un haut degré de perversion morale, comme cela se remarque chez les aliénés, chez certains grands criminel. On voit, souvent, ces derniers ressentir bien plus douloureusement la privation d'une chose mauvaise en soi que d'un aliment réparateur (2). Les aberrations sensitives, fruits de la

(1) Voici un exemple attesté par le docteur Monneret, dans le *Compendium de Médecine pratique*. Il a vu, à l'hôpital St-Louis, une fille publique qui n'éprouvait pas de plus douce jouissance que lorsqu'on *lui excisait, avec l'instrument tranchant*, des végétations syphilitiques qu'elle portait à la vulve. Elle réclamait souvent la même opération, comme une faveur des plus agréables. — J'ai vu, dit Esquirol, une idiote qui, avec ses doigts et ses ongles, avait percé sa joue, jouer avec un doigt placé dans l'ouverture, et finir par la déchirer jusqu'à la commissure des lèvres, sans paraître souffrir (*Malad. ment.*, t. II, p. 338).

(2) Voici un fait observé récemment et qui est un exemple de la prépondérance qu'usurpent les besoins factices sur les besoins naturels. Une voiture cellulaire déposa un jour, dans la prison de Perrache, une vingtaine de criminels qui se rendaient au bagne de Toulon : ces malheureux, exténués de faim, de soif et de fatigue, ayant les jambes engorgées par la constriction de la chaîne, ne demandèrent d'abord ni pain, ni vin, ni repos; mais ils supplièrent instamment le médecin qui les visitait de leur faire donner....... *du tabac à mâcher!* Ce fait nous a été attesté par le docteur Paul Brun, médecin des prisons.

volonté de l'homme, remplissent les pages les plus tristes de l'histoire physiologique de l'humanité : elles sont une des plus puissantes causes de l'asservissement et de la dégradation de l'espèce, et cela dans les classes élevées, comme dans les classes inférieures. Les unes et les autres pervertissent leurs forces sensitives, par des stimulants, divers par leur nature, appropriés à leur condition différente, mais qui, en définitive, amènent les mêmes résultats; à celles-là les plaisirs raffinés, les jouissances délicates; à celles-ci le *gin* et la brutale ivresse. Plus tard, nous reviendrons sur ce point, et nous citerons des exemples frappants.

3° Force de calorification; chaleur animale.

Nous rangeons sciemment la chaleur animale parmi les manifestations vitales, quoiqu'on ait prétendu ingénieusement, vouloir l'expliquer par les théories chimiques. Il n'est pas d'une saine physiologie d'expliquer la chaleur animale par le mécanisme des fonctions particulières, de dire qu'elle dépend soit de la respiration, soit de la digestion, etc. Sans doute, toutes les grandes fonctions sont des conditions de chaleur et en établissent la possibilité; mais que ce soit elles qui produisent la chaleur, chacune pour sa part, que chacune d'elles en fasse naître une certaine quantité, et que de la réunion de ces parcelles résulte la température uniforme et constante de 39 degrés (Réaumur), c'est ce qu'on ne peut admettre. Les fonctions du corps ne s'accomplissent pas toujours avec la même énergie, et cependant la température du corps reste toujours la même. La vie plastique n'est point une opération qui marche d'un pas égal et d'une manière uniforme; elle embrasse, au contraire, bien des contrastes; à chaque oxidation, dit Burdach, correspond une désoxidation; à chaque expansion, une contraction. Donc, la vie matérielle produit, sur un point, de la chaleur, et en détruit sur un autre (1); donc, elle n'entretient que la température donnée, et ce n'est point elle qui produit le degré de chaleur propre à l'homme et à chaque animal.

Il existe, d'ailleurs, une influence bien remarquable des forces vitales, en général, sur la chaleur; et celle-ci peut servir de critérium pour apprécier le degré d'énergie des premières. Un médecin anglais, du siècle dernier, Currie, a remarqué que des jeunes gens qu'il faisait asseoir dans une baignoire, après leur avoir mis un thermomètre sous la langue, et dont il arrosait la tête et les épaules avec de l'eau salée froide, éprouvaient un abaissement de température pendant la première minute, lorsqu'ils étaient peu robustes, tandis que chez ceux qui jouissaient d'une force vitale plus énergique, la température demeurait la même et ne tardait pas à s'élever de 0,8 degrés (Réaumur) (2). Les vieillards présentent habituellement, par le fait de l'âge, un ralentissement

(1) C'est à quoi n'ont point fait attention les chimistes qui, admettant que la calorification est le résultat de la combinaison de l'oxigène avec le carbone de nos tissus et une petite quantité d'hydrogène, lui donnent pour théâtre, non plus le poumon, mais bien les parties les plus déliées de la trame organique.

(2) *Philosophical transactions*, 1772, p. 217.

dans la circulation; il en résulte que la température de leur corps baisse sensiblement, et qu'ils sont très-vivement impressionnés par le froid extérieur. On a remarqué, dans tous les grands établissements de bienfaisance, qu'un faible abaissement de température de 2 ou 3 degrés, venu subitement en hiver, suffit assez souvent pour faire périr les vieillards les plus âgés, et qu'on les trouve tranquillement couchés dans leur lit, sans symptômes de maladies, et même sans autre indice de mort que le refroidissement général (1).

L'exercice serait, de tous les modificateurs, celui qui aurait le plus d'empire sur l'augmentation de la chaleur animale. Les expériences ingénieuses de Breschet et de M. Becquerel, ont constaté que la température s'élevait d'un demi degré au moins, pendant la contraction d'un muscle : aussi, sont-ils tentés d'attribuer à la force musculaire du cœur, la chaleur supérieure à celle de tous les autres organes que ce viscère présente.

L'hygiène a encore prise sur la chaleur animale, par les vêtements et par l'alimentation. Par les premiers, elle peut augmenter ou diminuer, à volonté, les pertes de la chaleur, en mettant le corps en contact avec les agents bons ou mauvais conducteurs du calorique. Nous verrons aussi, plus tard, que la *quantité*, aussi bien que la *qualité* des aliments, doivent se régler sur la quantité de chaleur, cédée par l'organisme aux corps environnants; qu'ainsi, la nourriture doit varier dans les saisons, dans les climats.

(1) Liebig. *Chimie organique, appliquée à la physiologie.*

4° Forces de résistance vitale, forces agissantes, forces radicales.

La grande et maîtresse vue, dans la science de l'homme, dit Barthez, est de le considérer comme un être essentiellement animé par les forces vitales, dont l'action est soumise à des lois primordiales de sympathie et de synergie (1). La force de résistance vitale est la plus éclatante manifestation des lois de réaction de l'organisme; les faits les plus vulgaires attestent, à chaque instant, son indépendance des agents hygiéniques. En leur présence, le corps vivant, loin de céder à leurs atteintes avec l'indifférence des corps bruts, agit à leur rencontre, et se prête ou se refuse à leurs sollicitations. Comme nous avons eu déjà l'occasion de le remarquer, ce n'est point tant la belle et harmonieuse disposition des organes, les merveilles de leur texture et de leur configuration que nous devons admirer le plus, que les mouvements intérieurs, les immenses ressources que déploie le principe de vie, dans des circonstances déterminées. En même temps que nous dépensons, à chaque heure, à chaque minute, à chaque seconde, dans les actes journaliers de notre vie, une somme telle de mouvements vitaux, que les auteurs appellent *forces agissantes*, il reste, dans notre organisme, une source de forces, de puissance, destinée à faire face à la déperdition des premières; ce sont les *forces radicales*. Ces dernières, comme un

(1) *Science de l'homme*, t. II, p. 12.

corps de réserve, président surtout à la défense de la vie menacée; elles se déploient à l'instant où de graves dangers entourent l'organisation, tels que les fièvres *graves, malignes*, *ataxiqaes* (1). Si, dans ces circonstances, ces dernières forces montrent une suffisante énergie, la réaction salutaire a lieu; dans le cas contraire, c'est-à-dire, si elles sont détruites, il ne reste plus au médecin qu'à se voiler la face: son malade est destiné à périr. Or, il est bien avéré, en hygiène, que les contrastes perpétuels d'un genre de vie dont les principes de la modération ne gouvernent jamais les actes, usent rapidement les forces, font dégénérer les maladies simples en affections adynamiques ou ataxiques, rendent enfin l'accès facile à toutes les maladies graves. Si on applique cette conséquence, non plus à l'individu seulement, mais à la population, l'on verra les épidémies ou les maladies malignes généralisées, peser de tout leur poids sur les contrées les plus populeuses, là où les contrastes du luxe et de la misère sont les plus frappants; elles sont moins rigoureuses à proportion, dans les régions moins peuplées, là où les commodités de la vie sont réparties plus uniformément (2).

Les excès de tous genres, les passions oppressives, et en particulier, le remords, ôtent à l'homme son pouvoir de résistance vitale, lorsqu'il devient la proie du mal physique. Ce point, un des plus importants

(1) Voir, dans la *Revue médicale de Paris*, année 1843, notre mémoire sur la *Malignité dans les maladies fébriles*, etc.

(2) Fuster. *Des Maladies de la France, dans leurs rapports avec les saisons*, p. 270. 1840.

de l'hygiène considérée dans ses rapports avec la morale, méritera, de notre part, une grande attention. Au milieu des préjugés sans nombre et des erreurs populaires qui règnent au sujet de la médecine, surnagent cependant quelques vérités, que la science ne fait que sanctionner. Cette droiture de sens du vulgaire se remarque toujours dans le cas suivant : un homme sain, en apparence, est frappé, au milieu de ses occupations, d'une maladie simple en elle-même. L'expérience de tous les temps, de tous les lieux, de tous les hommes, affirme que cette maladie, *dans les circonstances ordinaires*, doit suivre des périodes fixes, régulières, et se terminer par le retour à la santé. Dans le cas dont nous parlons, il n'en est rien; le sujet atteint est emporté en peu de jours. Les personnes étrangères à l'art de guérir, mais qui connaissaient les excès de longue date auxquels le malade s'était antérieurement livré, ont soutenu que, chez cet homme *usé*, la maladie, quoique légère, devait revêtir un haut caractère de gravité. Elles ont raisonné parfaitement juste, puisqu'elles ont reconnu une organisation *modifiée*, qui a, elle-même, imprimé un caractère funeste à une maladie bénigne. Ainsi, voilà un fait exprimé tout d'abord par une croyance naïve, qui s'est toujours maintenue, malgré les vicissitudes et les fortunes diverses des systèmes médicaux.

Le corps humain, nous l'avons prouvé, ne vit que par son unité. La maladie n'est qu'un commencement de division entre les différentes parties du corps : le mot latin *morbus*, dérivé du grec (μορος, *division*, et βιας, *force*), exprime la division des forces. Or, comme les personnes, livrées aux excès et aux plaisirs, ont fait plus particulièrement abus des forces sensitives, lien des sympathies et des synergies nécessaires pour opérer la solution heureuse des maladies, pour déterminer les crises, elles sont privées de ce bénéfice de la nature, dans leurs maladies intercurrentes : celles-ci revêtent alors, ce cachet de malignité et d'ataxie qui est l'effroi de tous.

Les anciens médecins grecs, Hippocrate entre autres, étaient tellement frappés de la marche terrible, insolite, de ces maladies, qu'ils y admettaient un *divinum quid* (τι θειον). Ils voulaient expliquer, par une cause inconnue, des effets qu'ils ne pouvaient rapporter à des causes sensibles, et que ne pouvaient surmonter les forces des corps vivants. C'est une chose assez frappante que les effets promptement mortels des maladies malignes, aient toujours produit de l'étonnement.

Ce qui précède explique le sens profond de ces paroles du livre de l'*Imitation* : « L'homme devrait tendre, de jour en jour, à devenir plus fort. » L'hygiène des médecins, composée seulement de préceptes préventifs, ne dit pas autre chose. L'homme a toujours besoin de forces, mais plus particulièrement dans la maladie, où il faut une remarquable énergie d'efforts réparateurs, pour restituer son organisme à l'*unité*.

Ainsi, à chaque pas que l'on fait dans l'étude de l'existence de l'homme, on reconnaît de plus en plus que l'âme doit commander au corps et régler ses appétits ; que la volonté, disposant en souveraine des organes, peut exercer une influence fâcheuse sur la santé. C'est une belle prérogative qui nous distingue des autres animaux, dont l'intelligence est asservie à des besoins, dont l'organisation détermine la volonté ; mais, en même temps, c'est une prérogative qui peut nous coûter bien cher, si nous méconnaissons les lois de notre nature, si nous entrons dans un ordre subversif, en donnant la prééminence au physique sur le moral. Si nous usons de notre liberté dans le mal, nous y faisons bientôt des progrès ; car notre perfectibilité nous impose la nécessité d'avancer. Par ce moyen encore, la Providence, qui tire parti du mal physique pour notre amendement moral, nous avertit que, dès cette terre, un châtiment fatal est imposé à celui qui s'écarte de la ligne de ses devoirs.

Nous venons d'étudier les grandes lois qui régissent l'économie humaine, celles qui découlent de forces propres, inhérentes à la matière douée de vie. Nous allons maintenant aborder l'examen d'autres lois plus complexes, celles *d'habitude et de perfectibilité*, qui n'intéressent pas moins l'hygiéniste à un très-haut degré. Cette étude complétera la synthèse que nous avons annoncée au commencement de ce chapitre, et qui a pour but de reproduire l'homme dans sa réalité vivante.

ARTICLE III. — *Lois d'habitude et de perfectibilité de l'organisme humain.*

Nous réunissons ici ces deux facultés de l'organisme, parce qu'elles ont entre elles de nombreux rapports, et que l'une suppose l'autre. Toutes deux manifestent la tendance du corps humain à s'asseoir dans un état fixe, stable, soit en bien, soit en mal. Si le système physiologique est susceptible d'atteindre de beaux perfectionnements, on ne peut méconnaître que cette perfectibilité n'ait besoin du concours de la force d'habitude. Mais, en même temps, lorsque l'une est vicieuse, elle peut trouver, dans l'autre, un puissant correctif. C'est, en effet, un principe trop absolu, en hygiène, que celui qui porte à penser qu'il y a toujours péril à changer une habitude mauvaise, profondément enracinée. Si elle est réellement vicieuse, la tendance à la perfectibilité, mise en jeu, provoquée par de saines pratiques, amènera son extirpation. C'est ainsi que, dans l'économie humaine, la tendance au bien et la tendance au mal paraissent se balancer.

1o Loi d'habitude.

L'habitude que contracte le système physiologique de l'homme, est aussi une faculté dont il faut faire mention. Si la nature humaine en était privée, il y aurait très peu de personnes qui se portassent bien, comme le remarque Gaubius (1). En effet, l'habitude nous endurcit et nous fait supporter, sans aucun préjudice, une foule de choses qui sont nuisibles à ceux qui y sont moins accoutumés. C'est ainsi que les maladies même deviennent, par l'habitude, et plus supportables et plus traitables; que les poisons s'adoucissent. C'est à cause de cette loi, qui rentre,

(1) *Pathologie*, trad. de Sue, p. 591.

par beaucoup de points, dans le système général des lois conservatrices, que des personnes valétudinaires, condamnées sans retour, par des médecins instruits, vivent, souvent fort longtemps, contre toute espérance.

Envisagée, dans ses rapports stricts avec l'hygiène, la loi d'habitude doit être considérée particulièrement sous deux chefs : 1° dans son origine ; 2° dans son état d'implantation, si nous pouvons nous exprimer ainsi. Il est presque inutile de dire que, dans le premier cas, il est du devoir de l'homme qui recherche non-seulement la santé, mais les plus grandes chances du bonheur relatif, d'agrément, d'indépendance, de repousser jusqu'à l'idée même d'un besoin factice ; de ne s'assujétir qu'aux actes qui ont trait à ses besoins primordiaux, à son perfectionnement physique et moral. C'est par la répétition graduelle et successive de l'acte qui produit une impression (quelque minime qu'elle soit) sur la sensibilité physique ou percevante, que l'habitude naît, croît, grandit et se constitue définitivement.

Dans le second cas, l'intervention de l'hygiène est plus active. Elle s'exerce, en opposant à l'habitude formée, des actes contraires et meilleurs, qui impressionnent, par degrés aussi, et d'une manière successive la sensibilité ; par cette marche, qui est celle même de l'habitude antérieure, elle finit par en éteindre les premières impressions. C'est sur cette base, du reste, que repose l'éducation qui a pour but de corriger et d'anéantir les mauvaises habitudes, et de leur en substituer de meilleures.

A l'égard des professions, dans lesquelles l'habitude du travail s'est, pour ainsi dire, identifiée intimement avec l'existence, l'hygiène pose certains préceptes salutaires, et que l'homme, dans quelque carrière qu'il soit jeté, ne doit jamais perdre de vue (1). Le premier consiste à n'abandonner que d'une manière lente, insensible et progressive, les occupations qui sont devenues une habitude de la vie ; et le second, plus efficace peut-être, à les remplacer progressivement par d'autres travaux adaptés aux goûts, aux penchants, dont l'exercice doit commencer longtemps avant d'abandonner les occupations accoutumées ; de telle sorte qu'on remplace, par une habitude nouvelle insensiblement acquise, l'habitude ancienne qu'on se propose d'abandonner. Mais nous reviendrons sur ce point quand nous traiterons de l'art d'ordonner sa vie, dans ses rapports avec la santé.

2° Loi de perfectibilité de l'organisme humain.

Cette loi est inhérente au germe lui-même ; ses manifestations se déclarent, dès l'instant de la fécondation. On peut dire qu'à cette heure, l'homme est en *puissance*, tel qu'on l'observera à l'extrêmité de la période ascendante de la vie. Le progrès guide, pas à pas, les développements de la vésicule amorphe, qui, dans quelques jours, représentera la solennelle ébauche du type humain. Dans l'évolution embryonnaire de son appareil nerveux, la puissance vitale,

(1) Voir un opuscule du docteur Martin, de Lyon, intitulé : *De l'Habitude*, etc. : il renferme quelques faits pratiques intéressants.

comme pour se jouer, fait apparaître successivement les parties dominantes des animaux inférieurs. De telle sorte qu'un anatomiste célèbre a pu dire : *En remontant dans la vie utérine d'un mammifère et de l'homme en particulier, on voit les parties de l'encéphale disparaître de manière que cet organe présente successivement les formes de l'oiseau, du reptile et du poisson ; comme en remontant l'échelle des animaux, du poisson ou mammifère, on voit l'encéphale se compliquer d'après les mêmes lois ; de telle sorte que les premières formes des embryons supérieurs, représentent les formes permanentes des animaux inférieurs* (1). Ce pouvoir, dit le professeur Lordat, qui porte en lui la faculté de changer successivement les formes du corps, est une émanation d'un dynamisme doué de facultés progressives (2). Il existe un plan primitif, suivant lequel sont tracés les premiers linéaments de l'être, plan qui est en rapport avec la production d'un individu de son espèce et non de toute autre. Plus tard, l'activité de l'homme, la force de sa volonté, doivent tirer le meilleur et plus grand parti possible de cette organisation, sur laquelle l'esprit de vie a soufflé le don de perfectibilité : c'est à l'homme d'élaborer sa propre substance, de rendre ses proportions plus belles et plus harmoniques, le jeu de ses organes plus souple et plus puissant.

Ainsi, l'hygiène perfective a une base solide, elle

(1) Serres de l'Institut, *Anatomie comparée du cerveau*, etc., t. II, p. 127.

(2) *Ébauche d'un Traité complet de Physiologie humaine*, p. 128. — 1841.

puise sa justification dans une des lois inhérentes à l'organisme humain. Celui-ci, après avoir oscillé quelque temps sous l'action des modificateurs qui le pénètrent, ne tarde pas à passer à un état transitoire, en harmonie avec la nature des agents qui l'ont dominé. De même que, sous ses deux faces physique et morale, l'homme a la faculté de grandir sans cesse, il a malheureusement celle de décheoir; placé entre une échelle ascendante et un abîme, il dépend de lui de gravir l'une ou de se laisser plus ou moins entraîner vers l'autre.

Ici, est le lieu d'exposer, avec un peu plus de développements que nous ne l'avons fait jusqu'ici, les belles applications de l'hygiène perfective : elles s'adressent aussi bien à la vie organique qu'à la vie animale. Ainsi, elles concourent à faciliter les développements normaux de la première, lorsqu'elles tracent des règles pour parer aux dangers ou du moins aux inconvénients qui naissent d'une constitution faible, d'un organe trop délicat, etc. Tout organe stimulé, exercé convenablement dans les proportions de son excitabilité, se fortifie, sa vie gagne en intensité, en développement. De là, dit le docteur Réveillé-Parise, l'exercice organique, la vie, la santé ne sont qu'à ce prix (1). Il est évident que la force la plus grande est celle qui met l'homme en état, sans dérangement dans ses fonctions, de supporter le mieux les extrêmes, et de s'accommoder le plus promptement, le plus aisément aux vicissitudes de l'existence; c'est là le *summum* d'éner-

(1) *Gazette méd. de Paris*, t. XI, p. 393.

gie organique. Un homme, dit Plutarque, qui s'imagine se procurer de la santé en vivant dans l'inaction, est aussi peu sensé que celui qui se condamnerait au silence, pour perfectionner sa voix (1). Le grand ressort de la santé, c'est le mouvement, l'indolence la détruit.

L'étude des difformités, poussée si loin, dans ces derniers temps, a pleinement démontré que certains organes (les muscles, par exemple) changeaient de texture lorsqu'ils étaient soumis à une traction exagérée, et qu'ils reprenaient leur organisation normale, lorsque l'art parvenait à modifier cette tension permanente. C'est là un fait bien curieux, mais bien positif; un fait bien propre à fixer l'esprit sur le degré de parfectibilité, de souplesse de l'organisation animale. Ici, laissons parler le médecin habile, dont les travaux ont donné une si grande extension à la branche de l'orthopédie : « J'ai montré, dit M. Jules Guérin, que les muscles rétractés et soumis à une traction exagérée, se transforment en tissu fibreux. Voilà le fait simple, révélé avec sa condition spéciale de développement, par l'étude des difformités... Partout vous trouverez le développement de la partie fibreuse et tendineuse lié à la condition de traction, et toujours proportionné au degré d'action de cette dernière... Et qu'on n'attribue point ce rapport à cette vague prévision de la nature qui prépare et adapte les choses à leur destination ; car les conditions changeantes de la difformité improvisent tous les jours les mêmes rapports

(1) *OEuvres morales. — Le Banquet des sept Sages.*

avec les mêmes résultats, c'est-à-dire qu'un muscle charnu devient fibreux là où il est soumis à des tractions continues et exagérées, et *vice versâ*. Le muscle fibreux redevient charnu quand il est ramené à ses conditions de longueur et de distension normales. Ajoutons, d'ailleurs, que ces lois ne contredisent point les vues primordiales de la nature : la prédétermination d'un plan implique les moyens de le réaliser, et la nature n'est que plus admirable d'avoir subordonné intimement et directement, dans le même fait, le résultat qu'elle avait en vue de produire, à la continuité d'action de la cause qui devait l'engendrer, c'est-à-dire d'avoir réuni d'une manière inséparable le but et le moyen (1).

Voici un autre fait curieux et peu connu, qui démontre encore péremptoirement l'influence de l'exercice sur le perfectionnement de l'organe et de la fonction. Le sourd-muet est sujet à des suffocations, à des palpitations, à des catarrhes, et très-souvent il meurt phthisique. Lorsqu'on songe à cette fréquence d'une lésion fonctionnelle identique, exerçant ses ravages dans un pensionnat, consacré à une classe particulière de jeunes gens, dépourvus de l'organe de la parole, on ne peut s'empêcher d'attribuer ces désordres de l'appareil respiratoire à l'annulation de la faculté vocale (2). En effet, chez le sourd-muet, le larynx,

(1) *Vues générales sur l'étude scientifique et pratique des difformités du système osseux*. Paris, 1840.

(2) Nous tenons ce fait du docteur Théodore Perrin, médecin de l'établissement des sourds-muets de la ville de Lyon. Cet observateur distingué est, depuis longtemps, frappé de cette coïncidence.

la trachée, en un mot, le tronc de l'arbre respiratoire, atteignent un degré manifeste d'atrophie ; les poumons reçoivent en quantité moindre leur excitant naturel, dont la masse préside à leur ampliation. Mais cette atrophie de l'appareil respiratoire et sa débilité relative, dépendent primitivement des actes phonateurs. Outre qu'elle fortifie le système musculaire du larynx, qu'elle élargit la glotte, la parole imprime aussi de la vigueur aux poumons ; son exercice, en répercutant les sons jusque dans les dernières profondeurs des cavités pulmonaires, excite l'organe et en développe le jeu et l'activité. C'est ainsi qu'en perfectionnant les appareils de sa vie de relation, l'homme, en même temps, perfectionne les *substrata* de sa vie organique.

Il est utile, cependant, d'appliquer ici, au développement de l'organe du moral humain, les mêmes lois qui régissent l'existence et le perfectionnement des autres organes. Ces lois sont bien simples ; la vie ne se maintient que par deux choses : premièrement, par un support qui est l'organisation ; secondement, par un *stimulus* ou principe extérieur d'action. Tout organe a son *stimulus* spécial ; sans cela il serait destiné à périr et à entraîner la ruine du tout : l'estomac a les aliments, les poumons ont l'air atmosphérique. Or, le cerveau, qui accomplit des actes, sortirait de la loi commune des organes, s'il n'avait aussi son *stimulus* particulier. Pour lui, ce *stimulus* se trouve dans tout ce qui l'astreint à la pratique de ses manifestations intellectuelles et morales : c'est l'enseignement, c'est l'état de société. Si ces modificateurs sont absents pour lui, il reste à un état d'infériorité relative, comme chez les sauvages; car sa supériorité absolue sur celui des autres animaux reste toujours la même. C'est comme cela qu'on doit se rendre compte de la perfectibilité de ce sublime organe. Chez l'homme, il est à l'*état d'aptitude*, tant que des mobiles extérieurs, adaptés à la nature même des actes qu'il doit manifester, ne lui donnent pas d'impulsion. Ainsi, en pysiologie comme en religion, la loi de perfectionnement est la conséquence d'une autre loi; celle d'exercice ou de travail.

Il est facile de démontrer encore que le cerveau humain doit nécessairement perdre sa prépondérance physiologique et se dégrader même, à mesure que baisse l'action de ses modificateurs naturels: rien, en effet, n'est plus palpable, plus avéré, que la dégradation d'un organe par le défaut de *stimulus* entretenant sa fonction. Si c'est un sens, l'œil, par exemple, les humeurs troublées pendant longtemps, n'ayant pas permis aux rayons visuels de les traverser, on trouve, après la mort, les nerfs optiques atrophiés dans l'intérieur du crâne, réduits même au quart de leur volume ordinaire. Ceci s'applique de tous points à l'encéphale, qui subit, comme nous le voyons dans certaines tribus sauvages, un véritable retrait. Lorsqu'il ne fonctionne plus, dans le sens de la vie morale et de relation, au lieu d'être l'*organe roi*, comme l'ont nommé justement quelques physiologistes, il devient assujetti aux impressions organiques qui naissent des viscères intérieurs avec lesquels il est en connexion. Par conséquent, autant l'homme perd en intelligence et en moralité, autant il devient l'esclave de ses besoins et de ses instincts grossiers, et *vice versâ*. Les moralistes et les philosophes ont, dans tous les temps, reconnu la vérité de ces rapports, puisqu'ils ont dit : « L'homme ne doit point être l'esclave de ses sens. » La physiologie de l'homme, forte précisément des travaux des médecins matérialistes, eux-mêmes, Cabanis et Broussais, déroule avec ampleur la raison et les preuves de ce fait constaté par l'observation, et qui est le plus sérieux de la nature humaine. D'après eux, et cela est vrai, le cerveau est placé entre deux ordres de nerfs, dont les uns se terminent à la surface extérieure du corps, et les autres se plongent dans les tissus des viscères intérieurs, où ils forment des expansions sensitives sur les surfaces muqueuses ou de rapport : de là deux sortes de stimulations arrivant au cerveau, les unes venant du dehors, et les autres de ses sens internes. C'est, sans doute, quelque chose d'admirable que cette correspondance intime entre la vie morale et la vie de nutrition ; elle signale, au plus haut degré, l'individualité vivante. Tant que subsiste l'ordre physiologique, c'est-à-dire, tant que chaque organe agit normalement comme il doit agir, que le cerveau se développe et grandit par le travail de la pensée et de l'enseignement, de l'exercice des devoirs et des obligations sociales, la secousse produite par ces impressions viscérales est faiblement ressentie par le cerveau, qui y répond pour satisfaire les besoins qu'elles indiquent. Il n'y a pas encore empiétement des viscères sur le cerveau, et ainsi sur la volonté. Mais, lorsqu'il est faible, comme chez le sauvage, comme chez tous les hommes grossiers et livrés aux bas instincts, la réaction des surfaces internes de rapport, et en particulier du sens alimentaire, du sens génital, s'exerce sur lui d'une manière tyrannique. La liberté morale, sans périr tout-à-fait, demeure comme étouffée, sous le poids des besoins des sens internes. Comme il n'y a qu'un problème posé dans l'intelligence avilie de l'homme de la nature, celui de se nourrir, et que sa solution devient plus difficile pour lui, en face des obstacles qui l'irritent, il ne faut pas s'étonner s'il se livre à des excès d'inouïes cruautés. Que d'hommes, dans les carrefours de nos grandes cités, véritables sauvages au sein même de la civilisation, sont exclusivement livrés aux exigences des besoins viscéraux les plus dégradants et les plus funestes à leurs semblables ! Privés des secours et surtout des relations, qui fondent seuls la vie morale et sociale, il ne leur reste plus que des stimulations intéressées, dont ils entretiennent constamment l'ardeur. Rien ne fait équilibre chez eux, et l'animal l'emporte.

Lorsque l'on presse les faits physiologiques, on demeure convaincu de plus en plus, de la toute-puissance de l'exercice, d'une bonne direction pour le développement de l'intellect et de la moralité. Un des plus profonds anatomistes de notre siècle, Geoffroy-Saint-Hilaire, a émis cette opinion hardie concernant le rôle de la civilisation sur le volume du cerveau. Voici ses propres paroles : « L'artère carotide interne est un rameau de l'artère carotide primitive. Pour que le sang dévie de sa ligne d'ascension, et vienne en plus grande partie sur un rameau latéral, il faut que ce résultat dépende d'un événement étranger à l'organisation ; et j'ajoute, sans la moindre hésitation, que, dans ce cas qui nous occupe, il n'y a point à douter que cela ne dépende des travaux de l'intellect. L'activité de l'esprit croissant chez les hommes au fur et mesure de leur progrès dans la civilisation, rend leur cerveau de plus en plus consommateur.... Le calibre de cette artère augmente là où cette cause agit, et toujours en raison du flot sanguin qui s'y engage. Qui sait si l'hypertrophie de la carotide interne, et par conséquent celle du cerveau, n'est point, chez l'homme, une acquisition de son domaine, un des produits du temps, une acquisition elle-même rendue transmissible par voie de génération. » (1)

Mais comme la vie de l'homme est une et indivisible, comme les distinctions que nous faisons de vie animale, de vie spirituelle, de vie organique sont des procédés de notre esprit, des conceptions nécessaires à la coordination méthodique des phénomènes physiologiques, il s'en suit que l'hygiène perfective, pour être vraiment digne de sa mission, doit étendre une sollicitude égale sur toutes les faces de la vie. Sans cela, son œuvre serait tronquée, *non pane solùm vivit homo*. La nature humaine réclame, par son essence, une double éducation ; si le perfectionnement moral ne suit pas le développement physique, si celui-ci déborde, les lois physiologiques semblent violées, et l'individu ne possède plus alors que des forces apparentes, mais les sources de sa vitalité

(1) *Philosophie anatomique*, t. II, p. 360.

sont épuisées. C'est ce que l'antiquité nous démontre surabondamment, chez ces lutteurs et ces athlètes, qu'elle astreignait aux rigueurs d'un art particulier, et qui avait pour but de développer l'adresse et la force : cette extension prodigieuse de la puissance et de la force musculaire, était un véritable état pathologique. Cette force artificielle, était si éloignée d'un état de santé fixe et de force stable, qu'Hippocrate la regardait comme une disposition à plusieurs maladies très-dangereuses. Selon Platon, les lutteurs avaient une disposition à l'assoupissement et étaient souvent affligés de quelque maladie aiguë et violente. Galien exposant, avec plus de détails, les maux auxquels étaient communément sujets les malheureux qui, pour donner du plaisir aux autres par leurs traits de force, ruinaient leur santé, dit que plusieurs d'entre eux, étaient subitement privés de la parole, qu'ils perdaient le sentiment et le mouvement, et tombaient même, dans une apoplexie complète. Aussi, tout en faisant des vœux pour le retour, au sein des sociétés modernes, de certaines pratiques de gymnase, en honneur chez les anciens, l'hygiéniste doit condamner l'abus qu'on pourrait en faire, non-seulement comme injurieux à la nature humaine, mais comme étant contraire aux intérêts de sa validité. Les bons modificateurs moraux, et en particulier le commerce intellectuel des hommes entre eux, la culture des bons sentiments, des pensées élevées, développent la sensibilité, par conséquent l'activité des rapports sympathiques entre les fonctions de l'économie ; la sphère des facultés vitales est donc, par cela, agrandie. Nous espérons donner, dans la suite de cet ouvrage, des preuves abondantes de cette relation. Aussi, dans nos réflexions sur ce point important, nous sommes-nous senti pénétré d'admiration pour les Instituts Pythagoriques, qui réalisèrent, au profit de quelques hommes, les spéculations de la plus belle philosophie. Pythagore voulait que l'on prît soin, simultanément, du corps comme de l'âme, afin que, semblables à deux coursiers robustes et bien attelés devant un même char, l'un et l'autre puissent concourir à le traîner d'une égale force (1).

L'hygiène perfective n'est, à la rigueur, qu'un grand système d'éducation. Si cette dernière, soit dans ses rapports avec l'individu, soit dans ses rapports avec l'humanité, présente, de nos jours, de si graves lacunes, si elle est si peu productive, cela tient, on n'en saurait douter, au peu de cas que l'on fait des conséquences qui dérivent des lois constitutives de l'organisation de l'homme. Celles-là seules, fournissent à l'éducation des fondements véritables, et seules, elles lui impriment une légitime direction.

Il nous reste, pour compléter nos notions sur le sujet de l'hygiène, sur les lois qui doivent diriger ses applications, à étudier les âges, les sexes, les constitutions et les tempéraments. C'est ce que nous allons entreprendre, dans les chapitres qui suivent.

(1) Voy. *Des Instituts hygiéniques de Pythagore, et de leur influence sur les sociétés antiques*, par le docteur F. Devay. — Paris, Germer-Baillère. — 1842.

SECTION III.

Sujet de l'hygiène proprement dit.

CHAPITRE 1.

DES SEXES; DES AGES EN GÉNÉRAL ET EN PARTICULIER. PRÉCEPTES HYGIÉNIQUES EN RAPPORT AVEC CHAQUE AGE.

ARTICLE I. — *Des sexes considérés dans leurs rapports avec l'hygiène.*

On aurait tort de penser que les préceptes hygiéniques doivent diversifier beaucoup dans les sexes. A part quelques délicates nuances dans la constitution et le tempérament de l'homme et de la femme, et chez cette dernière, les circonstances particulières de la puberté, de la grossesse et de l'âge critique, l'hygiène tient le même langage aux deux sexes. Nous ne nous étendrons donc pas longuement sur un sujet qui doit être traité, à mesure que l'on avance dans la série des applications hygiéniques; c'est alors, seulement, qu'il conviendra de faire ressortir ce qui est purement applicable à l'homme et à la femme. Leur hygiène, d'ailleurs, reste confondue jusqu'à l'âge de la puberté, époque à laquelle les signes distinctifs aux deux sexes commencent à se dessiner visiblement. Disons-le d'abord, au sujet de la femme, celle-ci étant merveilleusement organisée pour la vie de famille, ne peut ambitionner une prépondérance sociale aussi forte que celle qui est départie à l'homme. La tête de la femme est plus uniformément arrondie, et présente moins de bosselures distinctes; il y a, par conséquent, chez elle, plus d'uniformité et d'accord entre les parties du manteau cérébral; aucune direction ne l'emporte sur l'autre. L'harmonie règne davantage dans sa vie intérieure, qui s'écoule avec plus de calme et d'uniformité (Burdach). Qui ne reconnaît ici une merveilleuse disposition pour la vie de famille? c'est l'esprit, surtout, qui prédomine dans l'âme de l'homme; la femme a plus de sentiment que d'esprit. D'après un des plus grands anatomistes, Sœmmering, le cerveau de la femme est plus pesant, proportionnellement au reste du corps, que celui de l'homme. Il suit de là encore que, chez elle, la vie intérieure prédomine, tandis que, chez l'homme, la sensualité, la masse matérielle, chair et os, font opposition plus forte au point central de la vie intérieure. Chez la femme, la sensibilité est plus active et prédomine davantage sur la force musculaire; la vie animale extérieure, ou le mouvement volontaire, a plus d'énergie chez le sexe masculin. La destinée physiologique de la femme est donc toute d'intérieur et de vie intime; c'est à l'homme qu'est départie la mission intellectuelle et protectrice : « *Quoniam vir caput est mulieris : sicut Christus est caput Ecclesiæ.* » (Saint Paul *ad Ephes.*) Ainsi, pour son bonheur, et d'après les lois constitutives de sa nature, la femme doit demeurer dans sa sphère, qui est le foyer domestique. L'homme est d'une constitution plus active et moins souple que la femme; celle-ci a beaucoup de rapports avec l'enfant. Comme ce dernier, elle a des organes flexibles, qui cèdent facilement aux impulsions; une sensibilité vive, et, par cette raison, excessivement variable. C'est à raison même de ce que leur sensibilité extérieure est plus exercée, que les femmes sont disposées à ressentir plus souvent, et d'une manière plus marquée, les effets nuisibles que peuvent avoir, sur leur constitution faible et délicate, diverses fautes de régime, dont elles sont ainsi engagées fréquemment à se défendre. Comme dans l'enfance, le régime alimentaire de la femme, l'exercice de ses sens, réclame peut-être une plus grande simplicité et plus de modération que chez l'homme.

La grande flexibilité de la constitution féminine l'expose davantage à d'étranges écarts, par suite d'infraction aux lois de l'hygiène; un genre de vie contraire à sa nature, amène, chez la femme, des changements prodigieux. Tout le monde sait que les caractères sexuels généraux sont moins marqués, dans les basses classes du peuple que dans les classes élevées de la société; ces caractères sont presque effacés chez les tribus barbares et sauvages, où les femmes sont vouées aux travaux les plus rudes; mais aussi, il faut l'avouer, quelques-uns de ces caractères sont exagérés dans ces hautes classes de la société, par le genre d'éducation et de vie auquel sont assujéties les femmes, dans nos mœurs actuelles. Les traits sous lesquels on a coutume de les dépeindre, se rapportent trop souvent à cette exception maladive des personnes du sexe féminin, qui doit à l'étiolement, aux veilles et aux passions, cette délicatesse de constitution et cette susceptibilité nerveuse, regardées comme un agrément et une qualité (1).

Le rapprochement de la constitution de la femme, de sa manière d'être physiologique de celle qui est propre à l'enfance, est fécond en hygiène ; il rend raison du bien-être que lui procure l'exercice bien dirigé. Comme chez l'enfant, les mouvements de la femme s'accomplissent avec plus de vîtesse que de force ; il y a, chez elle, un léger défaut dans l'équilibre des forces motrices et des forces sensitives ; toute la vie, elle demeure plus ou moins sous l'empire des affections vaporeuses et convulsives. Or, un exercice modéré et soutenu, a pour effet d'établir et consolider l'influence nerveuse sur l'action musculaire ; de disséminer, dans tous les organes, les mouvements de concentration nerveuse, de les pondérer. L'exercice est donc nécessaire à la femme ; mais sa constitution ne le comporte que pris avec modération. Ses faibles bras ne sauraient supporter des travaux trop rudes et trop longtemps continués, et les Grâces, dit Roussel, s'accommodent peu de la sueur et du hâle. L'exercice, que trouvent les femmes d'une condition moyenne, dans des occupations utiles et indispensables, est le plus salutaire, parce qu'il joint, aux effets naturels du travail, la

(1) Voy. *Dictionnaire de Médecine*, t. XXVIII, p. 336.

satisfaction intérieure que donne l'accomplissement d'un devoir : il est, par là, plus propre à remplir l'âme, et à l'empêcher de trop peser sur elle-même, comme elle fait dans les personnes dominées par la paresse (1). L'oisiveté est, chez les femmes du grand monde, la mère des affections nerveuses et irrégulières ; elle empêche les organes d'acquérir cette fermeté, qui rend leurs mouvements plus efficaces et plus assurés.

Le célèbre Tronchin, las des maladies vaporeuses, auxquelles étaient presque toutes sujettes ses nobles clientes de la cour de Louis XV, résolut de mettre un terme à cette épidémie d'un nouveau genre, en imposant à ses malades un régime de vie tout-à-fait insolite. Il astreignit, avec cet ascendant qui n'appartenait qu'à lui, toutes ces grandes dames à se lever de bonne heure, et à remplir, dans leurs demeures, pendant toute la matinée, l'office de leurs domestiques. On vit bientôt, d'après les relations du temps, de grandes duchesses, de hautes et puissantes dames, occupées à faire leurs lits, à frotter et essuyer leurs meubles et leurs appartements ; elles revêtaient, pour remplir ces fonctions, des habillements larges et aisés, que la mode nommait *robes à la Tronchin*. Il y eut, sans doute, du bien produit ; l'idée, en soi, était bonne ; mais, malheureusement, le ridicule abolit peu à peu un usage qu'il eût peut-être été bon de conserver, en lui faisant subir quelques modifications, en harmonie avec l'époque et la condition des personnes.

(1) *Système physique et moral de la femme*, etc., p. 88. — 1775.

Mais nous nous arrêterons ici; nous venons d'esquisser les particularités les plus saillantes de l'hygiène de la femme : nous reviendrons sur les détails et les préceptes, lorsque, dans la suite de cet ouvrage, le sujet le comportera.

ARTICLE II. — *Des Ages en général et de l'Enfance en particulier.*

1° Des Ages en général.

On puise les grandes vérités à pleines mains, si l'on peut s'exprimer ainsi, dans les écrits du père de la médecine; c'est lui qui a dit encore : l'état de vie est une maladie continuelle, *totus homo ab ipso ortu morbus est.* Il a voulu reconnaître par là que le cours total de la vie est partagé en différentes périodes, qui correspondent à celles qui mesurent la durée totale, et que ces périodes sont également marquées et distinguées les unes des autres, par l'action des organes. Un physiologiste moderne a donné, à notre sens, un profond commentaire de cette proposition hippocratique. La vie, a-t-il dit, est un état d'activité qui tend perpétuellement à la mort, et qui s'en rapproche par des nuances successives : la mort est la crise de cette longue maladie que nous appelons la vie. De même qu'une fièvre aiguë offre, dans son origine, un état de chaleur et de turgescence, un pouls vif et dur; dans son milieu, un caractère d'impétuosité, d'exacerbation et de trouble continuel; enfin, vers sa terminaison, un affaiblissement de tous les symptômes, accompagné d'excrétions; ainsi, la jeunesse est le temps de crudité, l'âge fait est la période de coction, la vieillesse et la mort sont l'époque de l'évacuation critique et de la cessation de la maladie (1).

En écartant toute idée préconçue, on ne peut s'empêcher de reconnaître que les septenaires, n'aient une influence très marquée sur les changements qui s'opèrent dans l'espèce humaine. Ainsi, par exemple, le corps du fœtus est complètement achevé, au bout de sept mois révolus; il est viable; c'est dans l'espace des sept premières années de la vie que se font la chute et la réparation totale des dents; c'est à quatorze ans à peu près, ou à la fin de la seconde période septenaire, que se fait la puberté; c'est à quarante-neuf ans, ou à la fin du septième septenaire, que le système des forces commence à éprouver une débilité bien marquée. Lorsque le corps commence à se casser et à s'affaiblir, il parcourt son huitième septenaire, qui finit à cinquante-six ans. La fin du neuvième septenaire ou la soixante-troisième année, est une année climatérique; c'est l'âge critique des hommes; ils perdent ordinairement alors leur faculté d'engendrer, comme la femme, qui cesse d'être féconde à la septième semaine d'années. Le dixième septenaire est le temps de la diminution de tous les sens; la vue baisse, l'oreille devient dure, le toucher insensible; le goût se blase, l'odorat s'é-

(1) Virey. — *Dict. d'Hist. nat.*, art. Homme.

mousse, l'esprit faiblit, la mémoire se perd. Ces notions deviennent importantes pour nous.

L'hygiène veut, en effet, qu'on ne donne point à un âge les aliments, les travaux, les plaisirs, les occupations d'un autre; elle veut que les gradations soient étudiées dans les passages difficiles qui lient les grandes époques de la vie, et où se préparent et s'opèrent les grandes révolutions du corps humain. Ainsi, les dentitions, la puberté, les temps critiques des hommes et des femmes, sont des moments marqués par la nécessité de l'exactitude du régime. La vie de l'homme a ses crises, comme les grandes maladies; qu'on ne soit pas alors prodigue de remèdes; mais qu'on utilise en faveur de l'organisme, et cela au moyen de l'hygiène, les phases diverses, à travers lesquelles il passe, pour atteindre une nouvelle période de fixité. On comprend aisément tout le parti que la médecine, soit perfective, soit préventive, peut tirer de ces états transitoires où la nature semble aspirer, d'elle-même, vers de nouveaux changements, et ne demander que de sages directions (1).

L'âge est la durée de la vie divisée en époques et

(1) « Il faut hâter le développement et le perfectionnement de l'organisme dans les périodes intermédiaires, afin qu'il soit préparé à lutter contre les causes plus actives de perturbation que lui réservent les périodes de transition. On doit, au contraire, quelquefois, modérer et ralentir l'accroissement au moment même où la transition s'opère, afin qu'elle devienne presque insensible, et que le développement gagne en régularité ce qu'il aura perdu en vitesse; car, moins il y a de précipitation, plus il y a de sûreté dans les progrès de la vie. Ainsi le voyageur accélère sa marche sur une route facile, la ralentit dès qu'il aborde un écueil, et redouble de prudence pour l'éviter et le franchir. » (Barrier. — *Traité des maladies de l'enfance*, t. I. — Introduction.)

en périodes. L'enfant naît après avoir vécu pendant à peu près neuf mois dans l'utérus. Après sa naissance, il croît, se développe, puis décroît et meurt; et cela dans un espace qui varie beaucoup, suivant une foule de circonstances. La vie est ordinairement partagée en première enfance, qui comprend les sept premières années; seconde enfance, qui s'étend jusqu'à la puberté; adolescence, ou passage de la seconde enfance à la virilité, qui dure de quinze à vingt-cinq ans; jeunesse, de vingt-cinq à trente-cinq; virilité de trente-cinq à quarante-cinq ou cinquante pour les hommes; âge de retour et vieillesse, de quarante-cinq ou cinquante, à soixante et dix ou quatre-vingts. Ainsi, toute vie comporte une période d'accroissement, une période de force et une période de décroissement. Mais il est facile de reconnaître que la période de force est plus étendue, non-seulement que chacune des deux autres, mais encore que toutes les deux prises ensemble; et l'on reconnaît encore ici, le cachet d'un plan primitif de la nature. En effet, si, dans les âges de l'homme, la faiblesse l'eût emporté sur la force, la nature eût mal ordonné son ouvrage, la vie de l'individu eût alors nécessairement succombé dans la faiblesse, et celle de l'humanité même eût été compromise.

2° De la première enfance (*infantia*), et des règles les plus générales de régime qui conviennent à cette période.

Chez les enfants en bas âge, la nature ébauche, pour ainsi dire, la vie, par traits rapides et souvent répétés. Elle essaie faiblement et moins parfaitement toutes les fonctions ; elle y prodigue des forces dont les pertes exigent une prompte réparation, et elle semble revenir d'autant plus souvent à son ouvrage, qu'il a pris moins de consistance (1). Ce qui forme le caractère fondamental de l'enfance, c'est qu'elle n'est point une existence proprement dite, une existence arrêtée, mais un développement continuel de l'organisme encore inachevé. La vie de l'enfant, dit Hufeland, n'est donc point encore un état normal, c'est seulement une tendance à en venir là, un effet de maladie, une crise. Voilà le point de vue sous lequel l'hygiène et la médecine doivent l'envisager. Si l'on considère toute la fragilité de l'organisation, pendant les premières années de la vie humaine, on concevra facilement avec quelle promptitude et quelle facilité, doivent agir, sur l'enfance, tous les agents qui l'environnent. Ainsi, conditions de climats, variations de température, erreurs de régime, abus provenant soit de l'ignorance ou des préjugés, soit de la faiblesse des parents ; tout, en un mot, semble agir de concert pour briser une créature faible et le plus souvent incapable de résistance. Aussi assure-t-on que sur mille enfants qui naissent, la pre mière année en voit mourir deux cent soixante, la seconde quatre-vingts, la troisième quarante, la suivante vingt-quatre, en sorte que, d'après ce calcul effayant, il en resterait à peine la moitié au bout de huit ans (2).

(1) Barthez. — *Science de l'homme*, t. II, p. 293.

(2) Duschêne-Duparc. — *Traité des Gourmes chez les enfants*, p. 6. — 1843.

Nous considérerons sous deux chefs principaux, les règles d'hygiène, qui ont trait au *régime et à l'éducation physique* des enfants : 1° l'hygiène des fonctions nutritives ; 2° l'hygiène des fonctions de la vie de relation.

1° *Hygiène des fonctions nutritives.*

Un enfant a moins qu'un adulte le pouvoir de vivre de sa propre substance ; il se consume plus rapidement et exige une restauration continuelle. La nourriture doit être facile à digérer et à assimiler, mais restaurante et appropriée à la nature de l'enfant, selon ses différentes périodes. Ainsi, pendant la première période, celle du passage de la vie parasite à la vie indépendante, la nourriture est encore préparée par un autre organisme ; l'enfant suce le lait de sa mère ou de sa nourrice, et, à défaut du sein, on lui donne du lait bouilli coupé avec moitié d'eau (1). Le mieux est qu'il ne prenne que du lait, pendant la première année. On peut cependant, après les premières six semaines, lui donner d'abord, une fois

(1) Nous ne pouvons pas, dans un ouvrage de la nature de celui-ci, nous étendre sur plusieurs questions capitales, il est vrai, pour l'éducation physique des enfants, mais qui sont spéciales, telles que *le choix des nourrices*, *les qualités de lait*, etc. Toutes ces particularités ont été, dans ces derniers temps, le sujet de recherches approfondies ; nous ne pouvons mieux faire que d'y renvoyer nos lecteurs. On consultera avec fruit, à cet égard, l'ouvrage de P. Franck, intitulé : *Traité sur la manière d'élever sainement les enfants*, et surtout celui de M. Donné : *Conseils aux mères sur la manière d'élever les enfants nouveaux-nés*, etc. Paris, 1842. Nous reviendrons, d'ailleurs, sur ces choses, à propos de l'hygiène de l'espèce.

par jour, puis deux et ensuite trois, de la panade ou du gruau un peu épais (Hufeland). Le docteur Donné s'élève avec raison contre le préjugé de beaucoup de personnes, qui excluent le régime animal de la diététique des enfants. Convaincu par expérience, du désavantage d'un régime exclusivement végétal pour les enfants de notre pays, il recommande la viande après le sevrage, et dès que les enfants ont assez de dents pour broyer le blanc du poulet ou quelque autre chair aussi tendre. L'eau rougie avec le vin, et légèrement sucrée, est la boisson la plus salutaire. Il est bien entendu que si nous posons ces préceptes, d'une manière générale, comme avantageux dans notre climat, nous leur subordonnons quelques exceptions. C'est au médecin de juger si, dans certains cas, la nourriture animale ne doit pas être proscrite, lorsque, par exemple, elle serait susceptible d'imprimer un caractère trop phlogistique au sang, et de donner lieu à des accidents inflammatoires. Mais nous allons revenir, dans un instant, sur l'importance d'un bon régime alimentaire pour l'enfance en général; occupons-nous du sevrage et de l'époque à laquelle on doit le pratiquer.

L'époque de la séparation de l'enfant d'avec le sein, doit être fixée, afin que la mère se prépare à ce sacrifice; car s'il est des mères qui, par la crainte de s'éloigner des plaisirs bruyants, ou par celle d'être assujéties à des devoirs respectables, se hâtent de livrer leurs enfants à des mains étrangères, il en est aussi qui, ou trop sensibles ou trop indulgentes, allaitent au-delà d'une et même au-delà de deux années, comme il en est d'autres qui, s'étayant sur des rai-

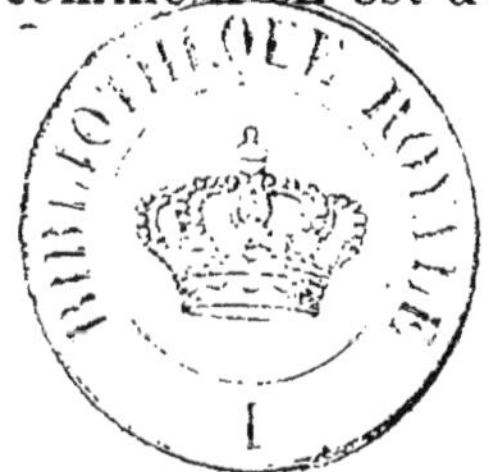

sons particulières, que l'autorité seule du médecin peut vaincre, se décident à sevrer leurs enfants au sixième mois et quelquefois au huitième. Le meilleur parti que l'on puisse prendre à cet égard, c'est de consulter et de suivre la nature, qui semble en déterminer l'époque, qui est communément celle de la pousse des dents au nombre de six et huit. Notons encore qu'il ne faut pas sevrer les enfants avant de s'être assuré qu'on pourra remplacer le lait par des aliments d'une autre nature, et c'est pourquoi il est nécessaire de leur en donner peu à peu le goût, pour les préparer au sevrage. Ce dernier ne doit être continué au-delà du douzième ou du quinzième mois que dans le cas de débilité excessive de l'enfant; lorsque, par exemple, ses membres sont atrophiés, ses chairs sont relâchées. Ordinairement dans ce cas là, dit Franck, l'organisation des intestins et des viscères, correspond à cette affection des parties extérieures. Mais il arrive aussi quelquefois que de graves considérations d'hygiène, plaident en faveur d'un sevrage prématuré. Il est de notre devoir de les indiquer en ce lieu: si la nourrice occupe une chambre étroite et malpropre, si elle ne fait pas d'exercice, si elle vit avec trop de délicatesse; si, pour comble de fatalité, elle s'abandonne aux passions, à la volupté ou à la colère, si sa manière de vivre est déréglée, il est urgent de priver l'enfant du lait de sa mère.

A partir de l'époque du sevrage, l'enfant doit être amené, par gradations, à l'usage d'aliments ordinaires. Ses repas doivent être faits à des heures réglées, et se composer de mets donnés en qualité et en quantité convenables. Les aliments que l'on donne aux enfants doivent être doux, mais non dépourvus de sel, cette substance étant un des éléments les plus nécessaires à l'entretien de l'économie. Puisque la période d'accroissement de l'enfance peut être considérée comme une continuation de la génération, où la force plastique agit dans toute sa plénitude, où les organes se développent et se perfectionnent, où des sphères d'existence entièrement nouvelles se dessinent, il est indispensable que l'alimentation fournisse d'excellents matériaux, que le sang transmette à toute l'économie. Ceci, comme nous l'avons déjà remarqué (p. 42), est un des grands fondements de l'hygiène perfective. Celle-ci, rejette comme complètement erronées, les prescriptions austères de certains philosophes qui recommandent d'habituer les enfants à une nourriture frugale, et de ne pas regarder au choix des aliments, afin de les endurcir de bonne heure et de leur apprendre à supporter toutes les privations de la vie. Je regarde ces principes sévères, dit le docteur Donné, comme funestes pour la constitution des enfants, particulièrement dans notre climat, où l'on ne saurait apporter trop de soins à consolider l'organisation pour résister aux affections morbides, qui s'attaquent de préférence aux tempéraments chétifs et débiles. S'il y a un moyen de combattre la disposition aux productions tuberculeuses, à la phthisie pulmonaire, qui exerce tant de ravages dans les classes pauvres et mal nourries, c'est bien certainement, même à tout age, l'alimentation riche et substantielle ; les privations ne sont pas faites pour l'enfance, et la meilleure manière de disposer les hommes à les supporter un jour avec avantage, c'est de commencer par les nourrir le mieux possible, et de leur constituer l'organisation la plus vigoureuse et la plus énergique que comporte leur nature (1). Ceci s'applique également à l'enfance et à la jeunesse. Mais il faudrait bien se garder de tomber dans un excès contraire, en oubliant qu'un grand nombre de maladies des enfants dépendent de la trop grande quantité de nourriture : il ne faut pas que, dans sa faiblesse insensée, une mère recourt aux aliments, aux moindres cris de l'enfant; elle doit le faire quand la faim et l'appétit naturel les demandent, ce qu'on reconnaît à la vacuité et à la souplesse de leur ventre. C'est bien à tort aussi que l'on croit fortifier les enfants, en leur donnant des jus de viande, du vin pur et d'autres aliments très-stimulants qui, en général, développent un état d'excitation, de fièvre même : il faut toujours du poids, de la mesure.

2° *Hygiène des fonctions de la vie de relation, dans l'enfance.*

Ce second chef comprend le sommeil, les exercices, le soin des fonctions de la peau, la direction des facultés morales et intellectuelles. Le sommeil a une haute importance pendant les six premiers mois de la vie. C'est pendant le sommeil que la nature continue son œuvre de création. Il faut que l'homme dorme pour que la plante prospère, dit Hufeland, et l'on doit bien se garder de troubler ce re-

(1) *Ouv. cit.*, p. 160.

pos salutaire. On doit laisser à l'instinct le seul soin de raccourcir peu à peu la durée du sommeil; M. Donné est cependant d'avis qu'on fasse cesser, vers l'âge de dix-huit à vingt-trois mois, l'habitude du sommeil de jour. Il est si important, en effet, de faire prendre l'air aux enfants tous les jours, de leur donner de l'exercice à la promenade, qu'il faut tout sacrifier à cette règle, même une partie de leur sommeil, quand ce sommeil ne leur est plus absolument nécessaire; la nuit, d'ailleurs, compensera bientôt ce qu'ils perdront de leur repos du jour : ils dormiront mieux, d'un sommeil plus profond et plus complet, quand ils seront, d'une part, privés de leur sieste habituelle et, de l'autre, quand ils auront respiré le grand air et pris de l'exercice en plein vent. C'est le meilleur moyen de fortifier le système nerveux et le système cutané, et de mettre à l'abri des affections, soit nerveuses, soit catarrhales et rhumatismales. Les bains d'air rendent les mêmes services que les lotions faites avec de l'eau froide sur la surface du corps, dès la sixième semaine, et tant vantées par J.-P. Franck et Hufeland.

L'enfant doit *toujours* respirer un air pur, soit au dehors, soit dans le domicile paternel. Il faut que les appartements où il séjourne et où il sommeille, soient vastes, bien aérés et soumis à l'influence solaire; nous défendons, comme dangereux, le séjour des enfants dans les alcôves, surtout lorsqu'ils sont en grand nombre; il faut se garder d'emprisonner l'atmosphère autour d'eux, en les plaçant dans des lits mous et chauds, et en les couvrant de vêtements épais et même fourrés. Un enfant qui passe sa vie, comme cela arrive trop fréquemment parmi les classes inférieure de la société, dans une chambre échauffée, encombrée de lits nombreux, ne peut jamais prospérer; il suce, dans cet air impur, le germe de maladies constitutionnelles. (Voir le chapitre sur l'AÉRATION.) La propreté est donc une des principales conditions de toute bonne éducation: elle comprend la pureté de l'air, le soin d'éloigner de la chambre des enfants toutes les émanations qui pourraient leur nuire, celui de leur nettoyer le corps par des lotions ou des bains, celui enfin de renouveler fréquemment leur linge de corps et le lit. La précaution de laver souvent le corps des enfants, n'est point seulement prescrite sous le point de vue de la propreté; c'est un moyen de les fortifier, de donner du ton à leur peau, de disposer cet organe à bien remplir ses importantes fonctions et de le prémunir contre l'action des agents extérieurs. Une règle fort importante aussi, c'est d'accoutumer les enfants à ne pas s'inquiéter de leur état physique; il faut les habituer à supporter les maux légers, les incommodités, les douleurs, sans y faire beaucoup d'attention. Une conduite contraire, la manifestation d'un trouble exagéré, lorsqu'ils ne se sont fait qu'un mal très-léger, les disposent à la pusillanimité par l'excès des soins dont on les environne. Il est bon d'apprendre à l'enfant à supporter la douleur, et de plus, il faut que les accidents lui servent d'avertissement, afin qu'il devienne prudent et adroit. Si, comme nous l'avons vu plus haut, la privation des premières nécessités n'est point faite pour l'enfance, il ne faut point en conclure qu'il faille l'engourdir, touchant sa douloureuse initiation à la vie d'ici-bas. Il subirait trop de mécomptes, quelques années plus tard, si son bas âge et sa seconde enfance l'avaient totalement abrité contre les orages, les tribulations qu'on retrouve, en proportion croissante, dans la voie ascendante de la vie. La famille doit les détourner de dessus sa tête; mais, lorsqu'ils s'offrent naturellement, elle doit les bénir, comme des épreuves bienfaisantes propres à raidir le moral, à donner du ressort à la volonté, ou tout au moins propres à dessiller les yeux de l'enfant, touchant sa destinée ultérieure, *homo es*.

Ce n'est point dans la première enfance que l'on peut entrer franchement dans l'importante carrière de l'éducation morale et intellectuelle. Il faut laisser végéter l'arbuste, employer ce temps, sans partage, à fortifier le jeu des organes, à constituer une bonne santé, sans laquelle il n'y a jamais de complète possession des facultés de l'esprit. Jusqu'à l'âge de dix ans, il ne faut s'adresser, chez les enfants, qu'au sentiment de l'obéissance, dégagé de tout ce que les autres notions plus compliquées du devoir y ajoutent plus tard. Il y a, dans ce précepte, plus qu'une simple question d'éducation de famille, il y a un intérêt social. Astreindre, en effet, dès le bas âge, l'individu au principe d'autorité, ce serait travailler à la consolidation du repos public, au perfectionnement des institutions de l'Etat et de la société, qui ne sont solides et prépondérantes qu'autant que les individus sont soumis et disciplinés. L'exercice de l'autorité, chez les enfants, dispense de toute discussion puérile, de ces mille subterfuges, de ces contradictions qu'on est obligé de faire jouer pour s'en faire obéir. Mais il faut encore que les instituteurs de la première enfance apportent une grande unité de conduite dans l'emploi du principe d'autorité : qu'ils ne passent pas d'une sévérité excessive à la douceur, et *vice versâ*. Les enfants soumis à l'autorité, contenus par une volonté douce, mais constante et régulière, ne détruisant pas le lendemain ce qu'elle a prescrit la veille, sont généralement d'un caractère docile; mais rien n'est plus propre à troubler leurs idées, à fausser leur jugement, à leur ôter toute confiance dans l'autorité, que le désordre et l'irrégularité, dans la manière dont elle leur est imposée. C'est en s'empressant trop de satisfaire, dit un profond physiologiste, à tous les caprices de l'enfant, qu'on l'habitue à des désirs impérieux; en lui refusant ce qu'on était dans l'usage de lui accorder, ou en lui retirant ce qu'on lui avait déjà donné, on lui apprend à opposer à l'inconséquence une fâcheuse opiniâtreté d'humeur; en cherchant à triompher de lui, on le porte à l'entêtement; mais on ne peut mieux lui enseigner à vouloir tout emporter de vive force, qu'en finissant par lui céder; alors, tout pouvoir de se restreindre lui-même lui devient étranger (1).

C'est ici le lieu de recommander la plus grande réserve relativement au développement prématuré de l'intelligence et des facultés; nous verrons, plus loin, combien une éducation précoce restreint les chances de longévité. Il n'y a aucun bénéfice à com-

(1) Burdach. — *Physiologie*, t. IV, p. 128.

mencer de bonne heure, dès l'âge de trois ans par exemple, comme on le fait aujourd'hui, à apprendre à lire aux enfants. Il faut toujours avoir présente à l'esprit cette vérité, à savoir que leur cerveau est journellement surexcité par le grand nombre d'acquisitions involontaires qu'ils font et qu'ils doivent faire. Les connaissances transmises par le père ou la mère, durant les quatre premières années, ne doivent pas dépasser le *Pater* et l'*Ave*, et quelques entretiens fort simples sur la bonté de Dieu.

On doit considérer, comme un usage très-pernicieux, celui qui a pour but de procurer aux enfants des plaisirs recherchés, et d'exciter outre mesure les sens qui sont en grande activité chez eux, tels que la vue et l'ouïe. Cest pour cette raison que les soirées, les divertissements, les bals et les réunions déguisées auxquels on conduit de très-jeunes enfants, sont condamnables, au point de vue de l'hygiène. L'éclat des lumières, le bruit, le mouvement, ébranlent leurs jeunes cerveaux, les disposent aux maladies mentales et nerveuses. Un assez grand nombre de faits particuliers, que nous avons recueillis, nous porte à assigner un rôle important à ces modifications excitatrices pour la production de l'épilepsie, de l'idiotisme, qu'on voit si souvent se déclarer dans le cours de la première enfance. Répétons-le, cette dernière doit s'écouler, à l'ombre du repos et de la simplicité : La vie de relation ne doit refléter alors que des impressions douces et sereines, tandis que la vie plastique doit s'affermir au sein de l'abondance, par les exercices, l'air et le soleil.

Mais c'est surtout dans la première enfance que

l'hygiène doit travailler contre les suites d'une mauvaise constitution. Malheureusement, de nos jours, les relations peu étroites qui existent entre les familles et les médecins, mettent obstacle à l'accomplissement du plus grand des services qu'on pourrait rendre à l'espèce humaine. Il faudrait, dit très-bien le docteur Donné, que les hommes eussent réciproquement le courage de reconnaître et de s'avouer les chances qui menacent la santé future des enfants, pour la prémunir contre l'envahissement du mal que l'on redoute, et pour combattre les prédispositions, à l'époque où le travail d'organisation, permet de jeter les bases d'une constitution solide; sans doute, il est impossible de réformer complètement une constitution vicieuse héréditaire, et de faire un hercule d'un enfant délicat, né de parents chétifs; mais, peut-on nier l'action puissante des influences extérieures bonnes ou mauvaises, de la nourriture, de l'air, du soleil, et de tout ce qui constitue le régime de vie en général? Peut-on même dire où s'arrêtent les limites de cette action, et ne vont-elles pas encore beaucoup au-delà de ce que nous supposons? Pour moi, j'ai sous les yeux des exemples qui me portent à croire que la puissance des causes journalières, incessantes, agissant à tous les moments sur le corps, et le pénétrant de toutes parts, est, pour ainsi dire, incalculable, lorsqu'on sait bien s'en servir et la diriger (1).

Ce serait donc au médecin, toutes les fois que la position des familles leur permet de faire les sacri-

(1) *Ouv. cit.*, p. 250.

fices nécessaires, à les prévenir longtemps d'avance, dès l'âge le plus tendre, des précautions qu'il y aurait à prendre pour mettre les enfants à l'abri des dangers qui les menacent, lorsqu'il est possible de les prévoir. Combien d'enfants qui périssent dans le climat où ils sont nés, qui ne s'élèvent qu'avec la plus grande peine, qui restent dans un état débile et toujours menaçant, et qui triompheraient des vices de leur organisation, si on les élevait de bonne heure dans des lieux plus propices, si on les envoyait de bonne heure dans un climat plus doux, si on faisait leur éducation, et s'ils passaient leur jeunesse dans une pension éloignée, tantôt au midi, tantôt au nord, selon les circonstances, au lieu de les enfermer dans un collége de leur pays natal. La médecine ne rendra tous les services qu'elle peut rendre, et les médecins n'auront rempli tous leurs devoirs, que lorsqu'ils auront le courage de donner ces salutaires avertissements, en temps utile, et bien avant l'apparition du danger.

C'est surtout aux deux points extrêmes de la vie que l'influence de l'aération et de la campagne se fait sentir; les enfants et les vieillards se trouvent généralement bien d'aller se retremper à la campagne pendant la belle saison. Le plein air et le soleil fortifient les uns, raniment les autres, et, à voir l'effet remarquable que le séjour au milieu des champs détermine, si rapidement quelquefois, chez tous les deux, on serait tenté d'attribuer à l'air des champs quelque vertu particulière et cachée, dont la masse plus ou moins grande, sa circulation plus ou moins libre, et surtout l'analyse chimique de ses principes, ne rendent pas tout-à-fait compte. Quand je vois, par exemple, dit M. Donné, des enfants élevés à Paris, auxquels on ne refuse ni l'air, ni la promenade, ni le soleil, que l'on conduit tous les jours dans les jardins publics bien exposés, où ils passent à peu près toutes les heures que n'absorbent pas leur sommeil et leurs repas, qui se livrent à tous les exercices que comporte leur âge, ne jamais arriver à cet état florissant, à cette plénitude de force et de santé qu'ils acquièrent par un séjour de quelques semaines à la campagne, je me demande à quelle influence on peut attribuer de pareils effets, et si un peu plus ou moins d'air est seul capable de produire des changements si prompts et si manifestes? N'y a-t-il pas autre chose que ce que nous pouvons sentir et apprécier dans ce nouvel air qu'ils respirent, auquel les vieillards eux-mêmes ne sont point insensibles, qui semble ranimer leurs forces et prolonger leur vie (1)?

Tels sont les préceptes les plus essentiels et les plus généraux que nous devions émettre sur l'hygiène de la première enfance; ils sont également applicables, en partie, à la seconde dont nous compléterons ultérieurement le code hygiénique, lorsque nous traiterons de l'éducation en général. L'hygiène perfective doit considérer la période de l'enfance comme la plus décisive, la plus digne de ses applications. A cet âge, la constitution, plus simple et plus flexible, laisse une plus forte prise aux modificateurs, propres à donner de l'essor, du jeu à la

(1) *Ouv. cit.*, p. 253.

perfectibilité de l'organisme. C'est particulièrement à cet âge que l'on ne doit point oublier que, si la nature de l'homme a la faculté de grandir sans cesse, elle a aussi, malheureusement, celle de décheoir. Placée entre une échelle ascendante et un abîme, elle peut, à l'aide de saines applications hygiéniques, gravir l'une, ou bien, vouée à l'abandon, à l'incurie, être précipitée vers l'autre. Si elle ne progresse pas vers le bien, elle progresse dans le mal, en parcourant une phase d'anomalies et de perversion.

L'économie humaine, dans ses écarts même, porte l'empreinte de la force vive qui l'anime et la pousse, à travers des états transitoires, vers une période de fixité ou d'achèvement. (Voy. p. 77). On a dit de l'ordre moral : *Abyssus abyssum invocat*, un abîme en appelle un autre; cette maxime peut également s'appliquer à l'ordre physiologique. Ici, une lésion en amène une autre; un germe morbide, à l'état moléculaire, infecte bientôt toute la masse du sang, distille un poison lent, mais dont l'action est infaillible, sur toutes les fibres, et dessèche les sources de la vitalité. La puissance économique et coordinatrice de la force vitale accommode tout le système de l'instrumentation, à une lésion d'abord, simple et isolée; c'est ainsi que dans certaines déformations, soit du tronc, soit des membres, on voit des muscles primitivement fléchisseurs, devenir extenseurs; une difformité peu considérable, tend à s'aggraver, soit par le jeu des organes eux-mêmes où siége la déformation, soit par l'exercice de la vie elle-même; les traits extérieurs de la difformité ne peuvent que s'accentuer de plus en plus.

Ceci est la clef de la théorie de formation de bien des monstruosités. Le sort de l'homme dépend donc, en partie, de l'impulsion primitive qu'on donne à ses organes.

3° De la Puberté et de l'Adolescence en général.

On trouvera dans les traités généraux de physiologie, la description détaillée des phénomènes et des changements que la puberté apporte soit dans les organes, soit dans le caractère de l'un et de l'autre sexe. Nous ne pouvons les décrire, ici où nous devons surtout insister sur les circonstances hygiéniques qui résultent de cette révolution opérée dans le corps humain, circonstances qui sont assez nombreuses et assez importantes, dans les deux sexes. Chez l'homme, dès que les organes génitaux sont entrés en exercice, ils établissent un nouveau centre de vie, dont l'action se porte sur tout le corps, change son habitude et altère profondément sa substance. Les muscles, faibles et délicats, jusqu'alors prennent une plus grande vigueur, ils grossissent et se prononcent fortement, les sens s'étendent et se perfectionnent; l'esprit voit presque tout-à-coup ses facultés s'agrandir. Mais ce qu'il y a surtout de remarquable, c'est qu'à aucune époque de la vie, l'accroissement de la substance du corps ne se fait avec autant d'activité que pendant la puberté. Les recherches de MM. Quetelet et Villermé, sur le poids et la taille de l'homme à différents âges (1), ne laissent

(1) *Annales d'Hygiène publique.* — Mars 1832. — Juillet 1833.

aucun doute à cet égard. Ainsi, l'augmentation annuelle du poids du corps qui, jusqu'à la puberté, n'était que de trois livres, monte, tout-à-coup, à cinq et six livres, quand cette période commence, et va jusqu'à plus de douze livres quand elle est à son *summum* d'intensité. Et ce qu'il faut bien remarquer, c'est que, chez les filles, dont la puberté est plus précoce que celle des garçons, d'environ deux années, ce redoublement de nutrition commence aussi deux années plus tôt.

Les anciens médecins avaient profondément raison de considérer la puberté comme la crise naturelle des maladies de l'enfance, qui dépendent ou du relâchement des solides ou de la diathèse muqueuse des humeurs. En augmentant le ton des fibres, en développant le système artériel, elle achève souvent, à l'égard des ces constitutions débiles, l'œuvre que l'hygiène avait déjà entreprise; elle assied le tempérament définitif. Hoffmann dit qu'il a vu des affections très-graves, telles que l'aliénation mentale, l'épilepsie, céder au developpement de l'adolescence. Il cite quelques exemples d'enfants affectés d'idiotisme qui, parvenus à la puberté, sortaient de leur premier état et acquéraient de l'esprit et de la mémoire, à mesure que leurs membres extérieurs prenaient plus de fermeté et de vigueur (1). Bordeu pense que toute révolution d'âge est susceptible d'amener ou de favoriser un mouvement critique (2), et nous croyons qu'il est dans le vrai. Mais, il faut bien se

(1) Op. omn. I. *De morb. ætat. mut.*, p. 109.

(2) *Maladies chroniques*, p. 110, 111.

garder de devancer artificiellement cette époque, dans l'espoir d'en obtenir des bienfaits.

Ici, nous nous trouvons en face de cette grande loi de l'économie humaine, qui veut qu'on n'anticipe point sur les progrès de l'organisme; l'infraction de cette règle de la nature, est la source de bien des maux, comme nous le verrons dans les paragraphes suivants. L'histoire naturelle de l'homme démontre que les peuples qui deviennent pubères de bonne heure, sont aussi vieux et impuissants prématurément, tandis que ceux dont la puberté est lente et tardive, conservent leur vigueur, leur jeunesse et les forces génératrices jusque dans un âge très-avancé. Comparez, sous ce rapport, les peuples du Nord avec les Orientaux. On ne sait pas combien le développement prématuré des organes génitaux, développement que favorise une certaine éducation, est fatal à la vie, combien il détériore l'espèce humaine!

1° *De la Puberté chez la femme.*

Pierre Franck, dans sa médecine politique (1), déplore le peu de soin qu'on a pris, en général, à tracer des règles-pratiques pour l'éducation physique et morale des filles. Telle est la source de cette constitution délicate qui distingue les filles de la ville, livrées à l'oisiveté, à toutes les futilités que les modes ont consacrées, et plongées dans une ignorance absolue des précautions que réclame leur santé, des

(1) *System der Medinischen Polizey*, t. I, p. 305 et suiv.

devoirs que la maternité doit un jour leur imposer. Engagées dans les liens du mariage, elles ne peuvent apprendre à leurs enfants, ce qu'elles n'ont jamais su, c'est-à-dire à ne pas s'effrayer de l'apparition des menstrues, à observer les précautions qu'exige le temps des règles, à éviter tout ce qui peut troubler le cours de ce flux périodique. On ne saurait trop conseiller aux mères de famille, d'avertir leurs jeunes filles de la fonction supplémentaire, à laquelle elles se trouveront assujéties, par la nature de leur sexe. Ainsi prémunies, elles verront sans s'effrayer. l'apparition des règles, et une pudeur mal placée ne les empêchera pas de demander à temps, les conseils d'un médecin éclairé, si elles en ont besoin. Chez un grand nombre de filles, le flux menstruel se déclare inopinément et sans aucun dérangement des fonctions; d'autres fois, il s'accompagne de divers symptômes qui, lorsqu'ils reviennent souvent et avec un certain degré d'intensité, amènent la chlorose ou un état hystérique fâcheux. Il est donc de la plus haute importance, pour l'avenir sanitaire de la femme, de régulariser les débuts de sa fonction supplémentaire, d'en atténuer les premiers accidents. Pour cela, il n'est besoin que de petites observances hygiéniques : il faut, autant que possible, aussitôt que les règles paraissent, ou que leurs signes avant-coureurs se manifestent, garder le repos du corps et de l'esprit, la position horizontale, au moins les premiers jours, user d'aliments faciles à digérer, de boissons un peu dégourdies, s'abstenir des spiritueux, des aromates, éviter le froid comme le chaud.

L'époque de la première apparition des règles est aussi, souvent, pour les jeunes filles un temps d'orage et de trouble pour le moral; et ce n'est pas un des moindres motifs pour appeler toute la vigilance des mères de famille sur l'éducation physique et morale de leurs enfants. On sait en effet que la monomanie incendiaire (pyromanie) est commune chez les sujets des deux sexes, à l'âge du développement sexuel, et les aberrations de ce dernier, amènent un désordre mental, qui se traduit par la dévastation et la ruine. On sait encore, que la nostalgie est une passion des plus violentes, et en même temps des plus naturelles chez les jeunes filles, à l'époque qui sépare l'enfance de la puberté; qu'à cette époque, la roideur de caractère, et ce qu'on appelle vulgairement une tête évaporée avec tendance à des déterminations audacieuses et désespérées, sont moins souvent le résultat d'un mauvais naturel que d'un trouble des fonctions nerveuses (1). Ce qui est encore bien démontré, c'est que le système nerveux, garde toute la vie, l'empreinte que les circonstances heureuses et défavorables de la puberté lui ont imprimé; que la femme, plus tard, conserve toujours dans sa constitution, quelque chose de l'impressionabilité, qui est le résultat d'un développement prématuré.

Les menstrues commencent de quatorze à dix-huit ans dans nos climats. Elles paraissent plutôt, dans les contrées méridionales. Une vie active et

(1) Voy. Marc. — *De la Folie, dans ses rapports avec les questions médico-judiciaires*, t. II, p. 350 et suiv.

laborieuse retarde leur apparition, dont l'oisiveté, au contraire, avance l'époque. Dans certains cas rares, elles ne se manifestent qu'à l'âge de vingt ans ou même après le mariage (Hufeland). Leur développement précoce annonce toujours une nature faible et un vif appétit vénérien. Il vaut mieux qu'elles apparaissent trop tard que trop tôt. C'est donc un point très-important, que de ne pas hâter le moment de leur développement, comme on a coutume de le faire, en se guidant d'après l'hypothèse que toutes les maladies ou incommodités qui s'observent alors chez les jeunes filles, proviennent de cette source. Mais on doit particulièrement appeler l'attention des mères de famille sur l'influence, en quelque sorte stimulante, et par cela seul fort dangereuse, qu'exerçent certains modificateurs sociaux, et sur le physique et sur le moral des jeunes filles. Ces considérations sont d'autant plus importantes, qu'on n'entrevoit pas généralement assez, dans le monde, les dangers auxquels on expose les jeunes personnes; on n'apprécie jamais la gravité d'une trop grande précocité de la puberté, chez elles; on ne calcule jamais les chances désastreuses qui en résultent pour l'espèce humaine tout entière.

Un médecin de mérite, dont l'ouvrage a été couronné par l'Académie de médecine, a parfaitement exposé les causes qui, dans les classes riches, contribuent à devancer le développement physiologique du sexe féminin; nous le laisserons parler ici, ses paroles vaudront bien des préceptes : « Combien de fois avons-nous vu, dit le docteur Brierre de Boismont, au milieu de ces foules qu'on appelle fastueusement des *raouts*, apparaître des jeunes personnes de huit à neuf ans, richement parées ; l'orgueil maternel attendant des compliments qu'on prodiguait de toutes parts ; comment ne pas louer les enfants d'un riche qui fait si bien les honneurs de sa maison. C'était à qui inventerait de nouvelles formules. L'instinct de la coquetterie se développait ; le poison de la louange déposait son germe. A l'aspect de tant d'hommes graves, s'extasiant sur leurs grâces, ces jolies poupées se regardaient déjà comme de petites femmes (1). » Sans doute, ces jeunes enfants ne se montrent qu'un instant dans cette atmosphère chaude, dangereuse qui décolore tant de femmes ; mais cet air que vous leur faites respirer, est malsain. Ne jette-t-il pas déjà pour l'avenir quelques semences de maladies ? La parure, par les tentatives nouvelles qu'elle fait naître, développe aussi d'autres sources d'excitation... Il faut des talents, et à peine viennent-elles de naître, que leurs petits doigts font résonner les touches d'un clavier ; bientôt le chant, la danse complètent cette partie de l'instruction. Quoi de plus propre à exalter leur système nerveux, que ces ébranlements voluptueux, déterminés par la musique ! Que de choses nous aurions à dire sur cette éducation purement intellectuelle, où la morale n'entre que comme accessoire. Les spectacles secondent puissamment l'action de toutes ces causes. L'illusion scénique, la peinture des passions, le choix si souvent malheureux

(1) Brierre de Boismont. — *De la menstruation considérée dans ses rapports physiologiques et pathologiques*, p. 24 et suiv.

des sujets, émeuvent avec force ces jeunes esprits déjà si impressionnables. On les voit verser des larmes sur les malheurs des personnages dramatiques. Ce monde imaginaire, donne l'éveil au monde réel intérieur, et les passions qui sommeillaient, font acte de présence avant le temps. Le régime des gens riches doit aussi être pris en considération : leur nourriture déjà trop succulente pour eux, l'est beaucoup trop pour leurs enfants; elle devient, pour ceux-ci, un élément inflammable qui imprime un cours plus rapide à ce sang déjà si difficile à contenir.

Voici une autre partie du tableau de la puberté, chez la femme; il s'agit maintenant des classes ouvrières. Dans les classes du peuple, dès le bas-âge, les jeunes filles ont sous les yeux des exemples, entendent des discours, qui doivent donner une première impulsion à leur sens. A peine les années leur ont-elles apporté quelques forces, qu'on cherche à les employer utilement. Sans cesse aux prises avec la nécessité, ou bien fascinées par le luxe et poursuivies par la débauche, elles sentent naître en elles des besoins nouveaux auxquels elles résistent difficilement. Si l'instinct de la pudeur, inné chez les femmes, les soutient encore à défaut de principes moraux et religieux, elles cherchent des consolations, des espérances dans la lecture des romans. C'est un fait incontestable, que ce genre de littérature est le complément, ou plutôt la seule éducation morale de cette classe de la société. Au moment même où nous rédigons ces lignes, nous apprenons le fait suivant d'une personne digne de foi, et qui en a été témoin. Une jeune ouvrière, âgée de dix-sept ans, d'une imagination vive, d'une tournure d'esprit romanesque, mais cependant portée à la piété, devient éperdûment amoureuse de son confesseur, après la lecture du poème de M. de Lamartine, intitulé, *Jocelyn*. Sa tête s'égare bientôt; un jour elle saute au cou du directeur de sa conscience, homme vénérable, qui s'efforce vainement de lui faire comprendre l'indécence de sa conduite; quelques jours après, elle se précipite de sa fenêtre, et se tue sur la place. Si une production littéraire, sortie de la noble plume de notre grand poète, a pu boulverser ainsi l'organisme d'une jeune fille, appartenant à la classe la moins instruite de la société, que devront donc produire chez les jeunes ouvrières, ces romans lubriques dont elles saturent journellement leur imagination!

La statistique a démontré que la menstruation est généralement plus tardive dans les campagnes que dans les villes; que là, baignée continuellement par l'air, soumise à des travaux ordinairement pénibles, mais qui font réellement l'office de gymnastique, la fille de campagne prend un accroissement remarquable, et que, jusqu'à un certain point, sa constitution se rapproche de celle de l'homme. Dans les villes, et dans celles qui sont très-industrielles, la menstruation se montre de meilleure heure; mais c'est surtout dans les grandes capitales, qu'elle atteint son maximum d'apparition. Et dans ces dernières, ce sont les jeunes demoiselles de la classe riche, celles qui font partie de la noblesse, du haut commerce, de la bourgeoisie et de la finance, qui voient leurs règles survenir beaucoup plus tôt. MM. Chomel, Andral et Recamier, fixent la période de la menstruation entre douze et quatorze ans; or, chez les filles de la campagne, la plus forte proportion des âges, où l'on voit survenir l'évolution menstruelle, apparaît dans deux périodes générales de quinze et de seize ans. Il est très-peu de femmes, qui soient réglées avant l'âge de onze ans, tandis que l'on rencontre quelquefois, dans les hautes classes, un certain nombre de jeunes personnes qui sont réglées à sept, huit, neuf et dix ans (1). Ces exemples, pour ainsi dire monstrueux, se rapprochent beaucoup du cas singulier rapporté par Blumenbach; il s'agit d'une jeune suissesse, qui devint enceinte à l'âge de neuf ans (2).

D'après ces faits, il est impossible de douter que certains éléments, épars dans la civilisation actuelle, telles que les images de la volupté, perpétuellement placées sous les yeux de la jeunesse, l'oisiveté, la lecture des romans, les prestiges des spectacles, la promiscuité continuelle des sexes, les bals, etc., en sollicitant l'éréthisme des sens, devancent l'heure de la puberté, et par conséquent dévorent plus rapidement les instants de la vie. Les jeunes filles mondaines des capitales, y croissent presque comme celles qui vivent sous les cieux des brûlants tropiques; mais, comme celles-ci, leur jeunesse est bientôt fanée : *Citius pubescunt*, *citius senescunt*. Sem-

(1) Voir les relevés statistiques de M. Brierre de Boismont, au commencement de son ouvrage, déjà cité.

(2) *Ouv. cit.*, p. 322.

blables aux fleurs des mêmes contrées, à peine écloses le matin, elles sont bientôt flétries par l'ardeur du jour (Virey). Ces désordres physiologiques portent le plus grand préjudice à la validité de l'espèce humaine en général, et à la vie physique et morale de la femme. C'est peut-être la raison pour laquelle celle-ci, demeure si souvent réduite à un état de faiblesse et d'impuissance, au sein du foyer domestique. Elle a beau chercher hors d'elle-même, les motifs de sa déchéance, la véritable raison de cette dernière, réside dans l'épuisement organique, résultat d'une puberté prématurée, *exhausta pubertas.*

L'Epouse et la Mère ont des âges peu productifs, lorsque la Jeune Fille, plongée dans une brûlante atmosphère de luxe et de plaisirs, a déjà porté ses fruits. Les serres-chaudes de l'horticulteur, forcent aussi la nature des plantes qu'on leur confie, et leur font produire des fruits monstrueux; mais cette merveille n'a lieu qu'une fois; le végétal dont la sêve est épuisée, ne tarde pas à périr. Ainsi, pour le type humain, lorsque son ascension physiologique, est forcée par des modifications imprudentes. Si la voix de l'hygiéniste, qui est en même temps celle de la morale et du bon sens, était mieux écoutée de nos jours; si les plus chers intérêts étaient mieux compris, la famille n'aurait ni assez de sollicitude, ni assez de vigilance pour l'âge intéressant, pendant lequel s'opèrent de si radicales transformations. Au sein d'un air pur, au milieu du silence des campagnes, et à l'abri de tout signe de corruption, les jeunes filles et les jeunes garçons, se livrant aux exercices du corps, devraient attendre, en paix, l'évolution naturelle de leur organisme. Cette crise, une fois opérée, on les rendrait aux villes, aux exigences que réclame leur éducation; et cette dernière n'y perdrait rien. Mais si les circonstances s'opposent à un plan de vie aussi salutaire, si les familles restent enchaînées, par leur position, aux grandes villes, il faut au moins qu'elles suppléent, autant que faire ce peut, au séjour de la campagne. Dans ce but, les exercices musculaires devraient entrer, plus communément qu'on ne le fait, dans l'éducation physique des jeunes personnes. Chez celles-ci, la susceptibilité qu'a le système nerveux à contracter des habitudes irrégulières, qui deviennent plus tard la cause des vapeurs et des maladies hystériformes de tous genres, les modificateurs, dont elles sont environnées pendant la période de l'enfance et de la puberté, rendent indispensables des études gymnastiques, rigoureusement poursuivies (1). La jeune fille pour le parfait développement de ses organes, réclame de l'exercice; la station assise, trop prolongée, lui est doublement funeste. Wanswietten a remarqué que les rétrécissements du bassin, chez la femme, et les accouchements difficiles, qui en deviennent la suite, doivent leurs causes à cette habitude de laisser les

(1) Nous devons prévenir, ici, qu'il serait dangereux de tirer de cette proposition, un principe trop absolu ; il faut bien se garder, comme on semble trop porté à le faire, depuis quelques temps, de soumettre *toutes* les jeunes filles à des exercices gymnastiques. Il en est beaucoup, nous le verrons plus loin, auxquelles ces exercices sont contraires.

filles, lorsqu'elles sont encore fort jeunes, trop longtemps sur leur séant : le coccyx et le sacrum sont, alors, poussés trop en avant.

2° *De la puberté chez l'homme.*

Une grande partie des considérations, dont nous venons de faire suivre l'étude de la puberté, chez la femme, s'applique également à l'homme. Mais chez ce dernier, la puberté est beaucoup plus tardive, et met beaucoup plus de temps pour arriver à son état de perfection et d'achèvement. C'est ce qui fait que la femme est bien plutôt *nubile* que l'homme, et qu'on peut, de meilleure heure, l'engager dans les liens du mariage. Dans l'autre sexe, il n'en est point ainsi. La virilité de l'homme, son aptitude parfaite à l'office de la génération, se développent peu à peu, et il faut bien se garder de considérer les premiers indices, le premier éveil du *sens vénérien*, comme donnant la mesure de ses forces génératives. Qu'on oublie pas que, chez lui, le fluide fécondant, résultat de l'élaboration des organes sécréteurs, est le plus riche et le plus compliqué de tous les produits de sécrétion ; sa formation s'opère au travers les filières les plus vastes, dont l'œil de l'anatomiste n'a pu encore mesurer l'étendue (canaux seminifères), et au moyen d'une énorme quantité de sang artériel. Une fois produite, cette liqueur offre le spectacle inouï d'un fluide animé, où pour emprunter le langage de Charles Bonnet, le suprême architecte de l'univers a semé des corpuscules vivants, comme il a semé des planètes et des comètes, dans les plaines immenses du ciel. La conclusion la plus facile à tirer de tout ceci, c'est que le travail de la puberté, l'excitation générale qu'il détermine, la riche humeur qu'il prépare, doivent être employés au profit du système individuel, et non au profit de l'espèce. Agir autrement, c'est compromettre l'un et l'autre. Aussi, arrive-t-il très-souvent, que l'époque de la puberté, loin d'être, chez certains Ephèbes, qui se livrent à l'onanisme, une crise salutaire, fortifiante, donne un plus grand et un plus complet développement aux maladies du jeune âge.

Chez l'homme, l'éveil de la puberté amène des phénomènes vraiment monstrueux, lorsqu'il est provoqué par des jouissances prématurées. Ainsi, la barbe vient au menton, le pubis se couvre de poils, la voix prend un timbre plus grave, et les premiers indices de la virilité, se montrent à un âge qui ne devrait pas encore les connaître. Ces symptômes, dit un médecin, qui rapprochent les masturbateurs de *ces créatures repoussantes qu'on voit au sein d'une nourrice, avec les attributs de l'âge mur*, servent à suivre les traces des aberrations que l'onanisme introduit, dans la formation des organes (1). L'anomalie que présentent les enfants, remarquables par la précocité de leur accroissement, se révélant à l'extérieur par des conditions organiques très-faciles à saisir, et vraiment très-curieuses, a dû exciter vivement l'attention des observateurs. En effet, chez les enfants, ou plutôt chez les hommes prématurés, à la taille, aux

(2) Deslandes. — *De l'onanisme et des autres abus vénériens*, etc., p. 63.

formes, à la vigueur de l'âge viril, on trouve en général, réunis les goûts et le naturel de l'enfance, et il existe ainsi entre leur physique et leur moral, une sorte de désaccord singulier et presque choquant (1).

Il existe souvent une cause latente du dévancement de la puberté, et contre laquelle les familles ne sont jamais assez prémunies. C'est une aberration sensitive locale, provoquée par des attouchements étrangers qu'exerçent des mains criminelles, aux soins desquelles d'innocentes créatures sont aveuglément confiées, pour leur malheur. Ces agents de corruption de l'enfance sont le plus souvent ce qu'on appelle *les bonnes,* ou quelquefois des nourrices, qui révèlent aux petits enfants de l'un et l'autre sexe, le funeste secret de l'onanisme, et l'on peut être sûr que l'enfant ne manquera pas d'employer, un jour, son affreuse découverte. C'est donc, ici, un point très-important et très-grave, sur lequel il faut instamment appeler la vigilante sollicitude des moralistes et des chefs de famille. Dans la seconde enfance, l'activité scolaire, qui tous les jours enchaîne pendant de longues heures le jeune garçon, provoque chez lui bien des désirs précoces. Aussi, de bons esprits se sont-ils élevés contre la brièveté des récréations dans les colléges. C'est ce qu'a fait M. Taillefer dans un excellent travail publié en 1824 sur les améliorations à introduire dans l'instruction publique; MM. Pavet de Courteilles et Simon de Metz ont tenu un langage analogue. Ce dernier auteur blâ-

(1) Isidore Geoffroy-St-Hilaire. — *Hist. gén. et part. des anim. gén. de l'organis.*, t. I, p. 194.

me avec raison la station assise à laquelle on assujettit les élèves de toutes les classes, pendant quatorze heures à peu près, sur les seize ou dix-sept dont se compose la journée (1). Le temps du travail doit être moins long, et on doit faire en sorte que les élèves prennent debout toutes les leçons qui peuvent s'accomoder de cette position. On doit faire en sorte aussi que les siéges ne soient ni susceptibles de s'échauffer, ni trop durs. Ceux en jonc entrelacé, nous paraissent mériter la préférence.

Dans le même but, la surveillance doit particulièrement s'attacher aux jeunes gens quand ils sont dépouillés de leurs vêtements, comme au lit, au bain ou aux latrines. Faites donc en sorte, vous dont le devoir est de garantir un jeune sujet, qu'il se couche, dorme et se lève sous vos yeux. Si cela ne suffit pas, qu'il partage votre lit. Cette mesure est souvent la seule, qui puisse arracher certains sujets à l'onanisme. Dans les colléges et les pensionnats, il ne doit y avoir ni chambres particulières, ni cellules : des dortoirs, de vastes dortoirs, où la surveillance ne dorme jamais, voilà ce qui convient. Une lampe, dont la lumière, suffisante pour aider la surveillance, soit cependant incapable de gêner le sommeil, doit y brûler pendant toute la nuit. Il faut que les maîtres, et généralement les personnes surveillantes, couchent dans les dortoirs et y fassent, à des heures non réglées, des inspections silencieuses. Pas de rideaux, ou du moins, si on les adopte pour la décence, qu'ils soient disposés de

(1) *Hygiène de la jeunesse*, p. 168. — 1827.

telle sorte, qu'une portion du lit ne puisse être soustraite à l'œil des surveillants; le silence le plus parfait doit régner dans les dortoirs : tout ce qui empêche de dormir, travaille pour l'onanisme. Là enfin, comme ailleurs, il faut que les heures du lever et celles du coucher soient calculées selon les âges, pour que les suspects ou les coupables ne soient jamais au lit que pour y goûter le sommeil (1). Nous reviendrons du reste sur ce point, en traitant des abus vénériens, à propos de l'hygiène de l'espèce; mais nous devions ici aborder les préceptes les plus généraux et les plus essentiels.

ARTICLE III. — *Des autres âges en particulier, jusqu'à la vieillesse.*

1° Jeunesse, virilité, âge mûr.

La jeunesse est l'été de la vie. Les maladies de cet âge affectent un caractère d'impétuosité et d'effervescence; les hémorrhagies y sont très-fréquentes. Les forces vitales agissantes, sont accélérées dans cette période de la vie, quoiqu'à un dégré moindre que dans l'enfance. La jeunesse retient de l'enfance la disposition à être affectée, dans les parties supérieures du corps, principalement à la tête et à la poitrine; les spasmes, les inflammations et les fluxions sanguines, y sont les maladies dominantes. Cet à cet

(1) Léop. Deslandes. — *Ouvr. cité*, p. 334.

âge que l'on doit redouter l'apparition des premiers indices de la phthisie floride (*phthisis florida*, *Morton*) et se mettre en garde contre cette fâcheuse prédisposition, qui se traduit alors par les signes suivants : élongation du corps, rapidité de la croissance, longueur du col, aplatissement et dépression de la poitrine, saillie des omoplates en façon d'aîles, irritabilité du système sanguin, vitesse du pouls, rougeur circonscrite des pommettes, tendance aux révolutions et aux congestions du sang ; dyspnée fréquente à l'occasion des mouvements. C'est lorsqu'on a reconnu les caractères de cette constitution phthisique, qu'il faut instituer une hygiène spéciale, en faveur de ces sujets, dont l'existence est compromise. Ces préceptes doivent embrasser à peu près tous les matériaux de l'hygiène, tels que la nourriture, les vêtements, les passions, les exercices. Il faut, en un mot, poursuivre le plan d'éducation physique qu'on a appliqué dès l'enfance, et n'avoir rien à se reprocher du côté de la persévérance. C'est dans la jeunesse, particulièrement, qu'on doit attendre de bons offices de la gymnastique, et même des exercices partiels. Nous nous joindrons ici à l'avis de plusieurs médecins célèbres, qui conseillent aux jeunes gens, qui ont la poitrine serrée, étroite, aplatie, de sonner, de ramer, de frapper le marteau, de remuer le rateau et tous les outils de jardinage. En effet, ces exercices, en agitant les bras, développent la capacité de la poitrine, font de la place aux poumons, et corrigent ainsi, par la gymnastique, un défaut qui vient souvent de naissance, et qui se perpétue malheureusement par la génération.

Mais ce n'est pas seulement l'affection redoutable, dont nous venons de parler, qui décime la jeunesse; elle est encore la proie de maux accidentels, violents, qui naissent des infractions aux règles de l'hygiène, si communes à cet âge.

Ainsi, quand l'homme physique est entièrement développé, et qu'après l'âge de vingt ans, il paraîtrait devoir opposer le plus d'énergie à toutes les causes de destruction, il se manifeste, au contraire, un *minimum* dans les degrés de la viabilité (1). Cet excès de mortalité dure jusque vers l'âge de trente ans, époque à laquelle le feu des passions se trouve déjà un peu amorti. Au moral, la jeunesse ne présente pas moins de dangers : cette saison de turgescence, d'exubérance de la force générative, se signale par l'affluence des passions excentriques. Le funeste penchant au crime semble mieux se développer, en raison de l'intensité de la force physique des passions. Il atteint son maximum vers l'âge de vingt-cinq ans, époque où le développement physique est à peu près terminé, et où les passions ont le plus d'empire (2). La jeunesse possède tout ce qui affermit et sert à embellir l'existence; et si la mort fauche dans ses rangs, un si grand nombre de sujets, c'est surtout parce qu'à cet âge, on se sert de l'imagination pour s'exciter à l'intempérance et aux excès de tous genres. C'est la jeunesse, qui aurait

(1) Quetelet. — *De l'homme et de ses facultés*, t. I, p. 228.

(2) *Id.*, *ib.*, t. II, 243. — *Le compte rendu général de l'administration de la justice criminelle, en France, pendant l'année* 1839, offre les mêmes résultats. Chaque année, ils se reproduisent avec une régularité remarquable.

particulièrement besoin d'un enseignement hygiènique. Ici on nous permettra de répéter ce que nous avons dit ailleurs, il y a peu d'années, et nous croyons un des premiers (1).

Il serait vivement à désirer que les notions les plus essentielles de la physiologie et de l'hygiène fussent propagées dans l'enseignement universel; que les élèves, destinés à recueillir dans leur esprit, les plus beaux principes des sciences humaines, reçussent du moins les éléments de celles, qui intéressent le plus fortement tout homme, devant jouer un rôle utile dans la vie sociale; il n'est aucune science qui puisse autant prêter main forte aux règles de la morale que la physiologie de l'homme: les grandes vérités qui en découlent, ont pour but de faire éviter *l'abus en toute chose*, et de conduire sa personne d'après les lois de la modération. L'étude des forces vitales, qui se dépriment si souvent à la suite des excès; celle de la sensibilité, qui se pervertit et s'épuise, l'orsqu'on la sollicite de mille manières, en outrant ses sensations; celle de nos grandes fonctions, dont le mécanisme se détériore pour jamais, lorsque nous ne faisons de leur exercice qu'un moyen de jouissances, fourniraient matière à de précieux enseignements; l'élève qui en serait pénétré, n'irait pas, comme cela arrive presque toujours, risquer l'avenir de ses forces, de son intelligence et de sa vie, au sein de jouissances illicites, ou

(1) *Des perfectionnements qu'on pourrait apporter au bien-être de l'individu et de l'espèce, par une saine application des principes de la physiologie de l'homme.* Discours lu au congrès scientifique de France, tenu à Lyon en 1841. — Lyon, 1841, et *Revue du Lyonnais.*

du moins constamment prématurées. Retenu par une intimidation salutaire, il respecterait davantage les facultés de son propre corps, et n'emploierait pas à sa ruine, les premiers instants de sa liberté. Quel point d'appui solide, de telles notions fourniraient aux préceptes de la morale, que l'âme rejette souvent, parce qu'elle lui paraît trop spéculative ! La physiologie, sous des aspects divers, donne la démonstration rigoureuse de la nécessité des bonnes mœurs, que le système d'éducation actuelle établit avec tant de peine, et si peu de fruit. Formé aux précieuses leçons d'un enseignement hygiénique, appliqué à sa nature spéciale, qui se combinerait avec les autres éléments de son éducation, l'élève craindrait sérieusement les jouissances précoces et immodérées ; il redouterait de se créer une existence, resserrée par les caculs de l'égoïsme, de la composer de sensations et d'impressions qui sont bornées. Après ces considérations, il nous reste à faire des vœux pour que l'on se hâte d'introduire, dans l'enseignement des colléges et des institutions, à l'époque consacrée aux dernières et aux plus hautes études, une branche de notions hygiéniques spéciales, et roulant sur l'ordre d'idées que nous venons de développer. Avant de former des physiciens, des naturalistes, des philosophes et des littérateurs, il convient de les initier à la connaissance des lois les plus importantes, qui régissent l'économie humaine, et de leur transmettre les règles les plus simples, touchant la bonne direction de l'organisme. Il s'agit ici de graves intérêts, et d'applications immédiatement pratiques, car les élèves doivent être pénétrés de bonne heure, de cette sentence d'un philosophe ancien : Et comme en temps de calme, lorsqu'on est sur la mer, dit Plutarque, on doit faire provision de choses nécessaires à l'encontre de la tourmente : aussi faut-il, en jeunesse, se garnir de tempérance, de sobriété et continence, et en faire réserve et munition de bonne heure pour en mieux soutenir la vieillesse (1). Une jeunesse oisive et volupteuse, livre le corps à un dépérissement prématuré : *iners et luxuriosa juventus tradit corpus senectuti* (Stahl).

Galien a dit aussi : C'est la jeunesse qui est le temps propre pour plier l'âme au devoir, pour lui faire contracter les habitudes de la vertu, pour la former sur toutes choses à la modestie et à l'obéissance, et l'on trouvera que c'est la voie la plus abrégée pour assurer au corps tout ce qui est essentiel à la santé, dans toute la suite de la vie (2).

Nous n'avons rien de spécial à dire touchant l'hygiène de *la virilité*. A cette époque de la vie humaine, s'appliquent toutes les règles générales que nous avons prescrites jusqu'ici, et que nous devons prescrire plus tard. On comprend sans peine qu'à l'âge viril, la force et la consistance de la santé dépendent principalement des habitudes de tempérance et de modération que l'on a prises, dès l'enfance, et où l'on s'est affermi pendant la jeunesse. Cependant l'on ne peut douter, d'après certains faits, que l'âge mûr n'exerce une sorte d'influence critique sur quelques maladies de la jeunesse. Ainsi le pro-

(1) *OEuvres morales*, p. 46. II.
(2) *De sanit. tuend.* 1. Cap. 2.

fesseur Dumas, de Montpellier, a observé plusieurs cas de hernies volumineuses, qui avaient subsisté pendant toute la jeunesse, et qui ont disparu spontanément vers l'âge mûr, de trente à trente-six ans, lorsque les forces vitales, dirigées sur les organes du bas ventre, changent leur consistance, leur dimension, leurs rapports. L'âge mûr n'est, le plus souvent, qu'une vieillesse anticipée, lorsqu'il succède à une jeunesse prodigue de ses forces. Les individus qui ont usé de la vie, à son printemps, voient survenir, à l'âge mûr, les maladies chroniques, attachées soit à l'affaiblissement radical de la constitution, soit à l'affaiblissement relatif de quelque propriété vitale, comme la sensibilité, la contractilité, l'irritabilité, la force absorbante, d'où naissent l'anesthésie, la paralysie, le scorbut, l'hydropisie (1). C'est ainsi qu'un âge empiète sur le suivant, par les infractions aux règles de régime, et rétrécit la vie; c'est ainsi, encore, qu'un âge est solidaire de celui qui l'a précédé; qu'il se développe au sein de la vigueur et de la santé, si la période qui l'a préparé a été elle-même saine et vigoureuse; qu'il est languissant et cacochyme, s'il a hérité de l'appauvrissement et de l'imbécilité de l'âge précédent. L'enfance, dans le sens de l'hygiène perfective et des lois de la physiologie humaine, doit préparer la jeunesse; celle-ci l'âge mûr; l'âge mûr, à son tour, doit préparer les matériaux propres à l'affermissement de la vieillesse. Il ne faut point attendre que le mal ait jeté de profondes racines pour l'attaquer; la victoire serait

(1) Dumas. — *Doctr. des mal. chron.*, t. II, p. 181.

incertaine : mais il convient d'extirper les germes morbides, déposés à un âge, et qui doivent grandir au suivant. D'après Stahl, les individus, sujets à un genre de maladie, pendant toute la durée de leur âge, éprouvent, le reste de leur vie, d'autres maladies de même genre, avec les caractères propres aux affections de chaque âge nouveau. Les maladies habituelles, dans l'une des périodes qui divisent les âges, impriment une disposition singulière au retour du même genre de maladies, dans les périodes qui suivent (1). Ce point est capital en hygiène préventive, et malheureusement on n'y prend pas assez garde; des faits nous feront mieux comprendre. Il est certain par exemple que la goutte et la maladie calculeuse sont des maladies propres à la première et à la seconde vieillesse, mais dont les éléments sont fournis, en grande partie, par les habitudes vicieuses de l'âge mûr. C'est à celui-ci de craindre les effets d'un régime habituel, consistant en une nourriture succulente et fortement azotée, en viandes de haut goût et riches en fibrine, en vins généreux ; d'éviter les trop longues stations assises, qui ont pour effet de débiliter le réservoir de la sécrétion urinaire. Mais nous ne devons ici qu'indiquer les faits, nous réservant à leur donner de plus grands développement, lorsque nous traiterons de l'alimentation et des exercices.

2° Première vieillesse, caducité, décrépitude.

Trahit nos vitæ torrens ad oras eternitatis, le

(1) *De morb. ætat fundam. Pathol. theor.*, p. 10.

torrent de la vie nous entraîne, par une pente insensible, mais irrésistible vers les abîmes de l'éternité, a dit Haller. De même que l'organisme a plusieurs périodes, consacrées à ses perfectionnements, il en a aussi pour sa déchéance : *corpus humanum transit a perfectionem, transit etiam rursùs ad interitum* (1). Et remarquons aussi que, soit pour le progrès, soit pour la décrépitude, la nature ménage toujours des transitions, dans une vie qui parcourt sa marche naturelle ; l'homme mûr n'arrive jamais, d'un bond à la caducité. La première vieillesse s'étend, depuis l'âge de cinquante-quatre ans jusqu'à la soixante-troisième année ; mais avant même la première vieillesse, il a franchi une phase s'étendant depuis l'âge de quarante-cinq ans, par laquelle il s'est trouvé préparé à un affaiblissement de plus en plus rapide ; il n'était déjà plus dans l'*âge consistant*, et il commençait à éprouver une première faiblesse, quoique d'une manière insensible. Parvenu à cinquante-quatre ans, il manifeste, dans ses goûts, le besoin qu'il a du repos ; tout ce qui marque le mouvement lui déplaît ; il est l'ennemi des innovations. Sans être vieux, il ne jouit pas entièrement des prérogatives de l'âge viril. Son appétit diminue, la circulation se ralentit, la locomotion perd en vigueur ce que les divers organes acquièrent en embonpoint, les sensations sont moins vives, la sécrétion spermatique est appauvrie. Aussi, eu égard à cette dernière circonstance, est-il nécessaire à l'homme de

(1) Fréd. Hoffmann, op. omn., t. V, p. 91. — Dissert. *de annorum climactericorum rationali et medicâ explicatione.*

faire taire ses ardeurs amoureuses, leur trop fréquente satisfaction accélérerait sa ruine. La faculté de procréer, dit le docteur Deslandes, n'est pas indéfinie chez l'homme : de même qu'elle ne lui arrive qu'après une certaine durée de la vie, il la perd aussi, lorsqu'une partie de sa carrière lui reste encore à parcourir. Le développement des organes génitaux avait attendu, pour se faire, que celui du reste du corps fût suffisamment avancé ; ils n'attendent pas que la vie soit au terme qui suit la décrépitude, pour s'atrophier ou se flétrir... Ce que je dis de l'homme est applicable à tous les animaux ; la règle est générale ; Dieu a voulu que la période de maturité fût la seule que l'on consacrât à l'univers. Ne doit-on pas en conclure qu'en voulant autrement on s'expose à tous les dangers, qui résultent de la transgression des lois qu'il a posées (1)? Cette précaution, au moyen de laquelle l'homme éteint lui-même, et par gradations insensibles, sa faculté virile, suffit souvent pour lui faire franchir, sans obstacles, l'âge dangereux de soixante-trois ans. Cette soixante-troisième année, qu'on a nommé l'année *climatérique*, est vraiment l'âge critique des hommes ; beaucoup y succombent (2). Et si cette époque est fatale au sexe

(1) Deslandes. — *Ouv. cit.*, p. 80.

(2) Voir Hoffmann, *Dissert. citée* plus haut. Ce médecin admet que l'âge de soixante-trois ans est une époque vraiment critique pour les hommes, que beaucoup y périssent : *Quare autem sub sexagesimo tertio anno plures finem vitæ suæ impleant, ratio etiam non est quærenda in numero, quatenùs est numerus, sed quatenùs circà hoc tempus, virium præsentissimum fit decrementum et senectus ultima incipit.* (Loc. cit., p. 92).

masculin, c'est à cause de la mort partielle des organes générateurs, qui arrive alors, et qui apporte de brusques changements dans l'économie animale, qui est privée de l'irradiation sympathique et corroborante, qu'exerçait sur elle l'appareil de la génération. Or, cette année critique, devient beaucoup plus meurtrière pour les vieillards, qui ont usé *jusqu'au bout* de leurs facultés viriles, qui n'ont point habitué leur organisme à la perte irrévocable d'une fonction intermittente. Combien de sexagénaires ont trouvé, dans le lit nuptial, une fin qu'ils auraient pu retarder, s'ils n'eussent exhumé une force dont la carrière légitime était depuis longtemps achevée ! Il n'est pas rare, et c'est une chose, touchant laquelle nous ne saurions trop prémunir les hommes, qui atteignent à l'apogée de la première vieillesse, il n'est pas rare, disons-nous, qu'un engorgement de la glande prostate, une irritation morbide du col de la vessie, détermine de fausses sensations vénériennes. Le vieillard, qui en avait cru la source tarie chez lui, éprouve un certain plaisir mêlé d'orgueil, en les voyant renaître ; mais généralement il les paye trop cher pour s'en réjouir longtemps. Le sexagénaire doit se rappeler que l'histoire reproche au sage roi Louis XII, d'avoir failli à la haute raison, dont il avait donné tant de preuves, et d'avoir hâté la fin de sa carrière en recherchant, vers l'âge de la décadence, les embrassements de la jeune et belle Marie d'Angleterre, sa nouvelle épouse (1) ; à l'âge de cin-

(1) *Biographie universelle, anc. et mod.* de Michaud, XXXIV. Louis XII mourut par l'effet d'une dyssenterie, et à la suite, dit-on, d'excès amoureux.

quante-trois ans, il se prit pour elle d'une passion, qui changea toutes ses habitudes. La jeune reine aimait beaucoup le monde et les plaisirs : il voulut se conformer à ses goûts. « Ce bon roi, dit l'historien de Bayard, avait changé, à cause de sa femme, toute sa manière de vivre ; car, où il voulait dîner à huit heures, il convenait qu'il dînât à midi ; et où il voulait se coucher à six heures du soir, il se couchait à minuit. »

1° *De l'âge critique chez la femme ; règles hygiéniques.*

Nous devons consacrer un article particulier à la période qui est marquée, chez la femme, par la cessation de la vie sexuelle, car cette période est souvent pleine de troubles, et amène quelquefois des dangers. Elle a lieu, dans nos climats, de la quarantième à la cinquantième année, et par conséquent cette suppression clôt une carrière menstruelle, dont la durée a été de vingt-huit à vingt-neuf ans environ. Ce chiffre correspond au terme moyen de la fécondité, qui est de vingt-cinq à trente ans dans nos climats. L'hygiène, appliquée à l'âge critique, est surtout préventive : elle a pour but de faciliter la suppression d'une fonction temporaire, d'empêcher que les suites de la cessation, aient une influence fâcheuse sur la constitution de la femme. Car il est bien démontré, de nos jours, que la mortalité de celle-ci n'augmente pas vers l'âge critique ; mais que, parmi les femmes qui succombent plus tard, un grand nombre périt des suites du changement que subit la constitution.

Il est, heureusement, un grand nombre de femmes, dont la vie s'est écoulée paisible à travers la sainteté des devoirs de la famille, pour qui l'époque critique ne donne lieu à aucun danger; le mieux, pour elle, est de s'en remettre aux soins de la nature. Mais il n'en doit point être ainsi pour celles, dont la première menstruation a été orageuse, pour celles qui ont éprouvé, de temps en temps, des suppressions. Celles qui ont un organe faible, doivent redoubler de précautions; car rien de plus ordinaire que de voir se reproduire, à cette époque, les affections de la jeunesse, et éclater des désordres que la force de la vie, ou le mouvement fluxionnaire de l'utérus avait jusqu'alors comprimés. Que de fois nous avons été triste spectateur de la marche rapide de la phthisie pulmonaire qui, pendant de longues années, était restée stationnaire (1). La période de la cessation doit encore être un objet d'attention sérieuse pour les femmes, dont les mères ont eu des accidents à leur temps critique. Ces personnes doivent prévoir d'un peu loin les changements notables que leur organisation est appelée à subir, et s'astreindre à une plus grande régularité de régime, pendant les dernières années de leur vie sexuelle. Il faut, surtout, que les femmes mondaines et oisives des capitales, celles à propos de qui l'âge critique a été nommé, par un auteur, l'*Enfer des femmes*, mettent quelque modération à la fougue de leurs

(1) Bricrre de Boismont, ouvr. cit., p. 247. J'ai vu quelquefois les scrofules dont les femmes avaient été atteintes dans leur jeunesse, reparaître à l'âge critique.

plaisirs et de leurs émotions. Au lieu de se précipiter alors dans les fêtes, les bals, les spectacles, les intrigues de tous genres, comme pour faire un dernier appel à ce monde qui va leur échapper, elles doivent, peu à peu, battre en retraite, se soustraire graduellement à ce tourbillon du monde, où tant de modificateurs exaltent douloureusement leur sensibilité et échauffent leur sang. L'important, pour l'âge critique, en effet, c'est que le système sanguin et le système nerveux soient, à cette époque, dans leur assiette physiologique; bien des maux seront évités à ce prix. Nous disons qu'elles doivent se prêter *peu à peu* à ces changements, pour nous accommoder à la faiblesse humaine, car ce serait peu connaître leur nature, que de leur imposer uue brusque scission avec tous les agréments de la vie. L'esprit de la femme mondaine, a bien de la peine à faire embrasser cette grande vérité physiologique. L'homme, à chaque pas de sa carrière, dit Bichat, laisse derrière lui une jouissance; arrivé au bout, il ne trouve plus que l'indifférence, état bien convenable à sa position, puisqu'il diminue la distance qui sépare la vie d'avec la mort. Comme Lamaze, nous engageons les femmes, qui sont nées avec un tempérament porté à la volupté, à fuir les personnes avec lesquelles elles ont eu des liaisons tendres, à éviter les peintures lascives, les livres, les conversations licencieuses et l'oisiveté. Un auteur moderne, dans un bon livre sur l'hygiène des femmes nerveuses (1),

(1) Auber. — *Hygiène des femmes nerveuses, et conseils aux femmes pour les époques critiques de leur vie*, p. 479.

leur conseille de profiter des bénéfices d'une révolution, qui leur imprime une trempe plus semblable à la nôtre, pour se livrer au commerce des lettres et aux travaux de l'esprit. En donnant une pareille direction à leurs facultés, elles se créeraient de puissantes diversions, et se mettraient à l'abri de ces désenchantements, qui assombrissent trop souvent le soir du déclin de la vie. C'est un moyen que le véritable médecin philosophe, non pas ce médicastre à la cervelle étroite, aux vues bornées, et qui ne sait rendre d'autres services à ses clients, qu'en leur prescrivant des potions et des pilules (si toutefois cela, de sa part, peut s'appeler des services), peut employer avec le plus grand avantage, s'il le fait avec discernement. La femme, arrivée à l'âge critique, doit entrer, en vue de sa santé et de son bonheur, dans les plans de la nature, qui condamne à un assoupissement complet la faculté de la reproduction; elle doit contenir ses désirs, aussitôt qu'un légitime espoir de postérité lui a été ravi, par la cessation de l'évacuation menstruelle. Est-ce que la raison, disent fort bien MM. Martin, Saint-Ange et Grimaud de Caux, ne devrait pas produire, chez les femmes, le même effet que l'instinct chez les animaux, et ne devraient-elles pas, lorsqu'elles sont arrivées à l'âge climatérique, s'attacher à vaincre des désirs sans but, qu'aucun besoin véritable ne provoque et qui, au fond, ne sont que le fruit d'une concupiscence mal contenue? Si le libertinage est dégradant chez le vieillard, s'il attire le mépris et l'ignominie sur les têtes que l'âge a dépouillées ou blanchies, c'est plus que tout cela chez la femme âgée;

il est ignoble et dégoûtant (1). L'exercice modéré, la gymnastique, la promenade matinale ne sauraient être trop recommandées aux femmes. La promenade matinale, sur laquelle nous aurons, plus tard, l'occasion de revenir, a le grand avantage de faire respirer un air très-pur. La nourriture exige aussi une attention spéciale : les aliments seront de facile digestion, choisis parmi les fécules, les viandes blanches, les chairs colorées. Les viandes rôties sont préférables à celles qui sont assaisonnées. Les ragoûts, les épices, les vins capiteux, le café, les liqueurs, seront proscrits pendant toute cette période, surtout quand il existe des accidents. A l'époque de la cessation, la flanelle et surtout les caleçons de la même étoffe, doivent faire partie intégrante du vêtement. Le séjour dans des cités humides et brumeuses, telles que Paris, Londres et Lyon, rend cette précaution indispensable.

2° *Hygiène de la vieillesse; préceptes généraux.*

L'hygiène a ici deux buts : de pallier d'abord, autant que faire se peut, les infirmités qui viennent assiéger cette triste période de l'existence, puis de prolonger celle-ci, qui est semblable à la flamme vacillante dans le foyer abandonné.

C'est le dernier éclat d'un feu prêt à s'éteindre :
Au moment d'expirer, il tâche d'éblouir,
Et ne frappe les yeux que pour s'évanouir.

On conçoit aisément, d'après tout ce que nous

(1) *Physiologie de l'espèce*, p. 369.

avons exposé précédemment, que l'hygiène constitue presque toute la médecine des vieillards. Cela est bien simple à comprendre, puisque l'action des moyens curatifs, dirigés contre leurs maladies, en consommant une partie des forces, pourrait, en même temps, ajouter aux principes du mal, et diminuer la puissance de le tolérer. Il faut assimiler les maladies à tous les résultats nécessaires de la constitution propre des vieillards ; on se flatterait inutilement de les guérir, et le tenter serait vouloir empêcher les progrès de la dégradation naturelle et les ravages du temps (1). L'affaiblissement général et la dégradation successive de tous les systèmes d'organes, attirent à la vieillesse un grand nombre de maladies chroniques ; et ces maladies, dont le cachet est la faiblesse radicale, telles que les paralysies, les apoplexies, le tremblement des membres, les hydropisies, le scorbut, les catarrhes, etc, reposent sur la diminution des forces et la perte de la sensibilité, de la contractilité et de la force absorbante L'hygiène, à laquelle on soumet les vieillards, doit donc faire face à leurs indications capitales : 1° réveiller les forces radicales ; 2° ranimer l'action des forces toniques(voy. p. 58). On satisfait à la première par une nourriture analeptique et restaurante, par les cordiaux, dont le vin est peut être le premier ; cette expression populaire : *le vin est le lait des vieillards*, exprime une grande vérite physiologique.

Depuis longtemps nous sommes convaincu que

(1) Dumas. — *Ouvr. cité*, p. 192.

la vieillesse, étant une *adynamie naturelle*, doit être traitée comme l'*adynamie accidentelle,* qui complique le cours de certaines fièvres graves. Nous agissons toujours en conséquence, lorsque des vieillards se soumettent à nos soins, et nous avons lieu de nous en féliciter; les préparations de quinquina comme moyen hygiénique adjuvant, nous ont été d'un grand secours pour rallumer d'une manière sensible la flamme vitale, lorsqu'elle est prête à s'éteindre. Mais il faut avoir soin, dans le régime des vieillards, de ne jamais dépasser les bornes de l'excitabilité; chez eux, la période de stimulation se termine par la mort. L'exercice en plein air, le massage, les frictions avec la brosse, sont des moyens bien efficaces pour la restauration des forces toniques. Galien les a préconisés avec forte raison: ils entretiennent chez les vieillards, dit-il, un degré de chaleur convenable, et facilitent la distribution égale de la nourriture, dans toutes les parties de leur corps. Le célèbre médecin romain, a soin de citer des exemples fameux de son temps, à l'appui de ses préceptes, et nous croyons être utile, et en même temps agréable à nos lecteurs, en mettant sous leurs yeux, l'histoire d'un octogénaire que connut l'illustre archiâtre de Marc-Aurèle; les siècles donnent du prix à cette observation.

« Antiochus, le médecin, parvenu à l'âge de quatre-vingts ans, prit la coutume de se promener chaque jour environ trois stades, ou un demi-mille, pour aller de sa maison jusqu'au Forum. Quand il devait aller plus loin, pour voir ses malades, il faisait le chemin, ou en chaise à porteur, ou en chaise roulante; il avait, dans sa maison, un cabinet qu'il faisait échauffer en hiver, avec un poële, et rafraîchir en été; là, tous les matins il se faisait bien frotter et brosser, après avoir été à la selle. Vers les neuf ou dix heures, étant au Forum, il mangeait un peu de pain avec du miel bouilli; ensuite, il demeurait à causer ou à lire jusqu'à douze. Alors il prenait un peu d'exercice avant son dîner, qui était toujours fort frugal, et qui commençait par quelque nourriture apéritive; à souper il ne prenait que quelque chose de léger, à l'écuelle; à moins que ce ne fût quelque volaille dans son propre bouillon (1). »

Si nous considérons, comme dignes d'un profond oubli, les remèdes proposés par le chancelier Bacon (2) pour prolonger la vie, nous faisons plus de cas de quelque-uns de ses préceptes, propres à affermir et à charmer les derniers jours du vieillard. Avec lord Verulan, nous pensons que l'octogénaire peut retirer les plus salutaires effets de la provocation de certaines passions expansives, telles que la joie, lorsqu'elle est déterminée par la fréquentation de personnes jeunes et aimables, ou par le souvenir des plaisirs de l'adolescence. L'homme n'est fort, il ne vit agréablement qu'à côté de son semblable; la solitude lui est funeste, au physique et au moral. On croit avoir observé que, dans les grandes sociétés, si

(1) Galen. op. omn. *de Sanit tuend.* lib. 5, cap. 5, p. 90. Venetiis, 1635.

(2) Dans son *Histoire de la vie et de la mort*, il veut qu'on oppose à celle-ci les *bains d'eaux minérales* et les *onctions graisseuses*; il recommande de plus, d'employer les lavements et les purgatifs, pour chasser du corps les humeurs superflues.

CHAPITRE II.

DE LA LONGÉVITÉ ET DE SES CONDITIONS PHYSIOLOGIQUES ET HYGIÉNIQUES. — DURÉE DE LA VIE HUMAINE DANS LES DIFFÉRENTES CLASSES DE LA SOCIÉTÉ ; EXEMPLES FAMEUX DE CENTENAIRES ; DU RÉGIME PHYSIOLOGIQUE, INTELLECTUEL ET MORAL, POUR PARVENIR A LA LONGÉVITÉ.

Nous n'hésitons point à dire, que tout homme, pénétré du sentiment de son excellence, des devoirs qu'il a à remplir sur cette terre, doit prétendre fournir une longue carrière, celle que lui assigne la mort naturelle, ou en d'autres termes, l'impuissance nécessaire de son organisme, parvenu à une certaine période. De toutes les créatures périssables, l'homme est celle qui est la mieux organisée pour parvenir à la longévité. C'est injustement qu'on lui a contesté cette utile prérogative ; et si on compare la durée de sa vie avec celles des autres animaux mammifères connus, on concevra bientôt qu'il n'est pas de plainte plus injuste, que celle qui a pour objet sa brièveté (1). Lorsqu'on réfléchit à l'extrême lenteur qui préside à l'évolution de ses divers âges, on se convainc aisément que le temps ne doit point lui manquer : il demeure dans la matrice de

(1) Blumenbach. — Ouvr. cit., p. 325. — Haller, t. VIII, p. 95.

celle qui l'engendre presque autant de mois que le cheval, qui a un volume triple du sien; de tous les animaux, c'est celui dont la dentition est la plus lente; comme chez l'éléphant, animal centenaire, ses os se soudent très-tard; sa faculté de propagation ne se déclare qu'au bout de la période de quatorze années, ce qui n'a pas lieu chez d'autres mammifères. Haller, d'après ses nombreux travaux, ferait reposer cette aptitude plus grande à la longévité, sur des qualités spéciales à la fibre humaine, et en particulier sur sa trame celluleuse, qui est plus souple et plus délicate que celle des autres animaux (1). Mais sans nier ce que cette condition importante de texture, peut avoir d'influence sur la longueur de la vie, il est juste de reconnaître d'autres causes plus générales, qui tiennent sous leur dépendance le type propre de l'être. Remontons au grand principe de la nature, dit, à cet égard, Bernardin de St-Pierre, elle destine peu d'animaux à mourir de vieillesse, et je crois même qu'il n'y a que l'homme à qui elle ait donné de parcourir la carrière entière de la vie, parce qu'il n'y a que lui dont la vieillesse soit utile à ses semblables. A quoi serviraient parmi les bêtes, des vieillards sans réflexion, à des postérités qui naissent avec toute leur expérience? D'un autre côté, comment des pères décrépits trouveraient-ils des secours parmi des enfants, qui les quittent dès qu'ils savent nager, voler ou marcher? La vieillesse

(2) *Sed quod caput rei est, homini præ omnibus quadrupedibus mollissima est cellulosa tela, et universa fabrica tenerior*, ouv. cit., p. 82.

serait pour eux un poids, dont les bêtes féroces les délivrent. D'ailleurs, de leurs générations sans obstacles, naîtraient des postérités sans fin; auxquelles le globe ne suffirait pas (1). L'histoire nous apprend que, dans tous les temps, chez tous les peuples, la durée ordinaire de la vie humaine a été de soixante et dix à quatre-vingts ans. Toutes les tables de mortalité démontrent, en effet, que l'époque normale de la mort coïncide avec cet âge(2). Ce qui fait, dit Burdach, que la durée de la vie de l'homme surpasse celle des mammifères égaux en lui en grosseur, c'est qu'il dépasse infiniment ces derniers sous le point de vue moral.

Mais l'homme ajourne, c'est une chose non douteuse, l'épuisement du fonds de sa vie, par un régime physiologique et par un régime moral. De prime abord, c'est une chose qui peut paraître chimérique que cette possibilité de lutte entre l'homme borné et une loi primordiale, qui règle la durée et la fin, comme l'origine et les développements de la vie. Cependant l'art peut *indirectement*, et mille exemples le prouvent, comme nous le verrons tout à l'heure, retarder l'heure de la consommation finale; l'homme centenaire est en quelque sorte un nouveau Josué, qui fixe le mouvement vital au sein d'un organisme, d'où il était prêt à s'échapper. Nous savons qu'une thèse semblable, a besoin de quelques développements : nous souhaitons que les considérations suivantes pénètrent fortement l'intelligence

(1) *Etudes de la nature*, t. I, p. 321, édit. in-12.
(2) Burdach, t. V, p. 359.

de nos lecteurs, car elles ont trait à un point de physiologie très-élevé, et que Barthez seul a osé aborder, comme il en était digne.

Les lois primordiales, dont nous avons parlé plus haut, avant d'amener l'extinction finale, produisent des *effets secondaires ;* ceux-ci apparaissent dans le dessèchement des solides, l'appauvrissement des fluides, l'affaiblissement de l'exercice des forces du principe vital. Ces effets simultanés, sont toujours gradués dans chaque homme, et dépendent de ces lois primitives. Mais cependant il n'est pas douteux qu'ils n'exercent entre eux une action réciproque ; que ces effets ne puissent être transformés en *causes secondaires*, dont l'influence peut accélérer ou retarder la mort. Ainsi, dit Barthez, le degré de la mobilité des solides et des fluides vivants, rend plus ou moins facile l'exercice des forces agissantes du principe vital, et favorise ou empêche la reproduction complète des forces radicales. Réciproquement, le degré de la conservation des forces vitales, modifie diversement la mobilité de toutes les parties du corps ; il hâte ou éloigne le dessèchement des organes, qui fait qu'ils cessent d'être des instruments convenables pour les fonctions du principe vital. C'est ainsi que l'esprit de vie a des lois qui lui sont propres, par lesquelles il soutient et détruit le corps organisé qu'il anime ; et néanmoins que les conditions physiques, qu'il peut donner à la matière, l'y retiennent plus ou moins lié (1). Or, l'hygiène, qui a pour but de placer *l'instrumentation*,

(1) *Ouv. cit.*, p. 307.

c'est à dire les organes au moyen desquels la force vitale se manifeste et se déploie, dans les conditions les plus favorables, peut ajourner la venue de ces *causes secondaires* de destruction. Lorsque le corps de l'homme est bien constitué, dit Buffon, il est possible de le faire durer quelques années de plus en le ménageant. Il se peut que la modération dans les passions, la tempérance et la sobriété dans les plaisirs, contribuent à la durée de la vie. L'ingestion d'aliments parfaitement salubres, la respiration habituelle d'un air pur, donnent au sang, cette chair coulante, une constitution riche, qui peut subvenir pendant longtemps à la réparation de la machine. La moyenne de la vie humaine varie dans le genre humain de 1 à 30, jusqu'à 1 à 60. Süssmilch pense que le rapport de la mortalité à la population pourrait être de 1 à 80 ou 90 (1). Nous pouvons donc espérer que la moyenne de la vie peut encore s'élever. Mais ce ne peut être qu'au prix d'une civilisation bienfaisante, dont l'apparition se montre trop tardive, où la diffusion plus générale et mieux répartie du bien-être dans toutes les classes, où la recherche des véritables intérêts du corps, et non celle d'un luxe effréné, de bonnes et fortes institutions publiques, concourront à rendre l'existence de tous plus fixe et plus stable. C'est à l'autorité publique, dit Fodéré, à donner l'impulsion; elle est l'âme du corps social, et de ses bonnes ou de ses mauvaises institutions, découleront des générations plus ou moins vigoureuses, capables de résister à l'action

(1) *Gottliche ordnung von Sussmilch.*

des agents physiques, et plus ou moins douées de ces vertus magnanimes et généreuses, qui se rencontrent rarement dans des corps faibles et épuisés. La nature conservatrice, nous l'avons déjà vu, est bien puissante, il s'agit seulement, pour l'homme, d'entrer dans ses plans, au lieu de prendre à tâche de les renverser, et de substituer ses propres conceptions aux éternels desseins de la Providence conservatrice. Ne serait-ce point uniquement cette pensée qu'aurait voulu exprimer Paracelse, dans ce passage qu'on ne peut lire, sans une profonde surprise : Ce ne serait point contraire aux lois de la nature que de vivre jusqu'à la consommation des siècles, mais ce serait contraire à la portée de notre intelligence, *non est contrà naturam nos vivere usque in mundi renovationem at solùm ultrà contrà que nostrum intellectum* (1),

De même que plusieurs maladies sont héréditaires, la longueur de la vie l'est aussi dans diverses races. La condition première, pour vivre longuement, se trouve dans la possession d'un corps, qui nous soit fourni par un père et une mère sains; d'un organisme qui nous mette à l'abri de la goutte, de la phthisie, de l'apoplexie et de tant d'autres fléaux qui déciment les générations. Il faudrait être bien aveugle, après cela, pour ne pas attacher une grande importance au maintien de la pureté des mœurs, dans la famille; le don de la vieillesse n'est pas commun, mais dit un physiologiste, il dépend

(1) Op. omn., 1569. *De vità longâ*, t. II, p. 45.

peut-être de parents sains et bien conformés, d'ailleurs, de l'attribuer à leurs enfants. Que les mariages ne soient ni trop précoces, ni trop tardifs; que l'homme n'apporte point à la couche nuptiale, les cendres éteintes d'un amour trop prodigué; qu'une mère se consacrant uniquement aux douces occupations de sa famille, ne trouble point le travail de sa grossesse par de vains plaisirs; qu'en allaitant son fils de son propre sein, elle n'altère son lait ni par des passions trop impétueuses, ni par un régime trop excitant (1). Les vices du père, dans sa jeunesse, creusent les tombes de ses arrière-neveux, qui y descendent prématurément, « je suis, dit le très-haut, le Dieu fort et jaloux, qui venge l'iniquité des pères sur les enfants, jusqu'à la troisième et quatrième génération dans tous ceux qui me haïssent, et qui fais miséricorde dans la suite de mille générations, à ceux qui maintiennent et qui gardent mes préceptes (2). »

D'après une masse imposante de faits on ne peut douter qu'il n'y ait des familles, chez lesquelles la longévité ne soit presque générale pour les membres qui les composent : celle du fameux Thomas Pare, paysan anglais, qui fut présenté à Charles II, à l'âge de 140 ans, comptait quatre générations, marquées par des vies de 112, 113 et 124 années. Dans ces familles privilégiées, on remarque toujours une grande sobriété qui constitue le régime physiolo-

(1) Virey, art. *Longévité. Dictionnaire des Sciences médicales.*

(2) Exode. Cap. XX, 5 et 6.

gique, et les vertus qui établissent le régime moral. Etudions maintenant le rôle que jouent l'une et l'autre de ces deux choses par rapport à la durée de la vie.

1° Influence des modificateurs physiques sur la longueur de la vie, ou régime physiologique.

En général, tout ce qui violente la nature, tout ce qui a pour résultat d'enfreindre la régularité de sa marche et l'harmonie de ses lois, épuise les sources de la vitalité. C'est pour cela que les enfants venus avant terme, vivent souvent moins que ceux, qui sont sortis après neuf mois révolus ou même plus. Ceux, dont l'accroissement est long et gradué sont aussi plus vivaces que ceux, qui se développent tout-à-coup. L'hygiène doit s'élever avec force contre ces systèmes d'éducation trop précoces, vantés par certains rhéteurs, à l'imitation de Quintilien (1). Ce grand homme qui, sur tant d'autres parties de l'éducation, a fourni de si sages et de si belles pensées, de si féconds aperçus, voulait que, dès l'âge de trois ans, on institua l'éducation intellectuelle et morale: rien n'est plus propre à faire dégénérer les tempéraments. Hufeland attribue la haute taille et la force des anciens Germains au soin qu'on prenait de prolonger leur enfance, par une éducation lente et graduelle. Sinclair pense que c'est probablement à la même cause qu'étaient dues, jusqu'à un certain point, la bonne santé et la longue vie qui distinguaient si avantageusement, un grand nombre de

(1) Instit. or., lib. I, cap 1, p. 17.

montagnards et d'insulaires de l'Ecosse. Mais de nos jours, quel prodigieux changement s'est opéré dans cette Ecosse, si longtemps fameuse par la beauté et la vigueur de sa population ! elle offre aujourd'hui, comme nous allons le voir, dans un instant, un frappant exemple de ce que deviennent les races les plus généreuses, sous l'empire de la misère.

Selon lord Bacon, il y a deux causes générales de la mort, la première c'est l'esprit qui, semblable à une flamme légère, mine et détruit le corps, la seconde, c'est l'air qui la sèche et qui l'épuise (1). Cette dernière proposition, prise dans le sens que lui donne l'illustre chancelier, n'est qu'une métaphore; mais si, par là, on veut insister sur l'influence de l'aération sur la prolongation de la vie, ceci devient une vérité capitale.

L'étonnante révolution, subie par notre globe, dans les temps primitifs, a exercé une grande influence sur la diminution de la durée de la vie humaine. Depuis le déluge, suivant la remarque d'un savant physicien, de grands changements dans tout l'ensemble de la surface du globe, une demeure nouvelle donnée aux hommes, peuvent avoir, par une multitude de causes, abrégé leur vie. Nous trouvons, d'ailleurs, des traces de ce fait, dans des phénomènes analogues. On voit manifestement qu'il y a eu de grands changements dans plusieurs espèces d'ani-

(2) *Hist. vit et mort*, in-12, p. 203. — Causa periodi est, quod spiritus instar flammæ lenis perpetuò depredatorius, et cum hoc conspirans aer externus qui etiam corpora fugit et arefecit officinam corporis, et organa perdat et inhabilia reddat ad munus reparationis.

maux terrestres et marins, même dans les végétaux, et que plusieurs des espèces connues n'atteignent plus la grandeur qu'avaient, avant le déluge, leurs analogues, que nous trouvons parmi les fossiles. Or, cette altération, dans la grandeur de la taille, est fort liée avec l'altération dans la durée de la vie (1).

On ne peut nier que l'existence des grandes réunions d'hommes, qui a créé d'immenses cités aux dépens de l'agriculture et de la population des campagnes, contribue beaucoup à affaiblir les tempéraments et à multiplier les maladies chroniques L'atmosphère des grandes villes, instille un poison lent dans le sang des populations. Il se fait, depuis le commencement du siècle, une émigration permanente et qui va croissant, des compagnes vers les villes, ainsi que vers les districts manufacturiers. Attirés par l'appât d'un salaire plus élevé, les fils du paysan quittent la charrue et accourrent en foule dans les ateliers de filature, de tissage ou de machines, vastes congrégations industrielles, mues et pour ainsi dire animées par la vapeur. Le flot des populations urbaines, montant sans cesse, ne laissera bientôt plus de place pour les habitants dans les maisons, et pourles maisons dans les rues. C'est là une immense calamité. De tous les habitants d'un pays, un quart demeure ordinairement dans les villes, et les trois autres quarts dans les campagnes. Dans celles-ci, il en meurt 1 sur 40 ; dans les petites villes 1 sur 32 ; dans les villes moyennes, 1 sur 28 ;

(1) Deluc. — *Lettres sur l'Histoire de la terre*, lett. 147.

dans les plus grandes villes, 1 sur 24 à 25 (1). Des calculs plus récents portent le chiffre de la mortalité, à 1 sur 39, dans toute la France, et à 1 sur 36, dans la population des villes. La mortalité se mesure partout à la densité des agglomérations. Elle est annuellement, en Angleterre, de 1 habitant sur 54 91/100, dans les districts ruraux, et de 1 sur 38 16/100, dans les districts urbains. A Londres, on compte un décès sur 37 38/100; à Birmingham, 1 sur 36 79/100; à Bristol, 1 sur 32 38/100; à Manchester, 1 sur 29 64/100; à Liverpool, 1 sur 58 76/100. La durée moyenne de la vie est de 26 ans 1/2, à Londres, de 21, à Leeds; de 20, à Manchester; de 17, à Liverpool (2).

Aussi, au point de vue hygiénique, c'est-à-dire au point de vue des plus grandes chances de bonheur et de longévité de l'espèce humaine, la forme de civilisation la meilleure, serait celle qui donnerait les plus grands encouragements à l'agriculture. Au lieu d'opérer, pour les populations, un mouvement attractif des campagnes dans les villes, elle devrait tendre, au contraire, à disséminer dans les campagnes ces cohortes d'ouvriers, qui croupissent dans des ateliers infects, et les rendre ainsi à un air plus vital. Il y aurait là un triple intérêt de conservation, de moralité et d'ordre public. C'est ce que comprenait parfaitement le grand ministre Sully, lorsqu'il disait, qu'attirer à la cour les riches proprié-

(1) Tourtelle. *Traité d'hygiène*, t. 1, p. 131.

(2) *On sanitary condition of labouring classes*; 3 vol. liv. 8; by Dr Chadwick.

taires, c'est tarir les sources du travail et de la richesse, c'est sécher les mamelles de l'état. Aussi ne cessait-il de presser le roi son maître et son ami, d'éloigner de sa cour, par une indifférence affectée les gentilshomme, dont le luxe ne venait se déployer à Paris qu'au préjudice de la fertilité du sol, et qu'au détriment du bien-être de leurs vassaux.

La prospérité de l'agriculture, en même temps qu'elle renouvellerait le monde végétal, par l'importation judicieuse et la naturalisation en Europe, de plantes et de graines éxotiques, donnerait une impulsion merveilleusement perfective au système physiologique de l'espèce humaine. C'est peut-être le seul modificateur qui, joint au croisement des races, serait capable de la régénérer. L'amélioration du sort des classes laborieuses, qui peut s'obtenir par une préparation, à la fois plus économique, plus saine et plus variée, des aliments, par une fabrication perfectionnée des boissons, par un meilleur mode de reproduction des races et d'engrais de bestiaux, par un meilleur système de construction, ne serait plus alors une chimérique tentative (1). L'agriculture, envisagée comme profession (et ce devrait être un devoir des gouvernants de lui rendre tout son lustre), est celle qui est le plus en harmonie avec les véritables besoins de la nature morale et corporelle de l'homme : elle le place sous la sauvegarde de la meilleure hygiène, en lui faisant respirer un air pur, en lui imposant des exercices salutaires et en modérant ses passions. Il y a plus : les per-

(1) Emile de Girardin. *De l'Instruction publique en France*, p. 109.

fectionnements de l'agriculture, en assurant les subsistances, peuvent seuls amener la prospérité de la population. *Là où croît un pain naît un homme,* a dit un naturaliste célèbre. On connaît, à cet égard, les belles recherches de Malhus, le plus fameux des économistes anglais. Sans admettre sa doctrine, tout en la combattant même, comme entachée d'exagération, on ne peut s'empêcher de reconnaître, avec lui, que la prospérité de la population est toujours et essentiellement liée à la plus ou moins grande facilité des subsistances, et que la cause de dépopulation la plus active est dans leur insuffisance, leur rareté, leur cherté ou leur mauvaise distribution. Mais nous reviendrons plus tard sur ce point intéressant, lorsque nous traiterons de l'hygiène de l'espèce. Nous devions, toutefois, placer ici cette courte digression, car la longévité, considérée d'une manière absolue, et dans sa multiplication, est le plus beau reflet des institutions sociales, qui assurent le bien-être général.

C'est un préjugé sans fondement, celui qui porte à supposer des chances pour une longue carrière, dans un régime de vie exempt de peines et de labeurs. La loi de travail, nous l'avons déjà souvent remarqué, est celle de l'existence humaine ; c'est le travail qui provoque la réaction de l'organisme, le jeu des forces agissantes, qui endurcit les membres: *labor sicat.* La plupart des hommes, qui ont dépassé la centième année, ont mené une vie fort active et même dure. Ainsi, cet écossais, nommé Henri Jenkins, qui vécut six ans de moins que l'Ecriture n'en donne à Abraham, était un misérable pêcheur, qui traversait encore, à cent ans, les rivières à la nage. On l'appela un jour en témoignage, pour un fait passé depuis cent quarante ans, et il comparut avec ses deux fils, dont l'un avait cent deux, et l'autre cent ans. On voit encore, dans l'église de Bolton, près de Richemont, dans l'Yorkshire, son épitaphe, posée en 1670, année de sa mort. Le norwégien Drachamberg, mort à cent quarante-six ans, avait été voyageur, soldat, et esclave en Barbarie. Le sieur De la Haye, mort âgé de cent vingt ans, avait parcouru, à pied, les Indes, la Chine, la Perse et l'Egypte: chez lui, on put remarquer une lenteur excessive dans l'évolution de ses divers âges; le mouvement vital sembla vouloir retarder les phases décisives de l'existence physiologique : ce centenaire n'était devenu pubère qu'à cinquante ans, et marié à soixante et dix, il avait eu cinq enfants.

Presque tous les Nestors, dont les vies sont consignées dans les écrits de la science, ont été des paysans pauvres, travaillant beaucoup, tantôt sobres, tantôt intempérants, plus souvent chastes qu'adonnés aux femmes, presque toujours joyeux et insouciants, ne songeant point au lendemain, ne craignant jamais la peine, se confiant au hasard en toute sécurité, et prenant, avec une égale indifférence, la douleur et le plaisir, le bien et le mal, la faim et la soif, la chaleur et la froidure. En général, les fermiers, les laboureurs, les jardiniers, qui cultivent un terrain facile et profitable, les gentilshommes et les bourgeois de campagne, les ecclésiastiques sans ambition, les marins et les pêcheurs, les menuisiers, les ébénistes, et autres ouvriers dont le travail s'exerce sur des matières propres, qui ne font pas de poussière, et qui exigent un exercice modéré, sont ceux qui vivent le plus longtemps (1). On a observé aussi que les soldats d'infanterie, qui ont survécu aux fatigues et aux dangers de la guerre, sont ordinairement remarquables par le grand âge auquel ils parviennent, et par leur constitution forte et vigoureuse (2). Les recherches, plus récentes, de M. Blach, membre du collége des médecins de Londres, ont prouvé que la moyenne des âges de 100 fileurs n'est que 26 ans 17/1007, tandis que celle des soldats est de 32 ans, 67/100. La régularité à laquelle ces derniers ont dû s'accoutumer, l'habitude de se tenir droit et de marcher de même, doivent entrer pour beaucoup dans ce résultat. Les beaux travaux statistiques de M. Villermé, ont prouvé que les différences de mortalité, dans les différents quartiers de Paris, dépendaient peut-être moins de l'air, du sol, de l'eau et de l'habitation, que de l'aisance unie au travail; et qu'il y a plus de mortalité dans les villes peuplées par les riches, sans occupations, que dans celles où règne une industrie, qui amène le bien-être à sa suite (3). Il est évident que, pour parvenir à un tel résultat, il ne faut pas que

(1) Stahl a reconnu cette vérité, en disant de ceux qui ont endurci leur constitution, par des labeurs modérés : Imò est et cò etiam hoc peculiariter notatu dignum quod *justis laboribus*, et operosæ vitæ ratione homines velut magis *durato corpore*, ad ipsam usque senectutem etiam seram subindé, et alacriores sint et firmiores. *Théor. méd. ver.*, p. 246. — Ha'æ, 1737.

(2) Fodéré. *Méd. légale*, t. I, p. 178.

(3) *Mémoires de l'Académie royale de Médecine*, t. I, p. 51 et suiv.

le travail soit de nature à briser le courage : la vie se trouve alors prodigieusement abrégée, comme chez le nègre, surmené à la manière d'une bête de somme. La mortalité des hommes de couleur, des colonies anglaises, par rapport à celle des nègres qui servent dans l'armée de la même nation, et qui, par conséquent, sont moins tourmentés, est dans la proportion de cinq ou six noirs esclaves, sur un noir libre. Ceci amène à sonder une des plaies de notre civilisation actuelle, l'affaiblissement du chiffre de la longévité des classes laborieuses, tandis que, pour les classes aisées, ce chiffre a atteint, depuis plusieurs siècles, une progression croissante.

D'après M. Villermé, la mortalité relative en France, était, en 1780, de 1 : 29; en 1802, de 1 : 30; en 1820, de 1 : 39. MM. Benoiston de Châteauneuf, Odier et Serre Malte, ont fourni des documents plus étendus, et leurs calculs remontent au seizième siècle. Voici, du reste, ces documents authentiques, qui prouvent qu'à notre époque, la mortalité est moins considérable qu'auparavant, et la vie moyenne plus assurée :

	Durée probable de la vie humaine.		*Durée moyenne de la vie.*	
16e siècle,	4 ans	9 mois	18 ans	5 mois.
17e —	7 —	11 —	23 —	4 —
1re moit. 18e --	27 —	3 —	32 —	8 —
2me — — —	32 —	4 —	33 —	7 —
1801-13,	37 —	10 —	38 —	6 —
1815-26,	45 —	10 —	38 —	10 (1)

(1) Odier et Serre-Malte. Bibliothèque univers. de Genève, t. 36, p. 130-140.

Il est donc certain que le bien-être est devenu plus général : une classe nouvelle, composée de citoyens aisés, qui possèdent les choses nécessaires à la vie, est née des débris de l'ancienne aristocratie, et les jouissances, qui étaient auparavant le privilége de la grande richesse, sont descendues, peu à peu dans presque toutes les familles de la classe moyenne. Chez celle-ci, le chiffre de la moyenne de la vie humaine s'est élevé; voilà un grand progrès, le plus considérable qui se soit jamais accompli. Mais, par malheur la population laborieuse des villes, le peuple salarié des fabriques, n'a pas pris part à ce bénéfice; l'accroissement de la moyenne de la vie ne profite en rien aux classes pauvres; on y meurt plus d'une fois plus vîte que dans les classes aisées. Ainsi, à Mulhouse, d'après les curieuses recherches de M. Achille Pénot, les probabilités de la vie, qui sont, pour les enfants de négociants et de gens aisés, de 29 ans environ, ne sont que de deux ans, pour les enfants de l'industrie cotonnière. La moyenne générale de la vie a considérablement diminué, dans cette ville, de 1812, où elle était de 25 ans 9 mois 12 jours, à 1827, où elle était descendue à 21 ans 9 mois (1). En Angleterre, en Irlande et en Ecosse, c'est bien pis encore. Nous avons parlé, quelques pages plus haut, des belles prérogatives physiologiques, dont jouissaient, jadis, les habitants de ce noble pays. Voici l'état actuel : Les habitants de Glensheil, dans les environs de la ville de Dundee, dit un rapport, se distinguaient autrefois de tous

(1) Buret. — *De la misère des classes laborieuses, en France et en Angleterre*, etc., t. I, p. 360.

leurs voisins, par la supériorité de leurs qualités physiques; les hommes étaient de haute stature, robustes, actifs, courageux, et vivaient longtemps; les femmes, avenantes, et gracieuses, et les deux sexes possédaient un goût extraordinaire pour la poésie et la musique. Maintenant, hélas! une longue épreuve de la pauvreté, la privation prolongée de nourriture suffisante, de vêtements convenables, ont profondément détérioré cette race, qui était remarquablement belle (1). Nous souhaitons, pour l'honneur de la civilisation actuelle, que cette déchéance ne soit qu'ún phénomène passager.

Selon Haller, la sobriété est une des qualités qui distingue les centenaires : *Nunc longé plerique eorum sobrii fuerunt stricti que victus* (2). Ce même Thomas Pare, que nous avons déjà cité, mourut à l'âge de 152 ans, et l'on peut dire, d'une manière inopinée : car les faveurs royales l'ayant comblé, interrompirent sa sobriété, pour le jeter dans l'abondance, qui causa sa perte. D'après le même auteur, les anciens Suédois parvenaient à une longue carrière; mais depuis que les enfants se sont relâchés de la tempérance salutaire des aïeux, ils n'atteignent plus le nombre d'années auquel parvenaient ceux-ci. Il en est de même des Norwégiens, dont la vie a diminué, en proportion de leurs excès en boissons fermentées. Tandis qu'autrefois, on les voyait, septuagénaires, se livrer avec vigueur à la

(1) *Report on the pauperism of Dundee*, by Fularton and Baird, p. 45.

(2) *Elém. phys.*, t. VIII, p. 514.

culture des terres, ils sont aujourd'hui énervés à l'âge de 50 ans. L'abus des boissons fermentées, surtout s'il va jusqu'à l'ivresse, donne naissance à une foule de maladies locales de l'estomac, telles que l'inflammation, l'épaississement des membranes, le squirrhe ; à des maux analogues des intestins ; aux engorgements du foie, de la rate ; aux anévrismes, à la folie, aux tremblements, et à beaucoup d'autres maladies, qui amènent l'abrutissement et une vieillesse précoce.

2° Du régime intellectuel et moral.

Paracelse lui-même, ce chercheur fanatique de la poudre merveilleuse, qui devait rajeunir éternellement l'espèce humaine, n'a pas laissé de vanter, dans ses moments lucides, l'influence de la tranquilité de l'esprit, du calme des passions, pour parvenir à un âge avancé. Il répondait aux Alchimistes de son temps, fiers de leur vieillesse, dont ils faisaient honneur, soit à leurs propres recettes, soit à leurs voyages : si, à toutes ces choses, vous joignez la pratique des vertus et des bonnes pensées (*boni spiritus*), votre santé deviendra encore meilleure (1). Le régime moral, en effet, est plus important encore que celui que nous venons d'indiquer, parce qu'il le suppose, et qu'il se résume en ces mots : tempérance, empire sur soi-même, force et

(1) Op. omn.; t. I, p. 720. *De morb. metallic.* — Quod si jàm accedunt *boni spiritus*, ut dictum, cò major est sanitas ipsorum. Qui verò in dictà tales non sint, ut dictum illineque ætatis cò pervenimt. Ordo enim et dicta hic necessaria sunt.

pureté de l'âme. Les vérités morales sont nécessaires à la conservation et à la prolongation de la vie ; et il est prouvé, d'une manière incontestable, qu'il n'y a pas jusqu'au physique de l'homme qui ne soit calculé sur une destinée supérieure à celle qui l'attend ici-bas. Sans culture morale, il est continuellement en contradiction avec sa propre nature, tandis que cette culture le rend parfait, même sous le point de vue purement physique. La perfection physique et la perfection morale, selon la remarque de Hufeland, sont aussi étroitement unies que le corps et l'âme. Elles viennent des mêmes sources et se confondent ensemble. C'est leur réunion qui produit pour résultat la perfection de la nature humaine. Nulle autre partie de l'hygiène ne fait mieux ressortir l'étroite connexion, qui existe entre le caractère moral et le bien ou le mal être physiologique. Les passions violentes, telles que la colère, la haine, l'envie, la vengeance, la jalousie, et les affections tristes ou sombres, comme les craintes, les chagrins, l'amour malheureux, l'anxiété et les soucis rongeants ou les désirs effrénés, abrègent beaucoup les années. Je considère, c'est Haller qui parle, comme bien propre à hâter la ruine de l'organisme, ce tempéramment âcre, cet esprit irritable qui ne peut pas plus se consoler des injures et des adversités, que les tissus fibreux du pied ne peuvent se guérir de la podagre (1). Stahl a également observé, que les sujets très-sensibles parviennent rarement à une longue vie. Aussi, allons-nous voir bientôt, que la ténacité de la vie, est le

(1) Id. ib., p. 303.

privilége de ces hommes d'élite qui, ayant trempé, de bonne heure, leurs âmes, soit dans une philosophie saine et pratique, soit dans une éducation fortement chrétienne, peuvent sentir vivement, mais réagissant sur les infortunes de ce monde, se rendent indépendants des coups du sort, par une fermeté de caractère, fondée sur une juste appréciation des hommes et des choses. Avec ces conditions, la longévité peut s'associer aux grands travaux de l'esprit. Numa, Solon, Sophocle, Xénophon, atteignirent la centième année :

Tel Sophocle à cent ans, charmait encore Athènes !
Tel bouillonnait encor son vieux sang dans ses veines !

On serait porté à penser, d'après les exemples suivants, que la vie philosophique prolonge souvent la durée de l'existence. Platon, Protagoras d'Abdère, Diogène le Cynique, Caton l'Ancien, moururent octogénaires; Démocrite, Xénophon, Zénon Citien, vécurent plus de cent ans. Mais passons à des exemples plus modernes.

Nicolas Léonicenus, véritable restaurateur de la médecine hippocratique, et celui de tous les médecins qui, au XVIe siècle, contribua le plus à renverser le despotisme des Arabes, enseigna la médecine à Padoue, à Ferrare, jusqu'à l'âge de quatre-vingt-seize ans. Pendant cette longue carrière, il jouit d'une santé parfaite avec toute la vigueur de son esprit, avantages qu'il devait à sa modération et à la régularité de ses mœurs. Quelqu'un lui demandait, un jour, la raison de la santé dont il avait toujours joui, il répondit : l'innocence de la vie m'a, jusqu'à présent, conservé les forces de l'âme, et la tempérance celles du corps (1). Si beaucoup d'hommes de génie, dont le développement intellectuel s'est fait de bonne heure, ont été bientôt vieux, et sont morts presque à la fleur de leurs ans, comme Pascal, Descartes, etc, ; il en est beaucoup d'autres sur la tête desquels la vieillesse a posé sa couronne d'honneur, selon l'expression des livres bibliques. Dominique Cassini remplit une carrière de quatre-vingt sept années sans avoir jamais été malade ; Ruysch vécut quatre-vingt-quatorze ans, et Morgagni donnait des leçons publiques d'anatomie, dans sa quatre-vingt-deuxième année.

Les recherches statistiques de M. Casper, montrent la longévité allant, par une gradation décroissante, des classes les plus soumises au devoir religieux, aux classes les plus turbulentes, et aux mœurs les plus désordonnées. Sur le tableau dressé par cet observateur, on voit que ce sont les théologiens qui tiennent le haut de l'échelle, dans une proportion numérique assez remarquable. Nul doute qu'ils ne doivent cette plus grande durée de leur vie à des habitudes d'ordre et de régularité, surtout à la mise en pratique soutenue des préceptes religieux, objets salutaires de leurs méditations : ils y puisent, d'une part, cette renonciation calme aux choses de ce monde, et ensuite cette douce résignation,, bien différente de la résignation humaine, stoïque et forcée, qui double le malaise de la nature morale, lorsque celle-ci est froissée par le malheur. La longévité des théologiens, c'est-à-dire

(2) Tiraboschi. Vol. V-I, p. 416.

des hommes chrétiens par pratique, comme par conviction, ne peut être autrement expliquée, car, par rapport aux autres professions, ils se trouvent dans des conditions physiologiques, défavorables, puisqu'ils sont, pour la plupart, célibataires. Or, d'après les travaux d'un autre statisticien, M. Benoiston de Châteauneuf, et ceux de M. de Parcieux, qui leur sont antérieurs, le célibat compte peu d'individus, qui soient parvenus à un très-grand âge. Les hommes qui ont fourni une carrière extrêmement longue, et dont l'histoire a été conservée dans les traités spéciaux de la science, s'étaient fait remarquer par la durée insolite de leur faculté procréatrice. En second lieu, et en descendant le tableau, nous trouvons la contre-épreuve de ce que nous venons d'avancer, car nous voyons le nombre des vieillards diminuer dans les professions, où les passions augmentent, où la dévorante ambition surtout est l'âme, le stimulus de tous les efforts. Quelles carrières sont plus agités en ce sens, que celles des avocats, des artistes et des professeurs! Nous vivons au dehors avec excès, a dit Bichat; nous abusons de la vie animale; elle est circonscrite par la nature, dans des limites que nous avons trop agrandies pour sa durée : aussi, n'est il pas étonnant qu'elle finisse promptement. Tout est usé dans cette vie sous l'influence sociale : la vue, par les lumières artificielles; l'ouïe, par des sons trop répétés; l'odorat, par des odeurs dépravées; le goût, par des saveurs qui ne sont point dans la nature; le cerveau, par la réflexion, etc.; tout le système nerveux, par mille affections que la société donne seule, ou du moins qu'elle multiplie. En écrivant ces lignes, l'illustre anatomiste semblait faire une sorte de retour sur lui-même, lui dont la vie fut en même temps si féconde et si courte. Usé par les veilles et la réflexion, et aussi par quelques habitudes d'intempérance, ce beau génie s'éteignit à la fleur de l'âge, en léguant à la postérité des œuvres incomplètes, des opinions erronées sur beaucoup de points, mais qui étaient pour lui un préambule. Bichat ne fut qu'un grand anatomiste, il fut devenu peut-être un grand médecin.

Enfin, pour nous résumer, nous empruntons le passage suivant à un physiologiste qui, depuis longtemps, a l'honneur d'être souvent cité; ces paroles sont, surtout à notre époque, d'une application rigoureuse. « Enfin, la meilleure maxime à suivre, pour quiconque veut vivre longuement, est celle-ci: *bené vivere et lætari*, vivre largement et se réjouir. Le soin excessif que les uns prennent de leur santé ne leur est pas moins fatal que l'intempérance des autres; en tout, évitons les extrêmes, laissons-nous conduire à la bonne nature et à l'instinct, autant que le comportent les choses humaines et les conventions sociales. Celui qui a le plus tranquillement vécu, a le mieux vécu. La médiocrité de la fortune, le doux loisir, la vie simple, le caractère bienfaisant, les charmes de l'amitié, la paix de l'âme, sont des biens inestimables, les plus conformes à notre nature, et les plus favorables à la longueur de la vie; ce sont nos passions, c'est l'ambition dévorante, c'est l'avarice, l'amour insatiable de l'or, la poursuite des rangs, des honneurs de ce monde;

ce sont toutes ces ténébreuses intrigues ; toutes ces sourdes malignités, ces calomnies, cette ardeur inconsidérée de la vanité, ces envies méprisables, qui rongent la plupart des hommes, et qui les font mourir pour des petitesses. Heureux celui qui coule de douces journées au sein de ses devoirs, de sa famille et de ses amis, qui fait le bien, vit content et dans l'indépendance! De longues années l'attendent, et sa carrière est une suite non interrompue de félicité (1).

Il nous reste, pour achever de connaître, dans son entier, le sujet de l'hygiène, à étudier les constitutions et les tempéraments ; c'est ce que nous allons faire dans les chapitres suivants.

CHAPITRE III.

DES CONSTITUTIONS. — DES TEMPÉRAMENTS EN GÉNÉRAL ET EN PARTICULIER.

ARTICLE I. — *Des constitutions. — De l'infirmité relative de certains organes.*

C'est à tort que dans beaucoup d'ouvrages de physiologie et d'hygiène, on confond les constitutions et les tempéraments. Sans doute, ces deux choses

(1) Virey. *Dict. d'Hist. natur.*, art. *Homme.*

présentent entre elles de grandes affinités, elles se rencontrent intimement unies dans l'organisme, elles s'empruntent réciproquement certains caractères, certaines propriétés; mais, radicalement, elles sont distinctes. Et d'abord, la constitution est fondée sur des caractères antérieurs à la formation du tempérament : celui-ci se développe progressivement, tandis qu'un enfant peut naître fort ou faible, bien ou mal constitué. Il y a, dit le professeur Dumas de Montpellier, cette différence entre la constitution et le tempérament, que la constitution est ce qui détermine l'énergie des forces physiques de l'organisation, ainsi que les circonstances de la conformation naturelle du corps ou des organes; au lieu que le tempérament est ce qui détermine le caractère des forces vitales avec les modifications les plus constantes, dont elles peuvent être affectées (1). L'une est le résultat général des conditions organiques, dans lesquelles se trouvent les différentes parties du corps, c'est-à-dire de leur forme, de leur solidité, de leur dimension; l'autre est le résultat particulier des forces et de l'action vitales appliquées à tout le corps et à ses différentes parties solides ou fluides, suivant des proportions qui varient selon les individus. Le tempérament est une chose essentiellement variable. L'âge seul suffit pour substituer un tempérament à un autre dans chaque individu, considéré isolément et en lui-même; de même les différents agents hygiéniques, le climat, l'habitation, le mode d'alimentation ou d'exercice, la

(1) *Doctrine des maladies chroniques*, t. II, p. 157.

profession, les mœurs et les habitudes, l'action réciproque qu'exercent l'un sur l'autre le physique et le moral : il n'en est pas ainsi de la constitution. Tout homme est doué, primitivement et originellement, d'une constitution propre, distincte du tempérament proprement dit, et à l'étude de laquelle se rattache essentiellement celle de l'hérédité dans la santé et dans les maladies. La constitution peut être modifiée par le régime, mais non détruite. En un mot, la constitution est le fond de la nature individuelle, le tempérament en est la forme plus ou moins durable (1).

Le plus souvent, il existe entre la constitution et le tempérament un accord tel, que l'une convienne absolument à l'autre, comme chez les vrais sanguins, où les organes sont robustes, les formes carrées, les vaisseaux bien développés, les muscles bien nourris, etc.; mais il peut arriver aussi que ces deux choses soient en opposition, qu'elles se contrarient mutuellement, et que les sanguins, par exemple, aient des organes faibles, les formes arrondies, les vaisseaux petits. Cette dissidence entre le tempérament et la constitution, expose à une foule de maux, et particulièrement aux congestions sanguines: c'est à l'hygiène à y remédier. Elle le peut, soit en développant la constitution, en la mettant en harmonie avec la forme de tempérament (ce qui est le parti le plus convenable), par des exercices gymnastiques gradués, par l'alimentation; soit en atténuant et

(1) Royer-Collard. *Des Tempéraments, dans leurs rapports avec la santé.* Mémoires de l'Académie roy. de médecine, t. X, p. 168.

modérant, par des moyens appropriés, l'exubérance de force de tempérament, pour rendre celui-ci conforme à la faiblesse de la constitution. Il y a, dans cette tâche de l'hygiène préventive, une foule de moyens plus ou moins délicats, de petites précautions à mettre en usage, et qu'il serait fort difficile d'énumérer en ce lieu, car, dans ces cas particuliers, le médecin est le seul juge de leur opportunité. Mais, de plus, il ne faut point oublier que c'est en suivant pas à pas les développements de l'enfance, avant que le tempérament se soit définitivement fixé, que l'art peut le plus efficacement réagir contre une constitution vicieuse. Il ne faut point attendre que celle-ci se soit mise en équilibre avec le tempérament, car alors on n'aurait plus de prise sur ce dernier, pour agir indirectement sur la constitution. En traitant des âges, dans un des précédents chapitres, nous avons vu que c'est surtout à l'époque où la puberté va manifester ses signes, que l'hygiène doit utiliser, au profit d'une constitution faible ou vicieuse, la révolution spontanée, qui s'opère dans l'organisation. Pour travailler avec fruit à se garantir des maladies auxquelles expose la faiblesse constitutionnelle d'un organe quelconque, surtout celle des poumons, il faut regarder cette infirmité, de quelque nature qu'elle soit, comme une cause déterminante, qui appelle, vers les viscères ainsi viciés, toutes les humeurs étrangères, et les maladies dont la masse de sang vient à se trouver surchargée. Toute l'organisation animale, dit Alexis Pujol, pèse et gravite sans cesse contre le viscère qui pèche par une débilité radicale, ou par excès d'irritabilité. Le viscère simplement débile, ne résiste pas assez, et reçoit l'humeur suspecte, faute d'une suffisante réaction. Le viscère délicat et irrité est un foyer qui sollicite et attire vers lui le jeu de tous les autres organes : c'est pour cela, entre autres, que dans les fièvres aiguës, l'effort vital se dirige si constamment vers les organes affaiblis, et que le reflux des évacuations supprimées et répercutées, se porte sur eux avec tant de facilité.

De l'infirmité relative de certains organes.

L'observation la plus complète et la plus scrupuleuse, en médecine, prouve qu'il existe dans chaque homme, au moins un organe, qui manque, relativement aux autres, de ce degré d'énergie, dont il devrait jouir dans l'état de santé la plus parfaite. Cet organe exécute plus péniblement sa fonction, et est plus fréquemment affecté de maladie. Chez les uns, c'est l'estomac, la vessie, etc.; chez les autres, ce sont les reins, les poumons, etc. Il est à remarquer que dans les organes, où la réaction des forces vitales manque d'énergie ou de vivacité, des maladies longues et rebelles, tendent à s'établir. Il résulte, d'une multitude de faits qu'Hippocrate, Baillon, Sydenham, de Haën, Stoll et Franck, ont principalement recueillis, que les mêmes espèces de maladies, occasionnées par les mêmes causes, sont aiguës, lorsque la proportion des forces se trouve à peu près égale dans les divers organes, et chroniques, lorsqu'il existe des parties plus faibles, relativement au reste du corps. Zimmermann, dans son *Traité de l'expérience en médecine*, prétend qu'il est parvenu à découvrir, dans chaque homme, quel est cet organe plus faible, après avoir remarqué que c'est toujours la partie qu'affectent les fortes émotions de l'âme. Il est certain que si l'on apportait une plus grande attention à cette dernière circonstance, et si on avait également le soin de l'associer à celle de l'hérédité, on pourrait arriver à de précieuses indications hygiéniques. C'est par ce moyen que l'hygiène du jeune âge acquerrait de notables perfectionnements.

On peut même instituer, pour certains organes, une sorte de gymnastique particulière, qui a pour effet de réveiller leur énergie et d'étendre leur développement. Tel est, pour les poumons, par exemple, l'exercice que recommande Clark, auteur d'un bon traité sur *la Phthisie pulmonaire*; ce médecin prescrit de faire placer debout les jeunes sujets qui ont la *poitrine faible*; puis, ils portent les bras et les épaules en arrière, et tandis qu'ils sont dans cette position, ils inspirent seulement autant d'air qu'ils le peuvent, et cela plusieurs fois de suite. Cette manœuvre doit être répétée, au moins, deux fois par jour, pendant un quart d'heure, une demi heure, et même plus, surtout quand la poitrine est étroite et difforme. Ce moyen nous paraît trop souvent négligé dans la pratique, mais plus tard, nous reviendrons sur ce point. Et si, pour d'autres organes, tels que la vessie, le cœur, etc., la médecine ne pouvait prescrire des exercices hygiéniques, il y aurait tout au moins la possibilité de tracer un plan de conduite, de régime, approprié à la faiblesse organique congéniale, de faire éviter, pendant tout le cours de la vie, les modificateurs dont l'action a pour effet d'entretenir, d'aggraver même cette susceptibilité organique partielle. On ne peut calculer jusqu'à quel point cette surveillance, cette sollicitude de l'hygiène, exercée sur les infirmités latentes de l'espèce humaine, serait capable d'épargner de maux à celle-ci; mais, pour cela, il faudrait que la médecine fût plus intimément unie, qu'elle ne l'est malheureusement, de nos jours, soit à l'éducation, soit au perfectionnement moral de l'homme.

ARTICLE II. — *Des tempéraments en général; de leur existence; raisons sur lesquelles on l'appuie.*

Définition. — Les tempéraments, comme nous l'avons dit déjà dans l'une des pages qui précèdent, sont des différences entre les hommes, constantes, compatibles avec la conservation de la vie et le maintien de la santé, caractérisées par une diversité de proportions entre les parties constituantes de l'organisation, assez importantes pour avoir une influence sur les forces et les facultés de l'économie entière, soit dans l'état de santé, soit dans l'état de maladie. Cette définition est longue; mais il est impossible de la rendre plus concise, si l'on veut mettre en saillie toutes les conditions principales qui se rattachent au tempérament. Mais, après avoir débuté par cette définition, le lecteur sera sans doute surpris de nous voir poser cette question : existe-t-il des tempéraments? Si l'on entend par cette dénomination la prépondérance absolue d'un appareil, d'un système, en un mot, comme le faisaient les anciens, la prédominance d'une seule qualité physiologique qu'ils matérialisaient par ces expressions : tempéraments *chauds*, *secs*, *bilieux*, *phlegmatiques* ou *ignés*, *sulfureux*, *salins* ; nous répondrons : non, ils n'existent pas, ces tempéraments. La nature procédant toujours, par des nuances insensibles, l'ignorance de l'homme a été obligée de déterminer, dans la série infinie qui s'offrait à lui, certains termes fixes auxquels il se rapportât dans ses jugements et dans sa conduite. Il ne pouvait étendre sa langue à l'infini, et quoique chaque autre terme de la série, eût son caractère particulier, il n'avait point de nom qui le désignât. Par exemple, naître, vivre et mourir, comme le remarque Clerc (1) font presque toute l'histoire de la durée de l'homme. Il en est ainsi des tempéraments : trois ou quatre mots en expriment toutes les variétés. La distinction des tempéraments, en un certain nombre de classes, ressemble à la distinction des couleurs au sortir de la boutique du marchand : ce n'est pas là la palette de la nature, ni celle du peintre ; ni lui, ni la nature n'emploient aucunes de ces couleurs crues. La multitude des nuances, très-distinguées dans le tableau, est infinie, et il n'y à des noms dans l'art que pour quelques-unes. Il en est de même des médecins lorsqu'ils croient que la nature, dans son admirable travail de plasticité, dans la confection des organes de

(1) *Histoire naturelle de l'homme malade*, t. I, p. 187.

l'homme s'assujétit à une combinaison géométrique de principes, combinaison impossible d'ailleurs, vu les vicissitudes journalières de l'organisme, et l'action soutenue sur lui de modificateurs, soit physiques, soit moraux. Donc, il nous faut rejeter de l'étude et de l'appréciation des tempéraments, toute conception qui porterait à penser qu'un organe, qu'un système, qu'un fluide ait assez de puissance pour produire accidentellement, et entretenir des changements bien marqués, dans la constitution générale sur les corps, rompre l'équilibre originairement établi. Le tempérament doit être conçu comme une disposition générale de l'organisme, produite par une impulsion initiale, innée, et qui constitue *l'idiosyncrasie*, puis par une manière de vivre, des habitudes particulières. Ainsi le changement de climat, le genre de vie, le côté physique et moral de l'individu, sont les causes de ces modifications ultérieures, qui tendent à rendre le tempérament de plus en plus composé; mais, comme le remarque Clerc, la somme de ces variétés rentre dans l'unité, dans l'uniformité de la constitution primordiale. Ce qu'on appelle tempérament dans chaque homme, est une manière d'être affecté, soit physiquement, soit moralement; Barthez l'a défini l'ensemble des affections constantes, qui spécifient, dans chaque homme, le système des forces du principe vital.

Aussi, pour qui veut acquérir de fructueuses notions sur le tempérament de chaque homme en particulier, pour le traiter, soit pathologiquement, soit hygiéniquement, il est nécessaire que les notions soient multiples; en présence d'un individu, dont il a intérêt à connaître parfaitement l'histoire physiologique, il faut qu'il se dégage de toute idée préconçue, qu'il oublie les divisions, les catégories établies par les auteurs, pour fixer son intelligence, sur la naissance, les maladies antérieures, les habitudes, l'état actuel des solides, des liquides, sur les forces, c'est-à-dire sur l'ensemble des mouvements qui animent l'organisme, enfin sur la tendance, le génie des passions. Il n'est pas une de ces choses qui n'entre comme facteur du tempérament, pas une dont il ne soit tributaire. C'est donc après avoir décomposé par l'analyse toutes les pièces qui constituent l'édifice qu'on nomme l'organisation humaine, qu'il pourra s'élever à un point de vue synthétique, qui présentera à sa vue le cachet propre de la constitution et du tempérament de l'individu. Et comme, toutes ces circonstances varient dans chaque personne, que chaque être a une manière propre de sentir et de se mouvoir, la variété des tempéraments est incalculable; il sera toujours impossible de leur assigner des classes précises.

Telles sont les considérations générales, dont il nous a paru utile de faire précéder les remarques qui suivent, sur les tempéraments en particulier; nous ne pouvons et nous ne devons les envisager que comme des groupes d'états simples, qu'il nous est bien rarement permis d'entrevoir dans leur réalité, dégagés de ces nuances, de ces mille combinaisons, que la nature a la coutume d'apporter à chaque détail de son œuvre, mais dont l'étude est cependant utile sous plus d'un rapport. Elle offre à l'esprit un point de départ, pour mieux apprécier les prédispositions natives d'un individu, et les écarts qu'une foule de circonstances ont imposé au jeu de son organisation, d'après le plan primitif. Nous devions poser toutes ces restrictions, à l'égard des tempéraments, car beaucoup de médecins distingués de nos jours, contestent jusqu'à leur existence même. Les bases sur lesquelles repose cette dénégation absolue, qui enlève ainsi à l'hygiène une notable partie de son domaine, de son *sujet*, doivent fixer un instant notre examen.

M. Royer-Collard, professeur d'hygiène à la Faculté de Paris, a fait ressortir habilement, dans un savant mémoire, les incertitudes que présente la doctrine généralement admise sur les tempéraments. Selon ce médecin, tout y est vague ; des suppositions au lieu d'observations positives ; des analogies quelquelquefois ingénieuses, mais presque toujours dénuées de preuves ; enfin, l'oubli presque complet de toutes les découvertes qu'a faites l'analyse chimique dans ces derniers temps (1). Une partie de ces reproches est, en effet, fondée, si on les adresse à tel ou tel tempérament, considéré uniquement dans des caractères extérieurs, tels que la coloration des téguments, des yeux, des cheveux, etc, ; si attachant une valeur trop absolue à ces circonstances physiques, on dit, par exemple : cet homme est lymphathique, parce que ses chairs sont molles et rosées, sa chevelure blonde ; celui-là est bilieux, parce que sa peau est brune et olivâtre, etc,. Jusqu'alors, ces assertions sont dénuées de preuves ; il leur manque

(1) *Ouv. cit.*, p. 147.

un cachet vraiment expérimental, le complément de l'observation médicale proprement dite. Et remarquons-le bien, quoiqu'en ait pu dire M. Royer-Collard, jamais la chimie organique, jamais la pondération minuticuse des globules du sang, et l'analyse des différentes humeurs, ne pourront seules fournir les bases d'une classification médicale des tempéraments. Ceux-ci, comme l'a remarqué Haller, reposent sur un certain mélange de sang et de matière nerveuse *mixtura quædam nervorum et sanguinis*. Si donc, élargissant le point de vue de vos observations, vous dites : telle personne a un tempérament déterminé, parcequ'à certains signes extérieurs, elle joint telle ou telle aptitude à être affectée, soit pathologiquement, soit moralement, vous serez plus près de la vérité ; et vous arriverez à reconnaître qu'il existe réellement des types organiques, qui ne sont autres que des variétés et des formes de la santé ; que tous les hommes qui se sont sérieusement occupés de médecine-pratique, ont conservé intacte la tradition des tempéraments, dans leurs divisions et leurs variétés.

Quoiqu'en ait dit encore M. Royer-Collard, il est certain que, dans les tempéraments, des états fixes du physique, des solides vivants correspondent assez généralement avec les dispositions particulières de la masse des fluides, la surabondance du sang, de la bile, de la lymphe. Ainsi, les fibres sont communément spongieuses et flexibles, dans les hommes sanguins ; sèches et élastiques, dans les bilieux, plus tenaces dans les mélancoliques, lâches et molles dans les lymphatiques. On ne peut fonder de nouvelles objections sur les vicissitudes que les tempéraments peuvent subir dans le cours de la vie, car c'est là, précisément, ce qui donne une immense valeur aux préceptes d'hygiène. Ainsi, de l'aveu même de M. Royer-Collard, une foule de circonstances, étrangères au foie et à la bile, peuvent contribuer à développer dans l'organisation, la plupart des principales conditions qu'on a coutume d'attribuer au tempérament bilieux (1). Rien n'est plus vrai, mais cela fait aussi comprendre, qu'un tempérament flotte, pour ainsi dire, dans le cours de la vie, entre une association et une dégénérescence; que les modificateurs hygiéniques peuvent, ou le tenir en suspens, ou l'amener à l'un, ou l'abaisser vers l'autre. C'est là la marque distinctive de la puissance de l'hygiène. Maintenant, dira-t-on, pour ce qui est du caractère moral on ne peut lui donner pour cause, tel ou tel tempérament, tel ou tel état du foie ou de l'appareil digestif. Les dispositions morales et intellectuelles, celles du moins qui sont permanentes, et qui constituent le caractère, dépendent d'une organisation cérébrale particulière, et non d'une modification viscérale quelconque. C'est là, dit M. Royer-Collard, un des points les plus incontestables de la doctrine du docteur Gall, si contestable pourtant sous d'autres rapports (2). C'est précisément là, ce qui a fourni le point de départ le plus solide pour réfuter le système du célèbre phrénologue; on lui a reproché de n'avoir tenu aucun compte des tempéraments, non pas comme *cause*, mais bien com-

(1) *Ouv. cit.*, p. 159.
(2) *Ouv. cit.*, p. 147.

me simples *éléments* de la physionomie et du jeu des diverses modifications morales. Il n'est pas douteux, en effet, qu'il existe une certaine relation entre des habitudes morales pacifiques ou violentes, et telle ou telle forme de tempérament; que ce dernier n'entre comme agent modificatif dans la destinée intellectuelle ou passionnelle de l'individu. On ne peut récuser les faits que nous offrent les vies des hommes les plus illustres, comme ceux qui nous sont fournis par l'observation des sujets les plus vulgaires. De même que certain tempérament donne de l'intensité à une forme particulière de maladie, lui imprime une tournure spéciale, ainsi il agit pour le caractère moral.

Nous croyons donc utile de conserver la doctrine régnante sur les tempéraments; non, parce qu'elle est entièrement vraie, mais parceque, jusqu'à ce jour, elle fournit encore à l'hygiène une masse de faits précieux et d'utiles inductions. Comme nous l'avons présentée d'ailleurs, on ne peut nier qu'elle ne soit fondée sur l'observation.

Tempérament idéal.—Nous ne pouvons parler que comme d'une douce chimère, de ce tempérament, beau idéal de la constitution physique, que les anciens ont décrit sous le nom de *temperamentum temperatum*, *temperamentum ad pondus*. Tout y serait réglé et équilibré de manière à ce qu'aucun des systèmes généraux n'éprouvât une prédominance; la santé s'y refléterait dans toute sa plénitude, et l'âme liée par la plus heureuse, la plus belle des harmonies à une organisation type, n'éprouverait que des impressions modérées, des affections sympathiques, aimables et bienveillantes. Cette conception des anciens leur a été léguée, sans doute, par les vagues traditions de l'âge-d'or; Platon la rêvait dans ces parages fortunés, où sa pensée le transportait par-delà l'Atlantide; mais depuis que l'homme a été condamné à la maladie et à la mort, l'empreinte originelle de cette merveilleuse organisation, a été entièrement effacée du globe. Tout ce qu'on y retrouve, ce sont des constitutions mixtes, au milieu desquelles les divers mouvements, qui constituent la vie, s'exerçent, sans trop de troubles, où l'énergie et l'âpreté des passions n'y mêle pas trop d'orages. Les anciens, dit Lorry, ont longtemps disputé pour savoir si ce tempérament si brillant, qui porte avec lui, l'idée d'une santé parfaite, n'était pas un être de raison; il ne l'est peut-être pas, mais s'il existe, c'est une lueur d'un moment qui ne peut pas subsister au milieu des agitations inévitables de la vie : il n'appartient ni à l'enfance, ni à la jeunesse, ni à la décadence de l'âge : la vieillesse ne peut plus le connaître; et quand cette espèce de point interminable serait possédé par un homme qui en sentirait toute la valeur, qui, par l'amour de la sobriété et par la médiocrité de ses passions, surpasserait le reste des hommes; n'est-ce pas l'homme le plus juste qui trouve les occasions les plus ordinaires de trouble et de chagrin(1)? Tout ce que nous pouvons dire de plus au sujet du tempérament idéal, se rapportant à ce que nous avons dit de la santé parfaite (pag. 25), nous y renvoyons le lecteur.

(1) *Traité des aliments*, t. II, p. 114.

Nous allons passer à l'étude des tempéraments en particulier, en ayant soin d'indiquer et leurs modes de combinaison et les dégénérescences qu'ils peuvent subir. Nous assignerons en même temps les règles les plus générales de régime, applicables à chaque tempérament.

Nous admettons quatre tempéraments primitifs ou radicaux : le *sanguin*, le *nerveux*, le *bilieux*, le *lymphatique*. Tous les autres n'en sont que des dérivés, ou des combinaisons. Nous avons cru devoir traiter plus longuement, à propos de ces derniers, du tempérament mélancolique qui, tenant à la fois du nerveux et du bilieux, s'offre, de nos jours, comme une déplorable et fréquente anomalie.

ARTICLE III. — *Des tempéraments en particulier. — Modèles historiques. — Régime.*

Tempérament sanguin.	*Association*: — Lymphatico-sanguin, nervoso-sanguin, bilioso-sanguin.	*Dégénérescence* : — pléthorique. — Constitution athlétique.

Les anciens, guidés d'après les notions incomplètes de la physique de leur époque, nommaient ce tempérament, *chaud et humide*. Une physionomie animée, un regard vif, la promptitude dans les mouvements; des chairs, qui ne sont ni trop fermes, ni trop molles, un pouls vif, mais doux et uniforme; sont les signes individuels du tempérament que nous appelons sanguin. L'homme sanguin, exerce toutes ses fonctions avec une facilité admirable; il digère bien et lentement ; il a le ventre libre, mais il urine peu, parce qu'il transpire aisément. L'observation apprend encore, qu'en général, l'homme sanguin est bon, franc, brave, courageux ; la vivacité, l'enjouement, la douceur et l'aménité, forment son caractère ; son imagination est brillante, sa mémoire facile ; il a beaucoup d'esprit, des idées heureuses et promptes, un jugement vif, des expressions aisées ; il aime le luxe, les plaisirs, la table et les femmes. Maintenant, dira-t-on, la quantité du sang est-elle augmentée dans l'organisme? La vîtesse de son cours est-elle plus grande? Le cœur, les gros vaisseaux, sont-ils plus volumineux, plus vigoureusement constitués? La respiration est-elle plus active, et les poumons plus développés? Nous répondrons affirmativement à ces questions. Pour ce qui est de la quantité de la masse sanguine, il n'est pas nécessaire, pour apprécier les variations qu'elle peut offrir dans l'état de santé, d'avoir une idée, à peu près exacte, de sa proportion moyenne chez les différents individus : la science n'est point arrivée à un tel résultat. Mais il est un autre moyen d'induction, que les adversaires de la doctrine des tempéraments délaissent avec trop de facilité : c'est l'observation clinique, l'étude des maladies. Or, il n'est point douteux que certains sujets ne soient plus exposés que d'autres à des affections hémorrhagiques, à des saignements de nez, etc., à des maladies de nature effervescente, inflammatoire. N'êtes-vous point porté logiquement à attribuer ces circonstances pathogéniques, ces hémorrhagies critiques, supplémentaires, à une augmentation de la quantité du sang? Le praticien, qui se règle journellement sur ces faits pour proportionner ses émissions sanguines, n'admet-il pas tacitement cette vérité? Et si vous trouvez, comme cela a presque toujours lieu, ces diverses prédispositions pathologiques, associées aux signes extérieurs et physiologiques que nous avons attribués au tempérament sanguin, peut-on se refuser à admettre son existence? La solution de la première question, implique celle de toutes les autres, et nous n'avons pas besoin de répéter qu'on vérifie expérimentalement, que les muscles sont mieux nourris, plus développés chez les individus, doués du tempérament sanguin.

Le tempérament sanguin, dit l'éloquent Rousselle, est communément celui des femmes, et réunit la santé et la beauté dans le plus haut degré de perfection, où la nature humaine puisse atteindre. Une sensibilité toujours active et vigilante, fait que toutes les parties du corps y jouissent d'un parfait équilibre, que l'action et la réaction entre les solides et fluides s'y font avec la plus grande aisance et la plus grande régularité, et que les parties les plus éloignées du centre de la vie, y possèdent exactement le degré d'énergie qui convient à leur destination. Au dedans, aucune irritation locale, aucune constriction spasmodique, en attirant vers un endroit la sensibilité qui doit être répandue sur toutes les autres parties, ne trouble cet accord, le doux balancement qui maintiennent les organes dans l'état respectif où ils doivent être (1).

(1) Roussel. *Ouv. cit.*, p. 68.

Les modèles historiques de ce tempérament ne sont point rares, nous en trouvons de très-caractérisés dans la vie d'Alcibiade, telle que l'ont tracée les traditions antiques, et dans celle de Marc-Antoine, d'après le tableau, plein de vérité, qu'en a esquissé Plutarque. Dans les temps plus-modernes, le pape Léon X, à la figure épanouie, aux formes douces et bien exprimées, aux chairs colorées et pellucides, trahit la constitution sanguine, héréditaire dans la noble famille des Médicis (1). Ses passions, ses goûts la trahissent bien davantage. Son pontificat ne fut qu'une longue féerie, où le culte de la forme, des arts plastiques, des représentations magiques, fut exalté. Trop insouciant de l'avenir, ce pontife, laissa, selon son expression, gronder à son aise un sauvage moine, dont il eut pu étouffer les clameurs, clameurs qui devaient détacher de la suzeraineté papale une partie du monde. Il eût fallu, peut-être, pour brider l'envahissement de la réforme, un pontife comme Jules II ou Sixte V, à la complexion bilieuse, au caractère impatient et énergique ! Qui sait jusqu'à quel point, une prépondérance organique dans la constitution d'un homme, mis en présence de graves destinées sociales qu'il doit diriger, peut donner de l'essor à ces grands événements, ou comprimer leur explosion !

L'abbé Prévost, l'auteur de *Manon Lescaut*, offre un type remarquable des penchants et des habi-

(1) Catherine de Médicis avait une constitution atrabilaire, développée par l'ambition et les passions concentrées et sanguinaires. (Voy. temp. bilieux.)

tudes morales de l'homme sanguin. Doué d'une grande mobilité morale, il recherche tour-à-tour le cloître et le monde, comme s'il n'y avait eu de bonheur pour lui que dans le silence absolu de l'un, ou dans la bruyante agitation de l'autre ; il passa plus de la moitié de sa vie à ignorer qu'il existait un état intermédiaire pour lequel étaient faites les jouissances tranquilles, seules capables de donner le bonheur. Régnard, notre second comique, fut porté aussi, par son tempérament, à rechercher toutes les manifestations extérieures du luxe et des plaisirs, et jusqu'à la vie aventureuse des voyages ; ses années s'écoulèrent au sein des passions amoureuses, de la bonne chère, du jeu et de l'ostentation. Au point de vue terrestre, on peut dire avec raison de lui, qu'il fut, en ce monde, le plus heureux des mortels, par ce qu'il en fut le plus insouciant, le plus volage et le plus aimable. Régnard fut un de ceux qui surent le mieux mettre en pratique le véritable épicurisme, l'épicurisme intelligent. Les hommes à la constitution sanguine furent les héros de cette folle époque de la régence, qui comptait, en première ligne, le duc d'Orléans, sanguin jusqu'à la pléthore; le maréchal de Richelieu, modèle classique de la galanterie française; l'abbé de Chaulieu, dont la muse, un peu libertine, aimait à chanter les plaisirs et les ris. Nous sommes incliné à penser, d'après nos réfléxions particulières sur le génie littéraire et sur les hommes d'une époque, que les idées dominantes dans celle-ci, la nature des événements qu'on y voit surgir, impriment une direction particulière à la masse des tempéraments. Le bilieux et le sanguin sont ceux qui ressortent particulièrement.

A une époque d'insouciance et de plaisir, correspond le tempérament sanguin; les hommes de cette complexion impriment le mouvement, comme rois des fêtes; ils sont les véritables dominateurs. La littérature, énervée, prend un caractère anacréontique, et se proportionne aux scènes de boudoirs. A une époque sourdement agitée par le bruit de grands événements qui se préparent, le génie révolutionaire excitant les âmes, correspond le tempérament bilieux. Les hommes aux habitudes graves, aux pensées austères, se disposent à saisir le sceptre qui n'a fait que passer entre des mains peu fermes. Il y a déjà loin des encyclopédistes, aux joyeux convives du Palais-Royal. Plus tard encore, lorsque la crise sera dans toute sa force, les hommes bilieux seront les acteurs qui prévaudront. On aura souvent, dans le cours de cet ouvrage, l'occasion de reconnaître, combien ce modificateur multiple, qu'on nomme civilisation, exerce de puissance sur les tendances physiologiques de l'individu et de l'espèce. Il y a une multitude de modifications entre ces deux choses, dont une grande partie nous échappe, parce que nos moyens d'observation dans ce sens, sont très-limités. Mais ces hautes considérations nous entraîneraient trop loin.

On a assigné aux hommes, doués du tempérament sanguin, une aptitude particulière pour les arts; il semblerait qu'il existe une relation mystérieuse entre les émotions que suscitent ces derniers et la nature expansive de la constitution sanguine. Le divin Raphaël se présente à nous comme la preuve de cette assertion; il en est de même d'un de ses illustres contemporains, Benvenuto-Cellini. Tout le monde a admiré la riche carnation de visage du fils de Sanzio; cette physionomie, où la beauté se le dispute avec l'expression du bonheur. Raphaël, lui aussi, vida la coupe de toutes les voluptés de ce monde, et il mourut presque entre leurs fatals embrassements (1). Il n'y eut pas assez pour lui de fêtes, de luxe et d'éclat, de tout ce qui, en un mot, étend la surface de l'existence, mais en dessèche les racines. Raphaël, aimant la parure, se drapant d'un manteau broché d'or, au sortir du vatican, et précédé de la foule de ses élèves; Benvenuto-Cellini épanchant, comme il le dit dans ses confessions, son âme à toutes les émotions, usant de son corps pour tous les plaisirs, sont, pour le physiologiste, les grands artistes auxquels le tempérament sanguin, imprime une puissante direction. Leurs vies, le caractère de leurs productions réflètent cette tendance. Chez le peintre du jugement dernier, dans Michel-Ange, au contraire, vous retrouvez les traces du tempérament mélancolique, se manifestant et par le génie des productions, et par les inquiétudes qui troublèrent la vie de Buonarrotti.

Le tempérament sanguin est, en somme, une heureuse condition de santé. Il a des affinités naturelles

(1) Voy. Vasari, *Vie des peintres, vie de Raphaël.* Cet historien, conjointement avec d'autres, attribue la mort du grand artiste, âgé alors de 37 ans, à une fièvre consomptive, produite par des excès amoureux avec la belle Fornarina. Il ajoute, que les médecins, n'ayant point eu égard à la nature essentiellement asthénique de la maladie, hâtèrent la terminaison fatale, par la médication qu'ils mirent en usage.

avec tous les autres, et c'est une chose importante à considérer dans la pratique de l'hygiène, puisque l'art peut s'en servir comme d'un auxiliaire, pour redresser un tempérament vicieux. Comme nous le verrons bientôt, à l'extrême lymphatisme, l'art opposera les modificateurs, qui ont pour effet d'augmenter la masse des globules rouges et la densité de la fibre; il tempérera l'éréthisme nerveux, en lui associant l'élément sanguin. Et le tempérament sanguin, lorsqu'il se trouve sur les limites de la pléthore, lorsque des humeurs trop denses et trop visqueuses, circulent, en grande quantité, dans des vaisseaux très-forts et très-élastiques, est tempéré lui-même par les modificateurs, qui entretiennent le tempérament lymphatique. Lorsqu'on y réfléchit, les grandes vues de l'hygiène reposent, en partie, sur une sorte de balancement, de compensation des tempéraments entre eux.

Règles hygiéniques. — Tous les modificateurs qui rafraîchissent le sang, et qui en calment l'effervescence, sont indiqués. L'homme sanguin doit s'abstenir de tous les mets trop assaisonés, de tout ce qui est âcre ou contient beaucoup de parties aromatiques, etc.; en général, les épiceries, les spiritueux, les vins fumeux, ne lui conviennent pas. On doit mettre dans la même classe les végétaux qui sont fortement médicamenteux, tels que l'ail, l'oignon, la moutarde, etc., les viandes noires, les oiseaux de rivière, les poissons de mer. Les herbes potagères, qui contiennent un mucilage doux, lui conviennent. Les personnes sanguines, devant toujours avoir sous les yeux, la pléthore comme un ennemi qui les menace, il est de leur intérêt, de ne point trop se laisser aller à leur pente naturelle vers les plaisirs et les passions expansives. Elles doivent résister un peu a ces séductions enchanteresses, et se défier, comme le dit fort élégamment Celse, des faveurs de l'organisme : *Suspecta habere sua bona debent.* Quand arrive la pléthore, la maladie est bien proche, l'épée de Damoclès est toujours suspendue sur la tête des individus pléthoriques ; au moindre changement dans leur économie, la congestion arrive, comme l'a dit encore avec une élégante concision, qui échappe à la traduction, le médecin romain que nous venons de citer : les constitutions pléthoriques ne pouvant reculer vers un état moyen, arrivent précipitemment vers la ruine, *quia non ultrà progredi potest, retrò quasi ruinâ quâdam revolvitur* (1). On doit remarquer, de plus, que la nature prépare tous les changements, qui se font dans le corps, par un état de pléthore bien évident, qui décide des pléthores locales sur divers organes ; c'est une loi qu'elle semble s'être imposée. Or, combien le danger doit être imminent, lorsque ces opérations naturelles s'effectuent dans un organisme, déjà aux prises avec la pléthore. C'est ce qui rend raison de la fréquence des morts subites, des apoplexies foudroyantes, aux époques climatériques. Stahl a, nous croyons, raison de dire qu'une des causes morbifiques les plus fréquentes est la pléthore sanguine, à laquelle l'homme a sans cesse de la disposition, parce que, ordinairement, il mange plus que ne le demande l'alimentation de son corps,

(1) *De re medicâ*, lib. II.

et que la réparation des parties exige un temps plus long que la réparation du sang (1).

Tempérament nerveux.	*Association* : — lymphatico-nerveux, nervoso-sanguin.	*Dégénérescences* : — Bilioso - nerveux, mélancolique. — Hypochondrie; hystérie.

Les personnes de ce tempérament, ont l'habitude du corps sèche et maigre, la taille ordinairement élancée, le teint un peu pâle; leurs mouvements sont brusques, leurs sensations vives, fugaces, leurs idées ont de l'exaltation, leur sommeil est léger et fréquemment interrompu par des mouvements en sursaut. Elles ont un appétit médiocre, digèrent lentement, et leurs goûts, en fait d'aliments, varient sans cesse. Leur système musculaire est fort peu développé; doués, par cela seul, de peu de force locomotrice, elles sont, au moindre exercice, épuisées de fatigue, et inaptes à tout travail qui exige une certaine dépense de force corporelle. Chez elles, les deux fonctions distinctes que dirige la masse nerveuse, la sensibilité et la contractilité, sont en complet désaccord. Dans le tempérament nerveux, en effet, tout tend à provoquer l'activité de la première, et à amortir l'énergie de la seconde; les habitudes sédentaires, les travaux intellectuels, souvent même la culture de tout ce qui tend à exalter l'imagination et à enflammer les passions, ne font qu'exagérer la faculté de sentir, et réellement, dans ce cas, le sys-

(1) *Theor. med. ver.*, p. 953.

tème musculaire, et, par conséquent, la puissance motrice, sont généralement réduits à leur minimum d'intensité.

Les sujets nerveux, sont, d'ailleurs, doués d'une grande intelligence et d'une conception étonnamment facile et prompte, et leurs idées tiennent du sublime. Rien de plus vif et de plus éclatant que leur esprit : il pétille en saillies, et semble s'échapper par tous les pores de leur être (1) ; le propre de leurs discours, c'est d'être variés, emportés, saccadés, comme tout leur individu. Ils doivent, au tact éminemment fin et délicat qu'ils possèdent, de pressentir et deviner presque, tout ce qu'ils ont intérêt à connaître, en devançant, pour ainsi dire, leur jugement. On les voit se passionner facilement pour les spectacles, les jeux, la musique et la pantomime, à cause de l'excessive mobilité de leur sensibilité, qui se complaît dans la grande variété d'impressions qui proviennent de ces objets. C'est ainsi qu'il ne faut point chercher, dans ce tempérament, ce calme et cette sérénité, qui font les délices de la vie ; les personnes nerveuses ne les connaissent pas : leur existence s'écoule dans une agitation et un ébranlement trop vifs ; et, toujours souffrantes, par trop de sensibilité, elles ne semblent vivre que par accès et par secousses. Devant, au reste, à leur imagination trop active et à leur irritabilité, non moins vive au moral qu'au physique, de leur exagérer leurs sensations, de tout centupler en eux, le plaisir, comme la peine, elles trouvent, dans

(1) Le Dr Payan d'Aix. *Un aperçu physiologique sur les tempéraments*, Annales philosoph. et littér. 1843

cet excès de sensibilité, un triste avantage en ce monde, où la somme des douleurs l'emporte de beaucoup sur celle des plaisirs. Aussi leur excessive sensibilité est-elle susceptible de prendre une direction vicieuse. C'est, principalement, chez les femmes vaporeuses, qu'on peut étudier tous les écarts, dont le tempérament nerveux est susceptible.

Voltaire et lord Byron, résument, à nos yeux, tous les caractères les plus tranchés de la complexion nerveuse. Voltaire passait, en un instant, de la colère à l'attendrissement, de l'indignation à la plaisanterie; il est doux, souple, amer, insolent, flatteur, carressant, orgueilleux, indomptable, avec la plus étonnante facilité; il consacre ses immenses travaux littéraires, à plaire aux parisiens, et il les appelle barbares, Welches, la *chiasse* du genre humain. Marmontel raconte, dans ses mémoires, qu'étant allé le voir, après la mort de la marquise du Châtelet, il le trouva fondant en larmes, et inconsolable de la perte qu'il venait d'éprouver; l'abbé de Chauvelin entre, se met à raconter quelques histoires plaisantes; Voltaire se calme, écoute avec plaisir, et bientôt se met à rire aux éclats. Tel est l'effet d'une grande mobilité nerveuse, nécessairement inégale et fluctuante (1). Quel caractère que celui de Byron! Considéré comme poète et comme homme, sa fatuité de dandy, ses goûts efféminés, ses actions héroïques, sa morgue aristocratique, son

(1) Réveillé-Parise. — *Physiologie et hygiène des hommes livrés aux travaux de l'esprit*, t. I, p. 113 — 1834.

dédain de la société, son génie, la bizarrerie de sa conduite, décèlent une dégénérescence du tempérament nerveux. En réfléchissant sur le mode d'organisation, sur l'inégalité frappante qui signala le rhythme de la vie nerveuse de ces deux grands personnages, dont l'un exerça sur le génie et les manifestations de son siècle, l'influence la plus illimitée et la plus décisive, l'homme réfléchi ne peut se défendre d'un profond sentiment de pitié, en faveur de l'humanité tout entière. Eh! quoi, un siècle en masse, à la voix de Voltaire, sur sa propre garantie, se dépouille de ses traditions, comme d'un vêtement déshonoré, brise ses croyances, comme un hochet inutile; se fait insulteur de ce que les siècles avaient adoré avant lui! On fait tout cela; et personne ne songe à pénétrer les mobiles secrets, qui poussent à l'innovation le Vieillard de Ferney: on les eût trouvés dans des fibres excessivement délicates, dans une impressionabilité inouïe, dans une mobilité qui changeait de caractère, à tous les instants du jour. Bien des paroles de Voltaire, qui ont séduit une époque; un grand nombre de ses écrits, qui ont eu une portée inouïe, doivent être imputés, non à des convictions réfléchies, mûries par le temps, mais à une disposition d'esprit fluctuante et maladive, qui subissait les irrégularités, les anomalies de sa vie nerveuse. En dernière analyse, à un point de vue physiologique sévère, et en mettant à part toutes les œuvres, qui furent le produit d'un génie transcendant, il ne nous reste de Voltaire, que des boutades et des écrits, qui furent inévitablement le produit d'une indignation passagère, *facit indignatio versum.* Ce que nous venons de raconter de sa vie en fait foi, et les inconséquences qui pullulent dans ses livres le témoignent encore davantage. Ceci est bien triste à dire, mais il serait facile d'appliquer cet ordre de considérations à d'autres hommes que Voltaire, et qui, comme lui, ont joué un grand rôle sur la scène du monde. Bien des préjugés, bien des opinions paradoxales, ont eu cours dans ce dernier; bien des événements ont bouleversé ses profondeurs, et tout cela n'est sorti, souvent, que de cerveaux malades, et d'organisations affaiblies. L'asservissement moral de l'humanité a été effectué, plus fréquemment qu'on ne le pense, par des hommes qui, vus de près, dans la secrète intimité de leur vie, étaient bien faibles et bien misérables. C'est là encore une des mille raisons pour lesquelles la lueur de la vérité, pure et sans tache, éclaire si rarement le monde; c'est là un de ces obstacles qui rendent si laborieux, pour celui-ci, l'enfantement du progrès véritable.

Règles hygiéniques, applicables aux tempéraments nerveux. — La prophylaxie des maux sans nombre, auxquels conduit le tempérament nerveux, réclame, de bonne heure, un régime bien dirigé et suivi, pour le choix des aliments et des boissons, les excrétions, les veilles, le sommeil, l'exercice, le repos, les conditions atmosphériques et, surtout, les affections de l'âme. Il faut observer ce régime avec constance: les individus nerveux ont plus besoin que d'autres des bienfaits de la médecine préventive; ils sont prêts à tomber dans cet état où l'organisation nerveuse, purement vitale et sensitive, n'obéit plus à l'âme humaine, mais à la nature et aux forces qui l'excitent, où des anomalies de sensibilité font prédominer telle partie du système nerveux, en y concentrant presque la vie entière. Qu'ils évitent tout ce qui cause des impressions surhumaines; car c'est folie, avec la faiblesse organique actuelle, d'exiger de la vie plus que la vie ne peut donner!

L'accroissement des sciences, comme nous en avons déjà fait la remarque, et l'accroissement si considérable du nombre de ceux qui s'y livrent de nos jours, ont affaibli le corps par trop de repos, et fatigué l'esprit, par une activité, qui ne connaît pas de limites, qui ont ainsi frayé une voie à toute espèce de névroses. En apportant, au contraire, une égale sollicitude à l'éducation physique et morale des enfants, on les prémunit, le plus sûrement possible, contre les maladies nerveuses; et, protégés de la sorte, ils apprennent à supporter cette vie, où le bonheur n'est nulle part, sinon avec une parfaite égalité d'âme, du moins sans grandes secousses. Sur tout cela, cependant, et sur tout ce qui touche les violentes commotions morales, on ne réclame pas les secours des médecins avant que le mal ait fait de grands progrès, et dans ce cas, pourtant, les ressources de l'art consistent surtout à écarter les causes occasionnelles qui menacent d'agir plus fortement encore sur un esprit prédisposé, et à savoir donner à propos une direction contraire, aux émotions de l'âme.

Les hommes très-nerveux, doivent rechercher des professions où les mouvements passionels ne soient pas trop exaltés, et qui reposent l'imagination. Il serait à désirer, dans un intérêt très-général, et que chacun comprendra facilement, que les supérieurs ecclésiastiques, veillassent, avec une grande sollicitude sur l'admission des sujets au sacerdoce; qu'ils en éloignent les individus très-nerveux et impressionnables, mélancoliques, prédisposés à toutes les illusions et aberrations d'une imagination désordonnée. Ces prêtres, inquiets, seraient bientôt la proie des visions qu'enfante le mysticisme, et jetteraient bien vîte la perturbation dans le sanctuaire. C'est dans ces organisations, en effet, qu'on doit redouter les ravages de cette dévotion, qui se change en délire et en ravissement, en *quiétisme*. Nous ne dirons point, comme Montesquieu, qu'un quiétiste n'est autre chose qu'un homme fou, dévot et libertin (1); mais nous dirons, que cette disposition d'esprit, chez tous ceux qui ne sont pas des Fénélon, est des plus funestes pour la famille et la société. Le sacerdoce catholique est appelé, par les événements qui se préparent, à de nouvelles luttes et à de grands combats. Il faut que son front de bataille offre à ses adversaires des hommes forts et irréprochables. Nos paroles, ici, ne peuvent paraître suspectes, elles ne traduisent, d'ailleurs, que la pensée même d'un de nos confrères, prêtre et médecin, le docteur Debreyne, qui a signalé aussi ce fait aux évêques (2). Nous plaidons la cause d'un grand avenir.

(1) *Lettres Persannes*, p. 366, in-12.

(2) *Théologie morale, dans ses rapports avec la physiologie et la médecine*, p. 443.

Tempérament mélancolique.

Ce tempérament est une association, une combinaison particulière des tempéraments bilieux et nerveux. On peut, en effet, aussi bien le ranger dans la classe des dégénérescences de l'un, que dans celle de l'autre; il a de grands points, de contact avec la complexion atrabilaire, dont nous énumérerons bientôt les caractères distinctifs; ce sont deux nuances, qui peuvent renforcer le tempérament bilieux, vers l'âge de quarante ou quarante-cinq ans.

Cependant, cette complexion peut se dessiner plutôt chez quelques individus. Tel fut l'empereur Julien dit l'Apostat qui, à l'âge de vingt ans, était astrologue, théurgiste, nécromancien. Le portrait que saint Grégoire nous a tracé de ce prince, le problême de son siècle et de la postérité, porte à croire qu'il était d'un tempérament mélancolique. Sa tête était dans un mouvement continuel; il haussait et baissait sans cesse les épaules; la vivacité de ses regards, toujours errants et incertains, avait quelque chose de rude et menaçant; il portait dans ses traits et dans ses éclats de rire, un air de raillerie et de mépris; il avait les cheveux bouclés, la barbe hérissée, le teint pâle (1). Cet empereur austère, dont la vie fut si courte, fut avide de gloire, comme les avares le sont des richesses, il la chercha jusque dans les moindres objets, dans l'étude des lettres comme

(1) Grégor. nas. or. 4. 20.

dans les batailles. Sa tempérance, poussée à l'excès, devint une vertu de théâtre. Son courage passa de bien loin les bornes de la prudence. Une grande partie de ses sujets, ne trouve jamais en lui de justice. En réfléchissant sur le génie particulier de Julien, sur ses actions, ses goûts, on voit de suite qu'il fut victime des sciences occultes, qui saturèrent sa première jeunesse. Les Kabalistes d'Edèse, qui firent de lui un fanatique, trouvèrent dans sa complexion mélancolique, une matière toute préparée et prompte à s'allumer (1).

Quelques physiologistes regardent le tempérament mélancolique, moins comme une constitution propre et naturelle à l'individu, que comme une maladie d'acquisition, une sorte de vice héréditaire. C'est, en effet, une complexion des plus transmissibles par voie de génération, et c'est une circonstance sur laquelle nous nous proposons d'insister, dans les chapitres que nous consacrerons à l'hygiène de l'espèce. Les individus doués de ce tempérament, ont, ordinairement, la taille haute, le corps grêle, les muscles minces, mais fortement dessinés; la peau est lisse, polie; la physionomie est triste, inquiète; le regard timide ou fixe; la sensibilité est exquise; toutes les passions sont extrêmes; ces individus aiment ou haïssent avec empressement et opiniâtreté; rêveurs, taciturnes, défiants, ombrageux, ils concentrent leurs affections. La société les importune; ils la fuient, préférant la solitude dans laquelle leur imagination et leurs affections peuvent s'exalter

(2) Voy. Lebeau, *Histoire du Bas-Empire*, t. II, p. 448.

sans importunité. Les femmes de ce tempérament ont la peau belle, mais sèche; elles ont, presque toutes, une démarche nonchalante, soit qu'elles marchent ou qu'elles agissent. On peut dire que cette complexion, en les jetant hors des voies naturelles de leur sexe, les voue à des malheurs sans mesure. Comme les bilieux, les hommes mélancoliques sont très-propres à la culture des arts et des sciences; ils ont peu de mémoire, mais leurs idées sont fortes, leurs conceptions vastes, leur imagination est exaltée; une extrême mobilité est ce qui les distingue des bilieux, hommes tenaces par excellence. Un mélancolique heureux se croit le plus heureux des hommes; un petit revers et une sensation douloureuse le jettent dans l'abattement et le désespoir, son malheur lui paraît extrême, il n'était fait que pour lui. Son imagination lui peint des chimères qui le troublent et le rendent très-souvent malheureux par la crainte de le devenir; *De futuris perpetuò dubii, dissidentes, suspicaces vivunt;* c'est ainsi que Sthal les a caractérisés en peu de mots. Hier, ils voyaient les objets à travers un prisme agréable; aujourd'hui, la scène est changée. Leur imagination, dit très-bien Clerc, est une chambre obscure, ils ne voient les objets qu'à travers un verre enfumé. Ces dernières circonstances, ressortant de la vie du mélancolique, signalent toutes les affinités, qui existent entre leur tempérament et la constitution nerveuse. Cet état de mélancolie, qui coëxiste avec la faiblesse du corps et qui n'est que le sentiment profond de cette faiblesse, est l'état de l'esprit le plus favorable au développement de ses facultés, comme les anciens philosophes l'avaient très-bien reconnu. Et cette puissante énergie de l'âme, a dit un professeur illustre de l'Ecole de Montpellier, qui répond le plus constamment à une constitution du corps faible et débile, est un phénomène bien remarquable, qui prouve que ces deux substances, sont bien distinctes, et qu'elles sont appelées à des destinations d'un ordre différent.

Nous avons recherché un modèle complet et saillant de la complexion mélancolique, et nous l'avons trouvé dans une des plus grandes figures historiques des temps modernes, Machiavel. Cet homme, dont le nom devait se transmettre aux races futures, comme le symbole de l'inexorable *fatum* des anciens, dont les écrits dénotent un mépris souverain pour l'activité et la liberté humaine; cet homme qui préconisa toujours la force et le succès, qui les envisagea systématiquement comme la justification de toutes les hontes et de tous les crimes, avait un tempérament mélancolique. On ne peut en douter, lorsqu'en présence des divers portraits, qui nous ont été laissés de lui, et qui se trouvent dans les galeries de Florence, on réfléchit au diverses circonstances de sa vie, au génie de ses écrits, à sa mort même. L'auteur du fameux livre *del principe*, nous apparaît avec un regard inquiet et sombre, une physionomie marquée de traits amaigris et sévères, d'un teint livide et plombé; sa vie se passe au sein des intrigues d'une république corrompue, et il se montre sans cesse dévoré d'une inquiète ambition. Il conspire contre Jules II, il conspire contre la famille des Médicis, et finit par demander, avec instance, à l'un de ceux-ci, un emploi subalterne. Ce génie transcendant, issu d'une race de nobles Gonfaloniers, meurt dans l'indigence et dans l'hypochondrie, à l'âge de cinquante-huit ans (1). Plusieurs années avant Machiavel, existait un autre homme dont le génie puissant avait imprimé à la civilisation la plus forte impulsion qui ait jamais été donnée. Christophe Colomb, car c'est lui, fut le porteur d'une âme des plus fortement trempées, quoique doué du tempérament mélancolique. Il était d'une taille au-dessus de la moyenne ; il avait le visage long, le nez aquilin, les yeux bleus, le teint fin mais un peu enflammé ; sa constitution était robuste ; il était sujet à des attaques de goutte. Milton, le chantre sublime du céleste éden, dont les *beaux yeux noirs d'aveugle brillaient sur la pâleur de son visage*, traîna, dit M. de Châteaubriand, assez de jours sur la terre *pour s'ennuyer*, pas assez pour épuiser son génie, qu'il posséda tout entier jusqu'à son dernier soupir (2). La complexion de ce grand poète, était mélancolique, il en avait reçu le germe de sa mère et cette tendance maladive fut renforcée par les épreuves sans nombre, qui traversèrent sa vie, au printemps de laquelle il s'écriait, déjà : « Mes jours hâtés fuient en

(1) Voy. Bandinelli, *préf. à la Collect. veter. monu.*, p. 32. Cet auteur cite la lettre d'un des fils de Machiavel, qui annonce la mort de son père à un professeur de Pise. Il est dit dans cette épître, que l'illustre florentin est mort d'une inflammation d'entrailles, produite par l'usage et l'abus de *certaines pilules*. Il est avéré que Machiavel avait l'habitude de prendre des médicaments, ce qui est l'indice de l'hypocondrie.

(2) *Essai sur la littérature anglaise.*

pleine carrière; mais mon dernier printemps ne montre ni boutons ni fleurs, *but my late spring no bud, or blossom shew'th.* » Le Tasse, Cervantès, Camoëns, Pascal, Young, Gilbert, Schiller, peuvent être encore cités, comme l'expression fidèle du tempérament mélancolique. Un seul, parmi eux, Cervantès, le plus malheureux de tous peut-être, n'a point imprimé à ses œuvres, l'empreinte de ses poignantes tristesses; mais Shakespeare, le peintre de tant de noirs tableaux, semblerait aussi avoir été un homme léger, insouciant. Quelquefois l'homme et le talent sont disparates, sans cesser d'être homogènes; cela dépend des mystérieux rapports de la nature.

Dans un ordre inférieur, mais pourtant saillant dans son genre, on peut encore citer l'acteur Monrose, mort récemment dans la lypémanie, une des plus fatales dégénérescences du tempérament mélancolique. Qui se serait douté, en le voyant emprunter les masques les plus gais des Figaro et des Mascarille, que son âme nourrissait de mortelles douleurs!

Règles hygiéniques. — Le tempérament mélancolique, placé dans un milieu qui l'exagère, a trois issues funestes: ou l'hypochondrie, ou la lypémanie, ou le suicide. Ces trois maladies sont de la même famille, et jettent un voile bien sombre sur l'existence humaine. L'homme mélancolique, s'il ne veut aboutir à l'une de ces tristes fins, doit vivre dans un climat sec et tempéré, sous un beau ciel; il doit entretenir ses forces physiques par le travail. C'est, dit Esquirol, le frein le mieux éprouvé contre les passions qu'il modère, en même temps qu'il empêche l'imagination de se mêler de nos plaisirs et de les corrompre. L'équitation est à recommander, car elle excite l'activité des vicères abdominaux, favorise la transpiration, repose et distrait l'attention. Le célèbre Alfieri, ne rendait supportable sa noire mélancolie que par la conduite d'une voiture. Les mélancoliques, doivent éviter les professions qui exaltent l'imagination et les passions. Ils doivent proscrire les aliments salés, épicés, irritants, grossiers et de difficile digestion, les végétaux farineux, etc. L'abus des boissons chaudes et celui des liqueurs alcooliques tendent à pervertir davantage encore le tempérament mélancolique ; ils poussent à la lypémanie et au suicide. D'après Esquirol, c'est peut-être à l'abus des boissons chaudes et de l'alcool qu'il faut attribuer le grand nombre de suicides qu'on observe en Angleterre, et le spleen endémique chez cette nation. C'est aussi le sentiment de plusieurs médecins Anglais. L'avenir du mélancolique est entre les mains de la médecine préventive.

Tempérament bilieux.	*Association* : — Bilioso-sanguin.	*Dégénérescence*: — Colérique ; mélancolique ; atrabilaire.

Les anciens auteurs, en appelant ce tempérament *chaud* et *sec*, exprimaient une grande vérité physiologique. En effet, ce qui caractérise au plus haut degré cette constitution, c'est la raideur, la rigidité des solides, de la fibre (sécheresse), puis l'activité des mouvements organiques, la promptitude avec laquelle s'accomplissent les fonctions vitales (chaleur).

Le pouls de l'homme bilieux est prompt, élastique, sec et raide. Il mange beaucoup, digère vîte et facilement ; il est habituellement constipé. Son haleine est forte ; en général, le produit de ses sécrétions est âcre. Doué d'un médiocre embonpoint, d'une taille moyenne, il a une peau aride et sèche, d'un rouge foncé, brune, olivâtre et quelquefois noire ; les poils qui la couvrent, ont la couleur des cheveux, qui sont presque toujours noirs et crépus.

Ce tempérament ne commence à se dessiner que vers l'époque de la puberté et n'atteint son summum de développement qu'à celle de la virilité. Il est plus rare chez la femme que chez l'homme ; ce tempérament offre les conditions d'un état organique, favorables aux travaux de l'intelligence et à la poursuite des grandes affaires. Je ne sais si je m'abuse, mais presque tous les hommes éminents, dans quelque carrière que ce soit, que j'ai connus, m'ont présenté des traces de cette complexion. En général, les hommes bilieux apportent dans leurs labeurs, une grande somme de persévérance; et c'est déjà un gage de succès. Ils ont de grandes conceptions, l'imagination sublime qui les transporte, comme Dante, dans des mondes invisibles et de sombres régions. Tout ce que leur intelligence réalise a du nerf, et s'exerce, en général, sur de graves sujets. Nous devons à ce tempérament les grands tragiques et les grands peintres; plus d'un orateur célèbre lui doit sa réputation et ses succès. A en juger par la concision du style, par la sombre énergie des tableaux et des pensées, Tacite devait offrir un modèle de ce genre d'organisation. Si ce tempérament n'était pas si exposé à subir des métamorphoses souvent fâcheuses pour le bonheur de l'homme, il serait à envier. Mais il arrive, précisément, qu'il trouve des agents stimulateurs dans les travaux qu'il suscite, dans la direction d'idées qu'il détermine, dans la position sociale où il vous a placé. Ces circonstances, combinées aux progrès de l'âge lui font bientôt franchir les limites de son état normal pour l'amener à une nuance plus prononcée, *le tempérament colérique*. Haller a dit que ce tempérament était le produit d'une vive sensibilité unie à la force, ce qui est l'opposé du tempérament *hystérique*, où une grande sensibilité se trouve unie à la faiblesse. Le colérique, en effet, devient l'apanage des hommes bilieux, chez qui les passions fortes et véhémentes, telles que l'ambition, la haine, ont été depuis longtemps tenues en éveil. On le trouve à un haut degré, chez les grands hommes qui n'ont qu'une idée fixe, celle d'établir leur souveraine domination. Jules II, pape guerrier, qui s'élançait, le casque en tête, la lance au poing, à travers la brèche d'une ville ennemie, et oubliait, en face des révoltés, qu'il était pontife des miséricordes, avait une figure osseuse, expressive et hardie; ses yeux étincelaient de feu et d'audace; ses mouvements étaient brusques, vifs et ardents. Tout révélait en lui une nature dominatrice. Il en fut de même de Sixte-Quint, dont chacun connaît l'histoire, de Richelieu, de Cromwell, de Pierre-le-Grand, de Charles XII. Il est probable que chez eux, le tempérament fût demeuré bilieux, si leurs vies se fussent écoulées, au milieu de circonstances moins difficiles et moins orageuses.

Les hommes bilieux, disposés aux affections abdominales, au choléra-morbus, aux fièvres ardentes, et dont les maladies ont, en général, un caractère singulier de véhémence et de rapidité, devront chercher dans l'observance des lois hygiéniques, à tempérer l'excès de leur énergie. Qu'ils évitent une alimentation trop excitante, l'usage des liqueurs fermentées et trop spiritueuses; qu'ils humectent leur organisme par des boissons aqueuses, des bains dans une onde limpide : qu'ils aillent aussi, de temps en temps, demander à la vie tranquille de la campagne, un repos, un calme nécessaire à leur incessante activité.

Ici nous devrions parler du tempérament mélancolique, comme une dégénérescence du tempérament bilieux. Mais déjà, nous avons étudié cette forme à propos du tempérament nerveux, dont il devient une exagération morbide en quelque sorte. Nous devons toutefois établir en ce lieu, que cette complexion, rendue fréquente par certains écarts de la civilisation moderne, paraît se rattacher, quant à sa nature intime, à l'éréthisme nerveux, d'une part, et de l'autre, au tempérament bilieux, par le caractère des passions, qui y sont tristes, concentrées et durables. C'est là, encore, une des mille démonstrations de la combinaison infinie des tempéraments entre eux.

Le tempérament atrabilaire, heureusement pour l'humanité, est une forme excessivement rare du tempérament bilieux dégénéré. C'est à lui, plutôt qu'au tempérament mélancolique, que l'on doit rapporter cette dépravation morale, profonde, que Cabanis a parfaitement caractérisée. C'est ce tempérament, dit-il, qui paraît propre aux nations fanatiques, vindicatives et sanguinaires; c'est lui qui détermine les sombres emportements de Tibère et de Sylla; les fureurs hypocrites des Louis XI, des Robespierre; les atrocités capricieuses des Henri VIII; les vengeances persévérantes et réfléchies des Philippe II. Il joint l'audace à la violence, à la profondeur de l'ambition et des ressentiments (1). Les hommes doués de ce tempérament, sont inflexibles dans leurs haines, dans leur domination; ils brisent tous les obstacles qui s'opposent à leurs passions sanglantes, et peuvent dire, comme Henri à son lit de mort : « Je n'ai jamais refusé la vie d'un homme à ma colère, ni l'honneur d'une femme à mes désirs. » Malheur à ceux, sur lesquels s'étend leur sceptre! malheur aux temps, dans lesquels on voit régner, comme de sombres météores, ces exécrables organisations! César les connaissait bien, lorsqu'il disait : Je ne crains rien des hommes à embonpoint et à belle chevelure (πακεισ και κομητασ). Je redoute bien plus ces hommes au teint jaunâtre, à la face maigre (ωχρουσ και λειπτουσ εχεινουσ): il parlait de ses assassins mêmes!

Les époques, qui sont marquées par des crises violentes, de graves pertubations sociales; où le fanatisme, soit religieux, soit politique, s'empare des esprits, fécondent l'accroissement des constitutions atrabilaires. C'est pour cela qu'on a dit, que les hérésiarques étaient doués de cette complexion, et l'on a toujours cité Luther et Calvin. Mais cepen-

(1) *OEuvres complètes*, t. IV, p. 448.

dant, quelles différences dans leurs tempéraments, différences qui s'expliquent parfaitement par la vie, les passions de l'un et de l'autre ! Chez Calvin, dit un habile historien des deux sectaires, les lèvres plissées par le dédain et la moquerie, le teint plombé et bilieux, étaient des indices de ruse, de finesse et d'entêtement. Quand, à la bibliothèque de Genève, vous rencontrez l'image de Luther à côté de celle de Calvin, tout aussitôt vous devinez les facultés psycologiques des deux réformateurs. L'un avec sa figure fleurie, où le sang court et bouillonne ; avec son regard d'aigle et ses chairs brillantes d'un coloris tout vénitien, doit représenter l'éloquence populaire, la force brutale, l'enthousiasme lyrique : à lui la tribune, la place publique, la taverne. L'autre, avec sa face d'anachorète, usée par les veilles ou les maladies ; ses chairs foncées, son œil inquiet, son teint de cadavre, figurera le sophisme opiniâtre et l'aride argument ; c'est l'homme de l'école, du temple, du cabinet ; le théologien diplomate, le renard qui, pour se déguiser, a mis la calotte du moine (1). Luther était doué d'un tempérament bilioso-sanguin, et ses passions portaient le cachet de ce mélange ; il était violent mais expansif, porté à la destruction, mais non pas implacable ; de nobles sentiments fleurissaient encore dans cette âme, que la lettre de la théologie n'avait pas desséchée. Calvin, au contraire, présente le type de cette nature mauvaise qu'enfante le tempérament bilieux dégénéré ; sa vie fut exclusivement livrée

(1) AUDIN. *Vie de Calvin*, nouvelle édition, 1843, t. I, p. 4.

aux méditations les plus sombres de la théologie, à l'orgueil qu'elles produisent, à la soif d'établir, quoiqu'il en pût coûter, sa propre domination.

Mais, ce serait une erreur de penser que la complexion atrabilaire, accompagne seulement les hautes facultés intellectuelles, qui servent ainsi d'auxiliaires à la perpétration de crimes et de forfaits éminents. Il est beaucoup de scélérats de bas étage, beaucoup de meurtriers par profession, vivant au sein d'impures ténèbres, chez lesquels ce tempérament prédomine. En eux, la dégénération s'est effectuée par la fixation journalière du moral sur de noirs projets d'assassinats, de violences et de pillage, par la vie d'inquiétudes, d'angoisses qu'ils ont dû nécessairement mener. Et comme, en même temps, ils dépensent beaucoup en exercices et en mouvements musculaires, la constitution sanguine, athlétique acquiert aussi une prédominance : de là, une nouvelle combinaison de tempéraments, combinaison funeste, en ce qu'elle triple l'audace et les chances de succès d'un crime. Les scélérats célèbres qui peuplent les bagnes, offrent d'ordinaire, ce double caractère d'organisation. Ces génies du mal, dit Esquirol, envoyés dans le monde pour être l'effroi et les tyrans de leurs concitoyens, ne sont pas toujours exempts des tourments de la plus noire mélancolie; leur physionomie, dure et repoussante, porte l'empreinte de leurs passions haineuses et malfaisantes; leur aversion pour les hommes, leur fait rechercher la solitude et fuir la présence de leurs semblables (1). On ne pourrait douter, d'après cela,

(1) *Maladies mentales*, t. I, p. 430.

de combien de ménagements les individus d'un tempérament bilieux, doivent être, de bonne heure, entourés. Leur direction morale doit avoir pour but de pacifier, pour ainsi dire, la fougue de leurs passions violentes ; le régime physique doit être pour eux, essentiellement modérateur ; mais ce n'est pas ainsi que l'on se comporte.

On se dit généralement, en voyant un jeune homme à la constitution sèche, au caractère décidé, aux pensées énergiques : il faut qu'il suive son impulsion, il faut que son âme, qui a soif des impressions profondes, s'ébatte à l'aise au sein d'une carrière, où s'agitent les passions violentes, où l'ambition s'allume et monte sans cesse. S'il y trouve la gloire et les succès, en revanche, il y rencontrera bien des maux. Et, tout compensé, il eût mille fois mieux valu pour lui et peut-être pour les autres, que ses années se fussent écoulées dans le sein de la médiocrité à l'ombre et dans le silence. Il faut prendre garde, disait l'antiquité : *ne fervens difficili bile tumeat; et ira sæviat circà jecur ulcerosum*. Nous reviendrons plus tard sur ce grave sujet.

Tempérament lymphatique, (phlegmatique, pituiteux des anciens.	*Association :* — Lymphatico-sanguin, lymphatico-nerveux.	*Dégénérescences :* — Anémique ; scrofuleux, cachectique ; obésité (polysarcie).

Nous rencontrons, ici, une complexion tout à fait différente de celle que nous venons d'étudier. Les vieux livres de physiologie la rangent dans la classe des tempéraments *froids*, dans lesquels, des solides lâches et languissants, poussent avec peu de vigeur des fluides aqueux et dénués de principes actifs. C'est un des tempéraments sur lequel les moyens de l'hygiène ont le plus de prise, et dont elle peut le mieux entraver les fatales dégénérescences. Les individus lymphatiques, sont les êtres les plus propres à recevoir l'impression qu'on leur donne; pour eux l'habitude est la loi. Ils ont presque tous les chairs lâches, molles couvertes de graisse; leurs vaisseaux sont d'un très-petit diamètre, pleins d'un sang dont les principes ne sont pas bien liés entre eux. On vient, en effet, de vérifier expérimentalement, que dans les constitutions faibles, la partie globuleuse du sang est peu abondante, que celui-ci est devenu semblable à celui des malades auxquels on a pratiqué quelques saignées (1). Ce défaut de plasticité du sang, rend parfaitement compte du caractère général que revêtent les maladies dans ce tempérament. Maladies et passions, tout s'y déploie avec une faible réaction. Le pouls y est mou, lent, flexible, la respiration est lente aussi. Les phlegmatiques ont vraisemblablement été nommés ainsi, à cause de leur disposition aux catarrhes, aux accumulations de mucosités dans tous les organes de la tête, de la poitrine et du bas-ventre qui en secrétent; aux congestions aux extravasations séreuses et lymphatiques, aux flux, aux stagnations, etc. L'embonpoint des hommes de ce tempérament est lui-même un état de *cachexie*. Aëtius a très-bien dit des ani-

(1) Andral. *Essai d'hématologie pathologique*, p. 171.

maux, qui paissent les pâturages humides, que leurs parties sont pleines d'excréments superflus : *Carnes eorum superfluis excrementis scatent ;* l'observation est la même pour les tempéraments phlegmatiques. Toutes les maladies qui frappent les individus atteints de cette complexion, ont une tendance bien marquée à passer à l'état chronique. C'est ainsi que les catarrhes mènent à des lésions organiques ou à l'hydropisie. Rien ne s'achève dans les mouvements curateurs, qui semblent avorter. On dirait que la nature n'agisse qu'avec des matériaux imparfaits, qui mettent obstacle à l'accomplissement de son œuvre. Ceci est littéral, car *l'inflammation adhésive* de Jhon Hunter, cet auxiliaire puissant des forces médicatrices, ce ciment organique, qui répare les dégradations des tissus, ne se forme dans ce tempérament qu'avec insuffisance ; ses produits réparateurs ne *s'organisent pas ;* de là les diathèses purulentes, scorbutiques, tuberculeuses, etc. expressions dernières et mortelles du tempérament lymphatique dégénéré. Toutes les humeurs qui se séparent du sang appauvri des lymphatiques, sont mal conditionnées et ne participent pas assez à la nature animale, selon Huxham, *neque à naturà animali, quantùm sufficit participant ;* la bile est sans force, la salive une pure mucosité insipide, et ainsi des autres.

Les individus, doués d'un tempérament très-lymphatique, doivent être considérés comme des personnes malades ou du moins comme des sujets dont la constitution engendre sourdement des maladies chroniques, et plus tard mortelles. C'est un principe qu'on ne saurait trop inculquer aux familles, pour qu'elles se mettent en garde, et livrent de bonne heure, entre les mains de la médecine préventive, des enfants malingres et cachectiques. Il n'y a pas de temps à perdre; il faut que tous les modificateurs propres à développer la constitution sanguine, l'air, les exercices, la nourriture, etc. agissent de concert; il faut dessécher la fibre par degrés, raffermir les chairs, donner de la consistance aux matériaux du sang.

L'éducation médicale, ou l'hygiène préventive et perfective, comme nous le verrons dans le chapitre qui suit, se propose, dans un grand nombre de cas, de régénérer un tempérament vicieux, susceptible de mauvaises tendances organiques, en lui opposant une constitution opposée. Elle crée, au sein de l'organisme, une sorte d'antagonisme; et si ses efforts sont couronnés de succès, le tempérament artificiel prévaut, ou tout au moins tient en équilibre la diathèse native et empêche ses fâcheux développements. Les pratiques hygiéniques, si on ne veut pas qu'elles soient de vains mots, si on veut qu'elles tendent à une fin certaine, doivent se fonder sur cette loi d'antagonisme physiologique.

La tâche de la médecine préventive, contre les constitutions lymphatiques, est d'autant plus nécessaire, qu'il paraît, aujourd'hui démontré, par le témoignage de tous les praticiens attentifs, que le système général des maladies, a souffert une modification qui a fait prédominer la diathèse muqueuse, le *lymphatisme*, et qui l'a rendue beaucoup plus fréquente qu'elle ne l'était chez les anciens. Chez ceux-ci, à en juger par les relations qui nous ont été transmises par leurs bons auteurs, tels qu'Hippocrate, Galien, Cælius-Aurélianus, la dégénération bilieuse, à laquelle répondent les fièvres tierces, les causus et leurs analogues, était plus fréquente qu'elle ne l'est chez nous. L'époque de ce changement, si remarquable, dans la généralité des constitutions, semblerait remonter au seizième siècle, précisément dans le temps où le mal vénérien, qui est une affection éminemment muqueuse, prenait, dans toutes les parties du monde, une activité excessive, qui fit craindre, selon Paw, que notre espèce, succombant sous ses maux, et fatiguée de combattre contre sa destinée, ne parvînt à une extinction totale (1). Glisson, professeur célèbre de l'Université de Cambridge, qui le premier a décrit le *rachitisme*, maladie essentiellement pituiteuse, lymphatique, pense aussi que la diathèse vénérienne, à force de pénétrer les organismes, a fait de l'ostéo-malaxie une maladie comme nouvelle; non pas en changeant réellement l'état maladif, qui la décide et la produit, mais en rendant cet état maladif plus intense, en l'établissant plus profondément, et en donnant ainsi une activité insolite et nouvelle, en apparence, aux symptômes qui en dépendent. Lorsque l'esprit se fixe sur ces rapprochements, il est effrayé de cette masse de maux, que le virus vénérien, lors de son apparition, a imposé aux générations futures.

Règles générales de régime. — Les personnes su-

(1) Grimaud. *Cours de fièvres*, t. IV, p. 68.

jettes à ce tempérament, doivent écarter de leur régime alimentaire, le laitage, les farineux, les mucilagineux. Elles leur préfèreront les viandes noires, une nourriture succulente, stimulante même, et pourront user avec avantage des liqueurs fermentées. Pour occuper leur existence, elles ne choisiront pas des professions, qui les contraindraient à un repos presque absolu, ou à habiter des lieux bas et humides, où le soleil ne pénètre pas. Aux lymphatiques, il faut, au contraire, le grand jour, la lumière solaire, un air vif et sec, de l'activité, de l'exercice. En secouant fortement leur organisme, en ne le privant pas des excitants directs qui peuvent le stimuler, ils tendront à diminuer la trop grande influence de la lymphe, qui domine en eux, et ils se mettront mieux à l'abri des inconvénients attachés à une constitution trop humorale. Comme il existe une sorte d'antagonisme, entre le tempérament bilieux et les dégénérescences du tempérament lymphatique, Bordeu, voulait qu'on visât, dans le traitement des écrouelles, à former un tempérament bilieux et *factice*; dans ceux qui sont affectés de maladies lymphatiques, il voulait *qu'on développât en eux la constitution bilieuse du sang* (1).

Obésité (polysarcie), conséquences du tempérament lymphatique mal dirigé.

Ici, se place naturellement ce que nous avions à dire d'un état anormal du corps, qui n'est point, à

(1) *OEuvres complètes*, t. II, p. 504.

proprement parler, une maladie, mais qui est du moins une infirmité pénible, qui rend l'existence à charge, et finit par étouffer le germe de toute activité physique ou intellectuelle. L'obésité est propre aux tempéraments lymphatiques, ou lymphatico-sanguins, plus, par conséquent, aux femmes qu'aux hommes. Les anciens, et surtout les Lacédémoniens, avaient flétri, par une loi, l'embonpoint excessif, comme le fruit du luxe et de la mollesse. A Lacédémone, les Ephores ordonnaient, entre autres choses, de battre de verges les enfants, qui devenaient trop gros, ou qui étaient déjà parvenus à un état d'obésité. Les mêmes causes qui, dans le tempérament sanguin, amènent la pléthore, déterminent, chez les tempéraments lymphatiques, l'obésité. Le superflu de la nourriture, non contre-balancé par l'action des exercices, augmente, chez les uns, la masse du sang, chez les autres, la graisse. La polysarcie est une dégénérescence du tempérament lymphatique, qu'on pourrait appeler secondaire. En effet, elle n'a lieu que lorsque, déjà, par des moyens hygiénique appropriés, mais incomplets, l'individu a surmonté, en partie, sa disposition native. Un individu, appartenant aux classes aisées de la société, qui peut, par conséquent, faire usage d'une nourriture animale, substantielle, évitera la scrofule, mais il ne pourra se mettre à l'abri de la polysarcie, s'il se prive d'exercices, s'il mène une vie inactive. C'est ce qui démontre encore, d'une manière victorieuse, que l'hygiène perfective, pour être vraiment efficace, ne doit point se borner à appeler à son aide un ou deux agents hygiéniques, mais bien combiner systématiquement l'action de tous.

Ainsi, nous le voyons, pour la direction des tempéraments lymphatiques, l'air, les exercices, la lumière, la nourriture, doivent s'associer pour compléter sa régénération. C'est parce qu'on méconnaît, trop souvent, la vérité de cet axiôme, qu'il y a tant de mécomptes, si peu de résultats dans les actes de la médecine perfective et préventive. Si l'on en excepte quelques personnes qui, par une prédisposition inexplicable, engraissent au sein d'une vie laborieuse, au milieu d'un régime peu nourrissant, toutes les victimes de la polysarcie, le sont devenues par des infractions aux règles de régime, par des repas trop succulents et trop rapprochés, par un coucher mou, un sommeil trop prolongé, par l'inertie de l'âme. Et, malheureusement encore, il arrive trop souvent que, préférant les apparences à la réalité, selon cette maxime d'Horace, *introrsùm turpem, speciosum pelle decorâ*, les personnes obèses regardent leur embonpoint excessif, comme la marque d'une brillante santé, et négligent d'implorer à temps, les secours de l'art, et de changer de régime. Arétée de Capadoce, qui a écrit sur les maladies aiguës et chroniques, a donné, dans un chapitre consacré à la polysarcie, des préceptes fort sages ; il conseille de porter des fardeaux, de se livrer à l'équitation, à la natation, à la navigation, de lire à haute voix, de faire des courses; il recommande des frictions sèches, au sortir du bain, les exercices de corps variés, la lutte, l'escrime, etc.

Après avoir étudié les tempéraments en particulier, signalé leurs modes de déviations, exposé les règles de régime les plus particulièrement applicables, nous devons compléter ces notions par quelques vues concernant les modifications que le régime ou l'influence des agents de l'hygiène apporte aux constitutions et aux tempéraments. Cette étude apportera de nouvelles preuves à l'appui de nos considérations précédentes sur la *perfectilité* de l'organisme (v. p. 75 et suiv.) et mettra dans un nouveau jour, la toute-puissance de l'hygiène, pour imprimer à la vie de l'homme une saine direction. Nous ne ferons, d'ailleurs, qu'esquisser ici ce grave sujet, qui est l'essence et la fin, non seulement de toute bonne médecine, mais de toute bonne éducation. Nous n'en doutons pas, il arrivera un moment où l'esprit humain, après s'être suffisament fixé sur les inductions fécondes, qui découlent logiquement de l'étude des tempéraments acquis, après s'en être bien pénétré, jettera les bases d'une science nouvelle de l'éducation, et réalisera ainsi cette prophétie de Descartes : « si l'homme peut atteindre de nouveaux perfectionnements, je pense que c'est par la médecine seule qu'on pourra obtenir un tel résultat. »

ARTICLE IV. — *Des modifications que le régime apporte aux constitutions et aux tempéraments. — Des tempéraments acquis. — Des conséquences importantes qui en résultent pour l'éducation.*

Ce serait peu, a dit avec beaucoup de raison Cabanis, que l'hygiène se bornât à tracer des règles applicables aux différentes circonstances, où peut se trouver chaque homme en particulier; elle doit oser beaucoup plus; elle doit considérer l'espèce humaine comme un individu dont l'éducation physique lui est confiée, et que la durée indéfinie de son existence permet de rapprocher sans cesse de plus en plus du type parfait, dont son état primitif ne donnait pas même l'idée; il faut, en un mot, que l'hygiène aspire à perfectionner la nature humaine générale (1). C'est là une des plus belles prérogatives de l'hygiène, dont malheureusement on ne tient pas assez compte, soit que les hommes répugnent à changer des habitudes, depuis longtemps contractées, soit qu'ils manquent de cette persévérance nécessaire, pour donner de nouvelles directions aux tendances organiques. Quoiqu'il en soit, l'hygiéniste ne doit pas se lasser de proclamer qu'une constitution primitivement vicieuse, entachée même d'un vice héréditaire, qu'un tempérament peu conforme à cette même constitution, peuvent être amenés à un état d'amélioration compatible avec la santé de l'individu: l'emploi raisonné des modificateurs de l'hygiène, leur combinaison savante, changent littéralement la crâse du sang, régularisent le jeu des puissances nerveuses, impriment du ton aux fibres délicates, et fournissent de nouveaux développements à la résistance vitale. Le monde organique est essentiellement malléable sous la main de l'homme; ses formes prennent de l'ampleur, son énergie productive s'accroît. L'activité de l'homme a pu créer, en quelque sorte, des espèces nouvelles dans le

(1) *OEuvr. compl.*, t. III, p. 434.

monde végétal et animal. Il est bien temps qu'on songe à la culture des tempéraments et des constitutions des hommes, et que les esprits appliquent à cette sainte mission, une partie de leurs réflexions et de leur temps.

Nous venons de dire que le monde organique était malléable sour la main de l'homme. Les prodiges de la culture sont là, pour sanctionner cette vérité; on sait qu'elle adoucit les fruits âpres et sauvages; qu'elle réduit les plantes à des formes naines ou leur fait atteindre des proportions gigantesques; le tubercule de la pomme de terre a subi toutes ces transformations, et M. Villemorin, a trouvé le moyen de développer progressivement, à l'aide des engrais, la racine de la carotte sauvage, naturellement grèle et coriace, et de la changer en une chair épaisse et succulente. Le jardinier, en modifiant la nourriture des plantes, parvient à changer toutes les parties du végétal. Les organes sexuels sont transformés en pétales; les pepins, les noyaux des fruits sont enveloppés d'une pulpe charnue, et les épines deviennent, à volonté, des tiges et des feuilles. Voilà pour le monde végétal.

Les animaux, et l'homme lui-même, n'échappent point à cette loi, qu'impose une diététique raisonnée. Le créateur de l'agriculture en Anglettere, Backevell, après quinze années d'essais, a pu montrer une race nombreuse de bœufs, chez qui les parties charnues, qui constituent les morceaux de choix, acquerraient un volume énorme, au préjudice des parties basses, ou dites de rebut. « Vantez-nous maintenant, s'écrie, dans son enthousiasme, un écrivain Anglais, les Michel-Ange et tous les statuaires, qui façonnent la pierre et le bronze ! n'est-ce pas aussi un grand statuaire, ce Backwell, qui sculpte la vie, qui manie, non pas comme eux, la matière morte, inerte, sans réaction, ni résistance, mais des marbres animés qu'il faut tailler dans le vif, qu'il faut modeler jusque dans le sang, dans les nerfs, dans le mouvement et la volonté (1)? » De ces faits surprenants, auxquels nous pourrions joindre les exemples fournis par l'art de l'*entraînement*, pour former des boxeurs, des coureurs, à l'hygiène humaine proprement dite, il n'y a qu'un pas. Ici, la matière est tout aussi flexible, que dans aucune autre partie du monde organique. Nous allons en acquérir de nouvelles preuves.

L'action incessante d'un seul modificateur peut donner à l'appareil fonctionnel, sur lequel il opère particulièrement, des développements inouïs. Voici, à cet égard, un fait des plus étonnants de l'histoire naturelle, qui prouve jusqu'à quel point la forme de la matière organisée, est susceptible de riches ampliations.

Les Quichuas ou Incas du Pérou, ont les formes plus massives que chez les autres nations des montagnes. Ils ont les épaules très-larges, carrées, la *poitrine excessivement volumineuse*, très-bombée et plus longue qu'à l'ordinaire, ce qui augmente le tronc ; aussi le rapport normal, de longueur respective de celui-ci avec les extrémités, ne paraît-il

(1) *Organoplastie hygiénique*, etc.; mémoire, par M. Royer-Collard, *Gazette médicale* de Paris, t. X, n. 50.

pas être le même chez les Quichuas que dans nos races européennes, et diffère-t-il également de celui des autres rameaux américains. Nous chercherons maintenant à expliquer ce fait par le grand développement anormal de la poitrine. Nous croyons que telle partie déterminée d'un corps, peut prendre plus d'extension, par suite d'une cause quelconque, sans que les autres parties cessent de suivre la marche ordinaire. Nous en avons la preuve évidente dans le cas tout-à-fait opposé à celui que nous voulons établir : celui, par exemple, où telle partie du corps, par suite d'une difformité, ne prend pas, en apparence extérieure, tout son développement naturel, comme on le voit dans le tronc des bossus ; ce qui n'empêche pas les extrémités d'acquérir les proportions qu'elles auraient eues, si le tronc avait reçu son accroissement. De là, ce défaut d'harmonie dans leur personne ; de là, cette longueur des membres supérieurs et inférieurs, démesurés comparativement au tronc... Revenons aux causes qui déterminent, dans les Quichuas, le grand volume de la poitrine que nous y avons observé : beaucoup de recherches ont dû nous les faire attribuer à l'influence des régions élevées sur lesquelles ils vivent. Les plateaux qu'ils habitent sont toujours compris entre les limites de 7,500 à 15,000 pieds, ou de 2,500 à 5,000 mètres d'élévation au-dessus du niveau de la mer ; aussi, l'air y est-il si raréfié, qu'il en faut une plus grande quantité qu'au niveau de l'Océan, pour que l'homme y trouve les éléments de la vie. Les poumons, ayant besoin, par suite de leur grand volume nécessaire, et de leur plus grande dilatation dans l'inspiration, d'une cavité plus large qu'aux régions basses, cette cavité reçoit, dès l'enfance, et pendant toute la durée de l'accroissement, un grand développement tout-à-fait indépendant de celui des autres parties. L'autopsie du cadavre de quelques-uns de ces Indiens des plus hautes régions a fait reconnaître aux poumons des dimensions extraordinaires, ce qu'indiquait la forme extérieure de la poitrine : leurs cellules étaient plus dilatées ; leur dilatation augmentait notablement le volume des poumons ; ceux-ci avaient besoin, pour être contenus, d'une capacité plus vaste (1).

Ce fait, sans doute, est une sorte de monstruosité, et ne peut être donné comme un exemple de perfectionnement physiologique, mais il est assez remarquable pour fournir la juste idée de l'impulsion étonnante qu'imprime à la matière organisée, l'action d'un *seul* modificateur externe. Elle est capable de façonner une race entière, c'est-à-dire de lui donner un caractère permanent, transmissible par voie d'hérédité. On trouve encore, dans les travaux de Lamarck et de Geoffroy St-Hilaire, des preuves non moins décisives (2).

Un des plus beaux chapitres de l'immortel ouvrage de Cabanis, est celui qui le termine, et qui a pour titre *des tempéraments acquis*. En relisant ces admirables aperçus sur l'influence que les divers agents hygiéniques exercent sur les tempéraments

(1) Prichard. *Hist. natur. de l'homme*, trad. franç., t. II, p. 180 et suiv.

(2) *Philosophie zoologique*, 1809, t. I, p. 255.

primitifs, soit en modifiant leur nature, soit seulement en comprimant leurs tendances, nous avons toujours été surpris que l'HYGIÈNE PERFECTIVE, cette portion de la science médicale, chargée d'introduire dans le système de nouvelles formes corporelles, de donner aux habitudes organiques de nouvelles directions, ait laissé tomber dans l'oubli de si importants corollaires physiologiques, ou ne leur ait pas donné tout au moins, l'attention qu'ils méritent.

Il n'est pas douteux qu'il existe des relations nombreuses, entre certains modificateurs physiques et moraux et certaines constitutions, certains tempéraments ; que l'existence physiologique de l'individu, et par suite son existence morale, soient dominés en quelque sorte, et par l'air qu'aspire sa poitrine, et par les sites où végète son individualité, et par les passions que fomente la profession à laquelle il s'est voué. Il est telle ou telle constitution qui a des affinités avec tel ou tel agent ; tandis que telle ou telle autre ne se pondère pas avec ce même modificateur. Il est des tempéraments qui s'exagèrent (et tout tempérament, dans son extrême, est une maladie véritable), lorsqu'ils rencontrent, soit dans les habitudes de la personne à laquelle ils appartiennent, soit dans les circonstances atmosphériques, sociales dans lesquelles ils sont plongés, des affinités que nous pouvons appeler physiologiques. C'est ainsi qu'une constitution faible, unie à un tempérament lymphatique (véritable constitution pituiteuse des anciens), tend à acquérir une fibre encore plus lâche, des humeurs encore plus aqueuses, une plus grande lenteur dans la succession des mouvements vitaux, lorsqu'elle est, en quelque sorte, implantée dans un sol humide, lorsqu'elle est saturée journellement par les vapeurs épaisses d'un ciel brumeux. Que lui faudrait-il, pour arriver à un équilibre à peu près physiologique des divers systèmes? Il faudrait réveiller, en elle, l'énergie du système sanguin, accroître la masse de ses matériaux excitants, pour qu'il pût contrebalancer l'atonie primitive. Les stimulants naturels, doivent donner du ressort à ces organes paresseux. En un mot, une personne d'un tempérament lymphatique, trouverait des conditions de santé meilleure, en passant sa vie dans un climat tempéré, au milieu d'un air sec et sous un ciel serein. Pour elle, on ne devrait pas redouter une carrière, dont le propre serait de mettre en jeu une certaine activité d'esprit, quelques passions fortes et soutenues. Des occupations, roulant sur des sujets difficiles, exigeant de l'opiniâtreté, du labeur; une vie qui ne s'écoule point trop uniformément et qui soit semée çà et là de quelques luttes, de quelques traverses, contre lesquelles le système entier soit obligé de se raidir, seront de puissants facteurs pour établir une certaine harmonie de développement entre les grands appareils. Pour les constitutions et les tempéraments, dont nous parlons, en ce moment, il faut combiner cette gymnastique morale à la gymnastique physique. On devrait interpréter, au point de vue hygiénique, tous ces exemples que nous offrent la vie de quelques grands hommes, chez qui la culture de l'esprit et une certaine direction, dans les idées, sont parvenues à changer complétement le tempérament. On cite par exemple le fameux J. J. Rousseau qui, dans sa jeunesse, était d'un tempérament lymphatico-sanguin, et finit par offrir, à un très-haut degré, tous les attributs d'un tempérament nerveux, et même mélancolique. Pour qui connaît l'histoire de sa vie, les tribulations nombreuses que lui attirèrent ses pensées hardies, sa manière sublime et intolérante de les exprimer, il n'est pas douteux que, chez lui, l'énergique réaction de l'âme, ait effacé à demi l'empreinte originelle de la constitution. Ce fait ne peut nous servir que comme moyen d'induction et non comme modèle à suivre, car il eût valu beaucoup mieux, pour le bonheur de Rousseau, que sa manière d'être physiologique n'eût pas dépassé ce *medium* d'équilibre entre les forces sensitives et les forces motrices, inhérent à sa constitution primitive. Et il est vraisemblable qu'il a porté la peine de *la manière de vivre irrégulière*, à laquelle il s'était assujetti.

On conçoit aisément, que le système de modifications qu'on se propose d'appliquer aux constitutions sèches et nerveuses, aux tempéraments bilieux, doive être totalement différent de celui mis en usage dans le cas précédent. Augmenter pour eux les sources de stimulations, serait augmenter, chez les uns, la tendance à l'éréthisme nerveux ; chez les autres, la disposition à la constitution atrabilaire. Tout doit être tempéré dans leur régime physique et moral ; le climat, la nourriture (Cabanis a remarqué, avec juste raison, que l'abus des épiceries porte vers te tempérament bilieux) ; les passions doivent être modérées, les impressions plutôt douces que fortes, et déterminer des mouvements moraux *expansifs*. Il faut faire en sorte que ces deux espèces de constitutions, soient mises en relation avec les agents qui sont les plus propres à développer le tempérament sanguin. Avicenne a dit, avec raison, *que le sang tempérait la bile*. C'est ainsi, qu'en vue de la santé physique et morale de l'homme, en un mot, de son bonheur, ici-bas, on équilibre les constitutions et les tempéraments les uns par les autres. A la constitution phlegmatique, on se trouvera bien d'opposer des conditions d'existence, un régime de vie qui provoquent quelques nuances du tempérament bilieux, qui est son extrême : l'emploi systématique et raisonné des modificateurs, qui contrastent avec la disposition physiologique primordiale, est un des principes les plus féconds de l'hygiène, de l'individu et de l'espèce. Nous aurons plus tard l'occasion d'apprécier sa valeur dans l'hygiène des fonctions de la reproduction.

Haller, le plus grand des physiologistes jusqu'à ce jour, a reconnu la possibilité de développer le tempérament qu'il appelle *colérique*, par l'alimentation seule. Cette complexion, selon lui, peut être héréditaire ou bien acquise par une nourriture très-substantielle, composée, en partie, de viandes de gibier. Boerhaave parlait souvent, dans ses leçons, d'un homme de sa connaissance, dont l'âme, naturellement douce, humaine, avait contracté de féroces penchants, depuis qu'il se nourrissait habituellement de pâtés de perdrix. Haller pense encore, que la chasse, les exercices rudes sous un climat brûlant, les boissons fortes, peuvent produire les mêmes effets que l'alimentation ; rendre la consistance des chairs dure, augmenter la force des muscles ainsi que celle du cœur, développer enfin les passions abruptes, énergiques, comme la colère. l'audace, etc., qui naissent de la conscience qu'on a de ses forces physiques (1). Ce sont des faits que l'hygiène ne devrait pas se borner à enregistrer comme de curieux détails, mais qu'elle devrait systématiser au profit de l'éducation et du perfectionnement physique de la nature humaine. Il y a là, des aperçus mille fois plus féconds en indications éminemment pratiques, qu'une foule d'autres points, sur lesquels la science exerce son activité.

Tout ceci est d'une évidence qui ne peut laisser aucun doute dans l'esprit. Mais y pense-t-on généralement dans le monde? Fait-on les plus petits efforts pour se prêter à l'harmonisation de l'organisme humain avec les modificateurs extérieurs? Ceux mêmes, sur lesquels la main de fer de la nécessité ne pèse pas de son poids accablant, ceux qui sont libres et riches, en un mot, les *heureux du siècle*, songent-ils à entourer leurs propres vies ou celles de leurs enfants, de conditions physiques, au sein desquelles les facultés vitales se développent dans leur plénitude?

Non, sur ce point, la destinée de l'homme est entièrement livrée au hasard; il végète où il peut, et comme il peut : malheur à lui, si le sol qui l'a vu naître ne convient pas à ses organes, si la profession à laquelle on l'a voué, allume et entretient le feu de passions contraires à sa constitution, à son

(1) *Elem. phys. corps hum.*, t. 2, p. 142.

tempérament; si, à chaque instant du jour, sa nature propre est violentée par des modificateurs auxquels il est obligé de se soumettre par la répétition journalière d'actes, qui doivent développer en lui le germe d'une affection mortelle, ou tout au moins, rendre sa santé chancelante! Un enfant vous est né, déjà le plan de sa destinée est arrêté dans votre esprit. Si vous êtes riche et oisif, vous devez en faire un être inoccupé comme vous-même, un être que le temps consumera doublement, au physique et au moral. Si vous êtes livré à une carrière lucrative, vous l'y lancez tête baissée, sans songer si, en échange de l'or, il y trouvera la santé et le bonheur.

Quant au choix des établissements, où l'enfant doit passer les années les plus précieuses, celles où l'organisation complète ses formes, où la vie entière se donne une direction, où, par conséquent, il aurait plus besoin de modificateurs physiques appropriés, on est généralement déterminé par des considérations étrangères aux nécessités de l'organisme. On ne songe ni à la qualité de l'air que ses jeunes poumons doivent absorber, ni au site, ni à la nature du sol, ni à l'exposition, toutes choses, qui, d'après les considérations que nous avons fait valoir précédemment, sont fondamentales.

En général, l'homme ne se prémunit point assez contre les circonstances extérieures, qui tendent à opprimer ses facultés; il est beaucoup de maux physiques qu'il subit comme une fatale destinée, et dont il pourrait s'affranchir par une patiente et énergique réaction. On laisse trop aux évènements de ce monde, de ce qu'on pourrait leur ôter, *par conseil ou par prévoyance*, comme dit Bossuet, en parlant de Cromwell. Ce qui se passe dans la famille, a lieu également au sein de la société, cette grande famille des populations.

Une des plus grandes causes du malaise de celle-ci, de l'abondance des crimes qui la déshonorent, consiste peut-être dans le peu de soin qu'on apporte à *utiliser* les aptitudes organiques des classes inférieures de la société. Il existe un grand nombre d'êtres pervers, qui ont voué une haine à mort à la civilisation, à la vie de tous. Chez eux, cette violence d'instincts meurtriers est favorisée par une *constitution athlétique*, à qui il faut de l'expansion, du mouvement, des actes violents. Livrés à eux-mêmes, ils s'adonnent à l'atroce gymnastique de l'effraction, du pillage et de l'assassinat ; maintenus sous le joug d'une discipline sévère, ils feraient d'excellents soldats. Au moment même, où nous rédigeons ces lignes, nous lisons les détails suivants, sur un condamné à mort pour avoir assassiné un vieillard :

« Pierre Marchand, exécuté à Nantes, a vu l'instrument fatal sans trembler. Il était né pour le crime ; jeune homme, il avait été chassé de la maison de son père, pour inconduite ; soldat, il avait été renvoyé de son régiment, sans certificat ; domestique, il avait été chassé de chez son maître, aux enfants duquel il avait osé faire d'atroces menaces de viol et d'assassinat..... Et pourtant, cet homme *avait du cœur ; il avait, du moins, l'instinct de la bravoure ;* il s'était distingué en Afrique, dans les dragons et les chasseurs ! il s'était montré audacieusement brave devant la brèche de Constantine, devant Ghelma, devant Stora, devant d'autres places de l'Algérie. »

Que de faits du même genre nous pourrions encore citer ! Que d'hommes, devenus le fléau de leurs semblables, eussent été utiles, si une carrière honorable, mais en rapport avec leur tempérament, leur aptitude native, se fût offerte à eux ! On se rappelle, à cet égard, cette phrase d'un écrivain profond, M. de Maistre : « Si Robespierre eût été capucin, bien des gens se seraient dit, en le voyant passer : cet homme, à quoi est-il bon? » Mais ceci nous amène à dire quelques mots du système pénitentiaire. Cette étude, outre qu'elle porte à réfléchir sur des questions bien importantes en hygiène et en éducation, ne peut, d'ailleurs, être déplacée dans un ouvrage, qui traite du perfectionnement physique et moral de l'homme. Nous traiterons, du reste, ce point avec sobriété, et, uniquement, dans ses rapports avec l'hygiène.

La société, qui est dans l'obligation de fournir la nourriture corporelle à ceux qu'elle voit tomber d'inanition, de guérir les maux physiques, doit également s'instituer curatrice des maladies morales. De même qu'il existe des établissements sociaux, où l'on rend la santé du corps à ceux qui l'ont perdue, il doit exister également, dans le monde, des établissements où les grands coupables, les criminels endurcis, mis désormais à l'abri de la contagion du crime, soient rendus à la santé de l'âme et au calme du bon sens. C'est là le système pénitentiaire. Le pénitencier, sans nul doute, doit représenter, dans l'ordre moral, l'idée qu'en général on attache à un hôpital. Tout bon système pénitentiaire, fondé sur l'application rigoureuse des principaux mobiles de la nature humaine, doit proposer une combinaison de mesures particulières, fortement enchaînées les unes aux autres, pour arriver à la solution de son beau problême, qui est la restitution de l'homme pervers à ses sentiments naturels et à ses instincts d'humanité. Ces mesures consistent :

1° A le soustraire à l'influence des modificateurs au milieu desquels il a vécu, avant et pendant l'accomplissement de ses actes criminels ;

2° A le soustraire encore, durant sa détention, à tout élément étranger corrupteur ;

3° A le traiter physiquement d'après les lois physiologiques ;

4° Enfin, à le traiter moralement d'après les lois qui régissent sa nature psychologique.

Trop longtemps on a cru que, pour réduire ces natures farouches, façonnées au crime et à la débauche, il fallait employer les sévices et la brutalité ; trop longtemps on a pensé que le cachot ne pouvait être assez ténébreux, le pain assez noir, les traitements assez durs, pour ces hommes doués de l'énergie du mal. Que prétendait-on obtenir, par l'application de cette loi du talion ? On pouvait, tout au plus, espérer un sursis à la guerre d'extermination que les criminels ont déclarée aussi bien à leurs semblables qu'à l'état social : mais en même temps, on achevait de ruiner, sans retour, les faibles notions de justice, qui apparaissent encore dans l'âme la plus vile et la plus dégradée. Et il est si important de ménager les faibles lueurs de cette étincelle divine, pour en éclairer la conscience ténébreuse du coupable ! Les châtiments corporels, outre leurs effets immédiats sur l'organisme, effets que nous apprécierons plus tard, ont pour résultat d'étouffer, dans l'homme qui en est l'objet, le sentiment de sa propre dignité, puisqu'il la voit compromise chez ceux qui ont le triste courage de s'en faire les exécuteurs. Pour les exercer dans les prisons, il faut beaucoup laisser à l'arbitraire de gardiens injustes et inhumains; et l'arbitraire est le fléau des maisons de détention (1). La justice doit y régner sous toutes ses formes, unie à la sévérité, mais sans la barbarie. Il y a deux choses importantes à considérer dans le criminel, et ces deux choses composent, en quelque sorte, la réalité de son être. On reconnaîtra d'abord l'individu compromettant, par ses actes, les intérêts d'autrui, passible, en conséquence, de la séquestration; puis ensuite, l'être susceptible de retour au bien et au devoir, sous la direction d'une tutelle prévoyante et dévouée. Ce dernier point de vue, assez bien saisi de nos jours, est l'élément capital du système pénitentiaire; le gage des espérances de la société, qui s'est étrangement aveuglée, lorsquelle n'a écouté que la voix de la vengeance, dans sa conduite en-

(1) Un des inspecteurs généraux des prisons du royaume, M. de Laville de Mirmont, parle ainsi de l'influence de l'arbitraire sur l'âme des criminels : «.... Ils se soumettent volontiers à tout ce qui « ne leur semble que sévère ; mais ce qui ne leur paraît pas juste, « les aigrit et les révolte. »

(*Observations sur les Maisons centrales de détention, rapport au ministre de la justice*, p. 56.)

vers les criminels, au lieu des enseignements réunis de la religion, de la science et de la philosophie.

Une fois que la société est rassurée, par la séquestration, contre les tentatives des criminels, ces derniers doivent rompre dans le pénitencier avec les habitudes, avec tous les modificateurs, qui ont maintenu leur vie dans l'exaltation de la débauche et des mauvais penchants. En second lieu, comme dans leur carrière violente et impétueuse ils n'ont point eu le loisir de se replier sur eux-mêmes et d'entretenir leur conscience, le pénitencier doit leur offrir une retraite sévère, où le calme et le silence leur permettront, au sortir de leur longue agitation, de méditer sur leur vie et d'en déplorer les écarts. Le système d'isolement individuel, après la séquestration, se présente donc accompagné de deux avantages précieux : l'un ressortant de la *non-contamination ;* l'autre plaçant l'être lui-même dans les conditions les plus favorables pour qu'il travaille à son redressement.

Quoiqu'on en ait dit, dans ces derniers temps, le système d'isolement est le plus efficace pour faire marcher à grands pas, la créature humaine vers son perfectionnement moral ; les excitations multipliées des sens, détournent de l'accomplissement des devoirs de toute espèce. On peut dire qu'indépendamment de la contagion du crime, dont ils sont mis à l'abri, ces hommes solitaires, livrés en entier à la merci de leur conscience, font de prompts reretours sur eux-mêmes, et élèvent déjà, par la réflexion et la juste appréciation de leur conduite passée, ce qui était abaissé et avili en eux. Voici un fait pratique, dont l'auteur a été très-souvent le témoin. Il a remarqué, chez la plupart des individus affectés de la cataracte, qu'i la eu l'occasion d'observer en grand nombre, une tendance très-forte vers les bons sentiments, ceux de bienveillance et de religion. Loin de les aigrir, cette privation absolue de la lumière les a rendus, en quelque sorte, plus affectueux; tout, dans leurs paroles, leurs gestes, leurs habitudes, décèle des manifestations amicales; ils prennent les mains de ceux qui les servent, avec tendresse et effusion, sont remplis de résignation et de patience. Lorsqu'ils se croient seuls, ils se livrent sans cesse à la prière. Ces faits, qui sortent de la règle commune, bien interprétés, font ressortir, dans toute sa vérité, cette loi de notre nature, qui veut l'accroissement d'activité des sentiments supérieurs, à mesure que nous nous détachons de tout ce qu'il y a de sensuel et de passager dans notre organisme. L'homme le plus immoral et le plus dégradé pour le présent, offre cependant des chances infinies de moralisation, lorsqu'on sait s'emparer de sa nature, lui faire oublier ses intérêts particuliers, et le placer hors de tout ce qui peut faire diversion à son amendement moral.

Le système pénitentiaire a pris naissance et existe aux États-Unis, sous deux formes distinctes. L'une repose sur le *silence*, et l'autre sur la réclusion individuelle et séparée. La première naquit à Auburn, et la seconde dans létat de Pensylvanie. Le système d'Auburn, qui consiste dans le travail en commun des prisonniers, durant le jour, sous l'obligation du silence, et de la réclusion de nuit, est le plus imparfait; il retombe, en partie, dans les abus de l'ancien système répressif, par les pénalités excessives que l'on est obligé de faire subir aux condamnés pour maintenir la loi du silence (1). Il devient inutile, en quelque sorte, par les chances de contamination par signes, qu'il donne aux détenus; et tout fait croire qu'il sera bientôt abandonné. Comme essai, comme premier produit dans une carrière nouvelle, ce système doit servir beaucoup pour les expérimentations à venir. Il présente l'image du système pénitentiaire sous la forme inflexible; or, lorsqu'il s'agit de l'éducation du genre humain, il ne faut rien forcer, il ne faut rien d'excessif, mais garder en tout un juste tempérament. Le système d'Auburn devait périr, parce qu'il froissait la nature humaine, en condamnant à l'inaction, un des instincts les plus impérieux de l'homme, celui qui le porte à communiquer avec ses semblables par la parole. D'ailleurs, il négligeait, en cela, une puissante ressource; car, ne l'oublions point, en même temps qu'il est urgent de détruire, chez les détenus, jusqu'aux traces de leurs anciennes relations, il est nécessaire de créer, en quelque sorte, autour d'eux, une atmosphère nouvelle, tout un nouveau monde de relations pures et honorables, dont les conseils et les bonnes paroles leur fassent oublier tout à fait les bouges fétides où

(1) En Ecosse, où le système d'Auburn a été appliqué (à Coldbathfields), les châtiments infligés dans le pénitencier pour causeries et jurements se sont élevés jusqu'à 5138. La proportion croît chaque année.
(*Rapport sur les pénitentiaires des Etats-Unis*, par MM. A. Blouet. Paris, 1838, in-fol., p. 42.)

ils se sont perdus. Les paroles des officieux visiteurs, des aumôniers et des chefs de l'établissement, auront d'autant plus de poids, que ce seront les seules que leurs oreilles puissent ouïr, les seules auxquelles leur bouche puisse répondre. Il serait bien difficile, alors, qu'une âme circonvenue ainsi, ne laissât pas échapper des aveux, présages d'un salutaire repentir.

Le système de Philadelphie consiste dans la réclusion individuelle et permanente du détenu, sans mouvoir hors de l'espace de sa cellule. Il offre la forme la plus savante, la plus rationnelle, comme aussi la plus féconde en résultats pratiques. Mais sans parler de toutes les modifications, que l'avenir doit apporter à ce système, qui est loin de fournir l'idéal de l'application des théories pénitentiaires, nous devons, comme physiologiste, signaler en lui un vice énorme qui, s'il n'était promptement étouffé, risquerait de tout compromettre. Par la proscription de tout mouvement du détenu hors de la cellule, ce système foule aux pieds les exigences de la nature corporelle de l'homme, comme celui d'Auburn étouffait certaines tendances profitables à la nature morale. Dans tout établissement pénitentiaire, on se propose autant de traiter les malfaiteurs que de détruire, en eux, les inspirations du génie du mal. On se propose de les rendre à la société et à leurs devoirs, après leur avoir fait subir une métamorphose complète. Mais si l'on n'a pas tenu compte de leurs besoins physiologiques; si la privation de l'air, l'inaction, ont débilité leurs forces, loin de rendre à la société un service, on n'aura fait qu'ajouter au poids de ses charges. N'y aurait-il pas quelque chose d'amèrement cruel, à voir une sorte de translation s'opérer du pénitencier à l'hôpital? On ne peut opérer sur la nature humaine ainsi que ces industriels, qui se rendent maîtres d'un étalon fougueux en l'affaiblissant. Il faut toujours distinguer les besoins primitifs, ceux qui découlent de son organisation, d'avec ces besoins factices qu'elle s'est créés pour le service de son immoralité; être impitoyable pour ces derniers, mais respecter les autres. Combiner au principe d'isolement (comme le proposent déjà, des publicistes bien distingués), des mesures hygiéniques organisées dans les maisons de force, sera achever cette grande œuvre toute d'humanité. M Frégier (1) propose des moyens qui paraissent simples et qui sont parfaitement compatibles avec l'essence de la réclusion individuelle : ce serait le déplacement périodique des condamnés, c'est-à-dire le devoir imposé à l'administration d'extraire ces derniers de leurs cellules, pour les admettre à jouir de la promenade dans une cour spacieuse, ou dans un préau bien aéré et suffisamment étendu. L'exercice gradué de la promenade, dit ce sage philanthrope, adopté comme principe en faveur du détenu, et le droit attribué à l'administration de suspendre l'usage de cette faculté dans des cas spécifiés par la loi, concilieraient, ce me semble, tous les intérêts, ceux de l'humanité, et en même temps ceux de la société offensée. Les conséquences sanitaires, résultant d'un bienfait semblable contribueraient beaucoup à dis-

(1) Dans son ouvrage sur les *Classes dangereuses*, etc.; t. II, p. 306.

siper les préventions, souvent injustes, qu'inspirent à bien des personnes le système d'isolement. Elles se fondent sur ce vice honteux, l'onanisme, qui semble multiplier ses ravages dans les maisons pénitentiaires (1). Sans doute cette considération est grave; mais nous pensons qu'à mesure qu'on donnera aux détenus des moyens d'exercice, qui fortifieront leur santé générale, ce vice tendra à disparaître d'au milieu d'eux. Nous concevons cette espérance, parce que nous avons présente à l'esprit, cette loi bien importante en physiologie, et qu'il est bon de rappeler à cette occasion : les facultés humaines ont un fonds commun de forces, de telle sorte que chacune ne peut s'accroître qu'aux dépens de ses rivales. Le sens génital fait sentir son aiguillon d'une bien plus terrible manière, lorsque l'homme demeure longtemps dans la solitude et l'inaction : il semble dès lors, que ce qu'il ne dépense point en innervation du côté de l'exercice musculaire, s'accumule vers son appareil génital, pour surexciter ce dernier. L'homme moral et intelligent, peut surmonter cette impulsion organique, d'abord par la force de sa volonté, plus ferme et plus éclairée, ensuite par la culture de son intellect, source de diversions salutaires. Tout, au contraire, dans la classe des détenus, contribue puissamment à la surexcitation de leur sens génital, et à aggraver chez eux les effets de l'onanisme. Presque tous ont largement abusé des plaisirs vénériens, avant d'entrer dans la maison de force; tous

(1) Voir, à ce sujet, le n° du 31 décembre 1839 de la *Gazette médicale de Paris*.

sont dépourvus de ces secours que donnent l'instruction et l'amour de la méditation. Il n'est point étonnant dès lors que, privés de tous les genres de stimulants honnêtes, ils se ruent dans les jouissances forcenées de cet ignoble plaisir, auquel l'inaction donne plus d'attraits. Les détenus adultes masturbateurs, rentrent complétement dans la catégorie de ces enfants inactifs et taciturnes que l'onanisme dégrade si souvent. Ce n'est pas, en effet, sur les enfants, qui sont vifs et qui se livrent avec impétuosité aux jeux pour lesquels il faut le plus de mouvements et d'efforts, que l'onanisme s'arrête plus volontiers, mais sur ceux dont les sens et l'esprit se grossissent d'une activité qu'une vie sédentaire ne permet pas d'utiliser autrement (1). Toutes choses égales d'ailleurs, l'adulte laborieux s'adonne moins aux plaisirs vénériens que l'homme inoccupé. Helvétius attribuait les goûts lascifs des Asiatiques à leur oisiveté, et l'indifférence des Canadiens pour l'amour aux fatigues que la chasse et la pêche leur font éprouver (2).

Quant à présent donc, le complément du système cellulaire doit découler de la connaissance des lois physiologiques et de l'hygiène, qui en est l'application; et ces innovations ne doivent pas fournir de texte, tant s'en faut, aux déclamations de ceux qui redoutent trop de mansuétude pour les scélérats. Il ne s'agit point de leur procurer des jouissances, de leur rendre douce la vie qu'ils auront à passer au

(1) Deslandes, *de l'Onanisme*, p. 501. Paris, 1835.

(2) *De l'Homme*.

pénitencier ; il s'agit de les punir d'abord, puis d'utiliser doublement, pour eux et pour l'avenir du monde, le temps pendant lequel l'empire des lois les subjugue. Il s'agit de les traiter selon leur véritable nature, en hommes ; d'exercer les ressorts de leurs instincts moraux, leurs organes de relation. L'action des sens externes concourt singulièrement à l'entretien des forces vitales, par l'excitation salutaire que leur exercice régulier détermine sur le centre de l'organe pensant. Cette excitation produite sur le cerveau, se réfléchit et se répète naturellement sur tous les autres organes, qui prennent ainsi un nouveau degré de tonicité, un accroissement de force. Les sens externes, indépendamment des fonctions qui leur sont propres, ont donc encore, comme effet secondaire, l'avantage de concourir à l'entretien des forces vitales. C'est pour cela qu'il convient de respecter leurs fonctions jusque chez les détenus. Et d'ailleurs l'hygiène pénale, en affermissant la santé des condamnés, sera le plus puissant auxiliaire des soins, dont leur moral est l'objet. L'esprit et le cœur sont mal disposés, quand la santé est altérée. Dès que les maux qu'endurent les criminels, leur paraissent la suite des privations auxquelles on les soumet, le régime du pénitencier cesse d'être à leurs yeux un moyen d'amélioration morale ; il n'est plus pour eux qu'une longue suite de tortures, auxquelles la société les condamne dans un esprit de vengeance (1).

(1) Consulter, à cet égard, le mémoire du docteur Coindet, sur le pénitencier de Genève (*Ann. d'Hyg, pub. et de méd. lég.* 1837.)

Nous avons signalé plus haut l'erreur et le danger qu'il y aurait à confondre les criminels avec les aliénés ; cependant il ne faut point repousser toutes les analogies, lorsqu'elles peuvent être encourageantes et surtout pratiques. Or, il commence à être démontré que, chez les aliénés, l'intelligence et les passions ne peuvent être ramenées à leur type régulier sans le secours du traitement moral ; que ce mode de traitement, qui consiste dans l'emploi raisonné de moyens, agissant directement sur l'intelligence et les passions des aliénés, est le seul qui ait une influence directe sur les symptômes de la folie (1) : c'est au moyen d'une passion nouvellement provoquée que l'on parvient à faire diversion au délire du maniaque ; à l'aide d'une volonté ferme et soutenue, que l'on parvient à guérir l'halluciné. Ne serait-il pas possible de profiter de quelques-unes de ces vues pour l'amendement du criminel dans le pénitencier ? Ne serait-il pas utile, de découvrir dans son âme le germe, non encore étouffé d'émotions pures et honnêtes, de les faire naître à propos, et de ramener ainsi sa conscience au type régulier ? c'est probablement ce que l'avenir apprendra. Nous devons ajouter, avant de terminer ces considérations, que le système pénitentiaire, est encore, et sera longtemps, à l'état d'enfance. Si on veut, sérieusement, en faire un salutaire instrument d'éducation sociale, c'est l'hygiène surtout qu'on doit interroger. C'est elle, qui pourra indiquer quels sont les lieux les plus convenables pour établir

(1) Voir l'ouvrage, du docteur Leuret : *Du traitement moral de la folie*, 1840.

les pénitenciers, quelle nourriture on doit donner, quelles genre d'exercic on doit imposer aux détenus. Toutes ces questions sont capitales.

Nous avons, dans cette première partie, étudié, d'une manière fructueuse, l'important *sujet* de l'hygiène, les lois fondamentales de l'organisme, les sexes, les âges, les constitutions et les tempéraments; toutes les circonstances qui, en un mot, fondent des variétés d'indications hygiéniques; enfin, en dernier lieu, nous nous sommes appesanti sur les directions qu'on pourrait donner aux constitutions et aux tempéraments; nous en avons tiré d'importants corollaires, que le lecteur ne devra jamais perdre de vue dans la suite.

Dans la seconde partie, nous traiterons de la *matière de l'hygiène*, c'est-à-dire de toutes les choses qui peuvent agir sur l'homme; en même temps, nous aurons soin de combiner à cette seconde partie, l'étude *des moyens ou des règles de l'hygiène*, comme, du reste, nous l'avons déjà fait pour la première. Cette troisième division de l'hygiène, envisagée comme science, ne peut être, en effet, séparée des deux autres, puisqu'elle en est, en quelque sorte, le corollaire: on ne peut isoler de l'étude du sujet et de la matière de l'hygiène, la connaissance des règles qui déterminent l'usage de ces choses, et leur emploi convenable pour le rétablissement de la santé ou l'amélioration des organes.

SECONDE PARTIE.

MATIÈRE DE L'HYGIÈNE.

(MODIFICATEURS PHYSIQUES.)

SECTION I.

Rapports de l'organisme de l'homme avec les agents de l'atmosphère.

CHAPITRE I.

DE L'AIR ATMOSPHÉRIQUE ; — INFLUENCE DE SA PRESSION, DE SA PURETÉ, SUR L'ORGANISME ; DE L'AIR NON RENOUVELÉ OU CONFINÉ ; CONSÉQUENCES QUI EN DÉCOULENT, PAR RAPPORT AUX APPARTEMENTS ET AUX HABITATIONS ; DE L'INFECTION ET DE LA CONTAGION.

L'air atmosphérique, qui nous environne, agit sur le corps humain de deux manières : premièrement, par sa masse, secondement, par ses éléments chimiques, qui entretiennent la respiration et répandent la chaleur dans toutes les parties. L'air atmosphérique est un fluide élastique, diaphane, pesant, électrique, capable de raréfaction et de condensation, qui enveloppe le globe terrestre et le revêt d'une couche de quinze à seize lieues d'épaisseur. L'air est composé de 21 volumes de gaz oxigène, et de 79 de gaz azote; on y rencontre, de plus, une très-faible proportion de gaz acide-carbonique; suivant M. Théodore de Saussure, la moyenne de ce gaz serait de 0,00049. Dans ces derniers temps, M. Boussingault est parvenu à démontrer la présence dans l'air, d'un principe hydrogéné, qui s'y trouverait, à peu près, dans la proportion de 0,0001. L'air constitue donc un mélange d'oxygène, d'azote, d'acide carbonique, et de gaz des marais (1).

ARTICLE I. — *De la pression atmosphérique; de ses effets physiologiques. — De l'influence de l'air pur des montagnes sur la santé. — Rapports généraux de l'aération avec les grandes fonctions, et en particulier, avec la digestion.*

La pression de l'air atmosphérique, dont la pesanteur est de 16,000 kilogrammes, s'exerce sur le corps de l'homme en tous les sens, se nivelle également sur tous ses contours. C'est grâce à cette égalité parfaite de pression que l'organisme n'est nullement incommodé de ce poids énorme, qu'il supporte en réalité. La pression, produite par une forte colonne d'air, en fournissant à la respiration une grande abondance de principe réparateur, en renouvelant l'hématose, imprime une vigueur et une énergie salutaire à toute la constitution. C'est véritablement,

(1) Dumas. *Statique chimique*, p. 16.

alors que le baromètre est très-élevé, que l'homme, en se sentant vivre, éprouve une jouissance indicible. S'il existe, au contraire, une diminution très-notable dans le poids de l'air, comme cela arrive à l'homme qui s'élève à quelques mille mètres au-dessus du niveau des mers, la respiration devient fréquente, pénible, haletante; le pouls s'accélère; on ressent un malaise général, joint à une extrême débilité. Plus tard, si l'effet se prolonge, il survient des hémorrhagies par le nez, les yeux, les oreilles et les poumons. Il n'est pas douteux, que ce phénomène ne soit produit par la diminution de pression extérieure; celle-ci ne faisant pas équilibre à l'effort que le sang exerce sur les parois des vaisseaux, le fluide sanguin transsude à travers ces mêmes parois, qui ont perdu leurs conditions de résistance. Cependant, ces accidents peuvent ne point se manifester, lors même qu'on s'élève à de très-grandes hauteurs. Ainsi, M. Gay-Lussac, bien qu'il fût parvenu à 7,000 mètres au-dessus du niveau des mers, près de la dixième partie de la hauteur totale de l'atmosphère, n'éprouva autre chose qu'une accélération de la respiration et de la circulation, une sécheresse douloureuse de la bouche et de la gorge. On voit, par là, que la pression atmosphérique, dans certaines limites, est une condition de vie, aussi bien que l'absorption de l'oxigène. Si l'on admettait, par la pensée, que cette pression cessât de s'exercer; à l'instant même, il y aurait anéantissement de l'existence de tous les êtres de la nature; on verrait survenir une dissociation de tous les éléments qui entrent dans la composition des corps; les fluides deviendraient gazeux, les solides se rompraient et deviendraient la proie de la décomposition. Ce n'est point que cette pression soit, comme on l'a avancé, l'agent immédiat de la circulation, dans les vaisseaux capillaires et dans les veines; mais elle exerce une influence directe et incessante sur la contractilité, de laquelle le mouvement des liqueurs animales n'est jamais indépendant. La contractilité est d'autant plus en échec que la pression de l'atmosphère a subi une diminution plus considérable. Cette diminution se remarque aussi, dans quelques circonstances météorologiques, indépendantes de l'ascension vers des lieux élevés.

C'est dans ces circonstances atmosphériques que la vie humaine est si souvent menacée, et que les morts subites sont en grand nombre. Duhamel a remarqué qu'au mois de décembre 1747, le baromètre ayant baissé, en moins de deux jours, d'un pouce quatre lignes, ce qui produisait, pour l'homme, 1400 livres de moins dans le poids de l'air, il y eut beaucoup de morts subites. Il est certain que les apoplexies mortelles, la rupture des poches anévrismales arrivent alors, par la plénitude des vaisseaux et l'absence de contractilité de la part de leurs parois. Un illustre médecin du commencement du siècle dernier, Lancisi, auteur d'un traité *des morts subites*, sans parler de la pression atmosphérique, comme cause de ces épidémies, pendant lesquelles la vie humaine est, en quelque sorte, suspendue sur l'abîme, donne des conseils très-sages, pour prévenir l'accident le plus terrible, auquel l'humanité puisse être sujette. C'est dans ces circonstances, que l'homme doit veiller particulièrement sur lui même; qu'il doit se mettre à l'abri des passions violentes, qui occasionneraient des *raptus* de sang mortels; éviter les excès de table, les exercices violents. Si, dans les circonstances ordinaires, les infractions aux règles de l'hygiène sont capables de produire des déchirures d'organes, des ruptures de poches anévrismales, à plus forte raison sont-elles dangereuses dans ces moments, où la diminution de pression, affaiblit la résistance des fluides et des solides vivants. La plus minime impulsion de la colonne sanguine suffit, alors, pour occasionner des extravasations mortelles. Et si le célèbre physicien, dont nous venons de parler put conserver la vie dans sa périlleuse ascension, il en fut redevable à la précaution qu'il eut de rester, pendant tout le temps que dura l'expérience, immobile dans la nacelle du ballon, et de se dispenser de toute action musculaire. Enfin, les personnes disposées aux congestions cérébrales, devront, dans les grands abaissements barométriques, éviter tout ce qui pourrait apporter obstacle à la circulation, comme des vêtements trop étroits, une trop grande réplétion de l'estomac, des efforts musculaires (Londe).

Si l'on ne tenait compte que de la pression atmosphérique pour juger de l'aération dans les plaines et dans les pays montueux, on ne pourrait expliquer comment il se fait que la fonction respiratoire, s'exerce avec beaucoup plus d'avantage sur les montagnes d'une médiocre élévation que dans la plaine. Dans celle-ci, la pression atmosphérique est plus considérable, et cependant l'énergie fonctionnelle, provo quée par une respiration puissante, est moindre dans les plaines que dans les montagnes. Cette supériorité de vigueur du montagnard, sur l'habitant de la plaine, paraît due à ce que le désavantage de la diminution de pesanteur de l'air, qui résulte de l'élévation, du premier est plus que compensé par la condensation qu'éprouve, en réalité, ce fluide, à raison de la température, généralement plus basse, et de la plus grande séchesesse; de sorte que tout balancé, l'habitant des montagnes de hauteur moyenne respire, malgré son élévation, une masse plus considérable d'air que l'habitant de la plaine (1). C'est à cette condensation et à d'autres qualités, dont nous parlerons plus tard, que l'air des montagnes est un modificateur hygiénique si puissant, qu'il convient surtout aux tempéraments mous et phlegmatiques, à ceux qui sont atteints d'affections cachectiques, atoniques, ou convalescents de maladies, qui ont porté une atteinte grave aux forces vitales, comme les fièvres graves ou malignes. Mais, dans ces dernières, il ne faut point oublier que la convalescence est, elle-même, une maladie semée de dangers nouveaux, d'accidents inopinés; qu'on doit alors user, avec la plus grande réserve, des modificateurs même les plus favorables, mais dont l'action n'est pas suffisamment graduée. De même qu'un grand nombre de convalescents périssent d'indigestions occasionnées par des substances très-saines et très-réparatrices, mais qu'on leur donne avec trop de prodigalité, ainsi une aération trop riche peut compromettre la vie. Leur organisme, exténué,

(1) Londe. *Nouv. éléments d'hygiène*, t. II, p. 270.

ne peut être de suite mis en rapport avec une atmosphère trop subtile, comme est celle des pays élevés. Il faut les y faire parvenir, en ménageant les transition. C'est un précepte, dont nous recommandons vivement l'application aux hommes de l'art, car nous avons vu, souvent, de graves accidents résulter de son infraction.

On nous saura gré de transcrire ici, sur le sujet qui nous occupe, ce charmant passage de J.-J. Rousseau, où est exprimée, d'une manière si poétique, mais en même temps si vraie, l'action bienfaisante sur l'organisme, de l'air pur des montagnes. « Ce fut là que je démêlai sensiblement, dans la pureté de l'air où je me trouvais, la véritable cause du changement de mon humeur, et du retour de cette paix intérieure que j'avais perdue depuis si longtemps. En effet, c'est une impression générale qu'éprouvent tous les hommes, quoiqu'ils ne l'observent pas tous, que sur les hautes montagnes, où l'air est vif et subtil, on se sent plus de facilité dans la respiration, plus de légéreté dans le corps, plus de sérénité dans l'esprit; les plaisirs y sont moins ardents, les passions plus modérées. Les méditations y prennent je ne sais quel caractère grand et sublime, proportionné aux objets qui nous frappent; je ne sais quelle volupté tranquille qui n'a rien d'âcre et de sensuel. Il semble qu'en s'élevant au-dessus du séjour des hommes, on y laisse tous les sentiments bas et terrestres, et qu'à mesure qu'on approche des régions éthérées, l'âme contracte quelque chose de leur inaltérable pureté. On y est grave sans mélancolie, paisible sans indolence; content d'être et de penser : tous les désirs trop vifs s'émoussent ; ils perdent cette pointe aiguë qui les rend douloureux; ils ne laissent au fond du cœur qu'une émotion légère et douce ; et c'est ainsi qu'un heureux climat fait servir à la félicité de l'homme, les passions qui font ailleurs son tourment. Je doute qu'aucune agitation violente, aucune maladie de vapeurs pût tenir contre un pareil séjour prolongé , et je suis surpris que des bains de l'air salutaire et bienfaisant des montagnes ne soient pas un des grands remèdes de la médecine et de la morale (1). »

Rien n'est plus conforme aux données physiologique, car il est certain que l'action cérébrale est sous la dépendance d'un sang parfaitement artérialisé , et par conséquent de la respiration ; et il n'est pas rare, dans les maladies, de voir les sujets gais ou maussades, aptes ou non à déployer les ressources de leur esprit, suivant que leur respiration est libre ou gênée , et que la prédominance appartient au sang artériel ou au sang veineux. Il en est de même du mouvement volontaire. Ce dernier a pour condition l'affluence du sang artériel , d'où il suit que la respiration est aussi la condition de la force musculaire. Le développement des organes respiratoires est, dans la série animale, en raison directe de de la facilité et de la vélocité du mouvement volontaire (2). De plus, il ne faut point oublier qu'il y a un antagonisme entre le foie et les poumons ; que le premier, éliminant le carbone sous forme combustible, fait opposition aux poumons, qui le chas-

(1) *Nouvelle Héloïse*, p. 64, édit. Didot. 1843.
(2) Burdach. *Ouv. cit.*, t. XI, p. 557.

sent du corps sous celle de produits brûlés (acide carbonique). Cela étant, la respiration, entretenue par l'air le plus pur et le plus vital, dégage d'autant le foie, empêche les stagnations de sang veineux, si fréquentes dans cet organe. L'air des montagnes entretient donc la prépondérance respiratoire, ou celle des poumons sur celle du foie, et aspire à susciter et nourrir, par un sang rutilant, oxygéné, les organes de la vie extérieure, surtout les appareils nerveux et musculaires. C'est pour cette raison que ce modificateur peut être d'une si grande utilité dans quelques affections commençantes du foie, dans les engorgements passifs de cet organe; et qu'il guérit si promptement quelques formes d'hypochondrie, liée à cet état organique. De là, les incalculables modifications qu'un séjour au sein des montagnes, peut apporter au caractère moral, et que Rousseau a si bien appréciées. Aussi ce séjour convient-il à ces natures apathiques, paresseuses, somnolentes, dont les chairs sont abreuvées de sang désoxygéné; l'air des montagnes deviendra leur véritable excitateur. Il en sera de même pour ces constitutions atrabilaires (voy. p. 211) qui se nourrissent de sombres pensées, qui couvent des projets criminels. A cet égard, nous pensons que le choix des lieux pour l'établissement des pénitentiaires n'est point une chose aussi indifférente qu'on pourrait le croire; si, dans leur fondation on se propose véritablement l'amendement moral des criminels, il faut placer ceux-ci dans un milieu atmosphérique, qui puisse aider au perfectionnement de leur nature. Or, d'après ce que nous venons de dire, l'air fluide et vital des pays élevés, est celui qui leur convient le mieux. Mais, plus loin, nous nous proposons de revenir sur ce sujet qui réclame des développements particuliers. Les habitations situées sur des hauteurs assez considérables pour déterminer une légère accélération des mouvements respiratoires et circulatoires, seront très-favorables aux tempéraments lymphatiques, aux personnes, dont la peau a besoin d'être excitée, aux scrofuleux. Ici, il est nécessaire de placer une importante remarque d'hygiène pratique, et qui a trait à la thérapeutique de la phthisie pulmonaire. Trop souvent il arrive que l'on recommande, à tous les individus, menacés de consomption pulmonaire, l'habitation dans des lieux un peu élevés et l'absorption d'un air vif et excitateur. Sans doute cela convient dans la forme commençante de phthisie scrofuleuse, lorsque le système est peu excitable, lorsque les fluides y sont appauvris, la sanguification y est languissante. Mais en est-il de même pour cette forme si fréquente de phthisie pulmonaire, caractérisée par une grande irritabilité, par un véritable élément inflamatoire? Dans cette forme de phthisie floride, desséchante, fébrile, une trop forte oxygénation du sang, en activant l'excitation pulmonaire, ne ferait que précipiter la ruine du sujet. Il y a donc là un écueil à éviter, et son appréciation est entièrement livrée au jugement et au tact du médecin.

Abordons maintenant d'autres questions relatives à l'aération.

Voici comment la science moderne rend compte des rapports généraux de l'atmosphère avec les créatures existantes. L'atmosphère nous apparaît donc, dit M. Dumas, comme renfermant les matières premières de toute l'organisation; les volcans et les orages, comme les laboratoires, où sont façonnés, d'abord l'acide carbonique et l'azotate d'ammoniaque, dont la vie avait besoin pour se manifester et se multiplier.

A leur aide, la lumière vient développer le règne végétal, producteur immense de matière organique; les plantes absorbent la force chimique qui leur vient du soleil, pour décomposer l'acide carbonique, l'eau et l'azotate d'ammoniaque, comme si les plantes réalisaient un appareil réductif, supérieur à tous ceux que nous connaissons; car aucun d'eux ne décomposerait l'acide carbonique à froid.

Viennent ensuite les animaux, consommateurs de matière, et producteurs de chaleur et de force, véritables appareils de combustion. C'est en eux que la matière organisée revêt la plus haute expression, sans doute, mais ce n'est pas sans en souffrir qu'elle devient l'instrument du sentiment et de la pensée; sous cette influence, la matière organisée se brûle, et en reproduisant cette chaleur, cette électricité, qui font notre force et qui en mesurent le pouvoir, les matières organisées ou organiques s'anéantissent pour retourner à l'atmosphère d'où elles sortent. L'atmosphère constitue donc le chaînon mystérieux qui lie le règne végétal au règne animal (1).

L'air atmosphérique exerce une action constante sur nos organes, modifie leur disposition intime : on peut considérer son action comme celle d'une force extérieure, sans cessé active, qui rend durables

(1) *Statique chimique*, p. 10 et 11.

les changements qu'elle provoque dans l'économie animale. C'est, en effet, cette permanence d'action qui rend si important le pouvoir de l'air atmosphérique sur le corps vivant; car, si les variations que son impression première introduit dans les mouvements des organes, se maintiennent; si l'ordre particulier, qui s'établit alors dans chaque fonction de la vie, devient un état fixe et constant; si la digestion, la circulation, les sécrétions, en un mot, tous les actes de la vie assimilatrice, conservent un autre mode d'exercice, cette nouvelle manière d'exister opérera bientôt une mutation dans la complexion actuelle de toutes les parties vivantes; après un temps plus ou moins long, l'économie animale ne sera plus dans les mêmes conditions; le corps aura acquis une nouvelle disposition organique (1).

Si l'homme avait un choix à faire entre une bonne nourriture et la respiration d'un bon air, l'intérêt le plus immédiat de sa conservation exigerait que son choix tournât au profit du second; en un mot, il lui serait plus facile de se passer d'une bonne alimentation que d'un air salubre. C'est vainement qu'il tenterait de donner à l'organisme toute sa vigueur, par une nourriture abondante et choisie, si une complète oxygénation du sang veineux ne concourait à l'élaboration des substances alibiles. Lorsque le poumon ne fonctionne point avec une suffisante énergie, l'économie se surcharge d'éléments, qui résistent à l'assimilation; de là, tant d'affections constitutionnelles, tuberculeuses, chez les enfants, goutteuses,

(1) Barbier. *Traité d'hygiène*, *etc.*, t. I, p. 49.

dans l'âge adulte, etc. Toutes choses égales, d'ailleurs, il faut, pour l'entretien de la santé, comme nous l'avons déjà remarqué (p. 29), qu'un rapport normal existe entre les deux grandes fonctions, la digestion de l'air et celle des aliments. La première, avec des matériaux parfaits, peut, en quelque sorte, suppléer à la seconde; tel est le cas de certains montagnards, aux formes athlétiques, à la plus riche carnation; on croirait, de prime abord, que c'est avec des substances alimentaires, sinon recherchées, du moins parfaitement restauratrices, qu'ils entretiennent cette vigueur luxuriante: erreur; ils ne mangent souvent, que du laitage et du pain grossier, et de la viande seulement deux ou trois fois par mois. Mais, chez eux, la chylification aboutit à une hématose parfaite, le sang veineux se purifie entièrement de son carbone. La contre-épreuve est fournie par les personnes riches et oisives; les aliments de très-bonne qualité, qu'elles absorbent journellement, ne leur profitent en rien. Bien plus, un régime trop succulent, composé de viandes animales, semble faire un appel plus direct à une respiration plus ample et plus puissante. Les gastronomes ont plus besoin de respirer que les individus soumis à des habitudes de frugalité. Suivant les expériences de MM. Yvart et Lassaigne, la quantité d'oxygène atmosphérique, consommée par les animaux se nourrissant de substances azotées, est d'un cinquième plus considérable que celle qui a lieu sous l'influence d'aliments non azotés. Et l'on peut dire que si la recherche culinaire est si ruineuse pour les organismes, c'est surtout parce qu'elle se pratique au sein des grandes cités, où l'homme ne peut satisfaire en entier son besoin pressant de respiration. C'est un fait que nous invitons les personnes sensuelles, à profondément méditer.

Si la partie de l'hygiène qui regarde l'aération, est négligée dans la conduite générale de la vie, on peut dire qu'elle ne l'est pas moins dans ses rapports avec la thérapeutique. Sur ce point, nous sommes fort inférieurs aux médecins de l'antiquité, qui faisaient de l'air un remède puissant, en changeant, artificiellement ses qualités physiques, en lui donnant une force active, qui opérait une mutation avantageuse dans l'état actuel du corps malade. Les méthodistes, surtout, excellaient dans l'application des choses les plus simples à la guérison des maladies. Ils voulaient qu'on fît plus d'attention à l'air qu'on respire qu'aux substances que l'on mange, parce qu'on ne prend des aliments que par intervalle, au lieu que l'on est continuellement soumis à la puissance des fluides atmosphériques. Ils choisissaient, tantôt un appartement facile à échauffer, dans lequel ils entretenaient une grande chaleur, tantôt un lieu frais et souterrain, dont ils couvraient même le plancher de branches de vigne, de myrte, de saule, etc., qu'ils arrosaient d'eau fraîche (1). Enfin, l'air se trouvait toujours au nombre des agents médicinaux qu'ils mettaient en usage. De nos jours, dit M. Barbier, on ne s'occupe guère du fluide atmosphérique dans lequel un malade est plongé, que pour le rendre pur et sain ; on veut seulement l'em-

(1) Daniel Leclerc. *Histoire de la méd.*, p. 103 et suiv.

pêcher de nuire, mais on ne cherche pas à en tirer un secours positif dans le traitement des maladies, en changeant sa température et son état hygrométrique, et en lui donnant des qualités physiques convenables.

ARTICLE II. — *De l'air non renouvelé ou confiné. — Conséquences qui en découlent par rapport aux appartements et aux habitations.*

La nature a placé, dans son laboratoire, une telle abondance d'oxygène en réserve, que la proportion consommée, chaque siècle, par la respiration animale, n'excède pas 1 7,02 de l'atmosphère. Et cependant, comme si le démon du suicide nous poussait à la contrarier dans ses prévisions bienfaisantes, nous fermons nos portes et nos fenêtres, nous obstruons, par des draperies et de doubles rideaux, toutes les issues de nos maisons. Nous allons à la recherche des plaisirs, en bravant, dans une salle de spectacle encombrée, l'air le plus délétère et le plus infectieux; pourvu que l'appât du gain soutienne nos courages, nous ne redoutons point de nous loger dans des rues étroites et sombres, où, à chaque instant, nous absorbons un fluide qui vicie notre sang, et amoindrit les chances de durée de la vie. Pour les classes pauvres, c'est pis encore dans les grandes villes, elles sont confinées dans de véritables *ghetto,* où elles passent leur vie dans des ateliers infects.

D'après M. Dumas, un homme brûle, par l'effet de sa respiration, tant en carbonne qu'en hydrogène, une quantité équivalente à 10 grammes de carbone par heure, et la quantité d'air, totalement dépouillée d'oxygène par cette combustion, est de 116 grammes environ, dans le même temps, ou de 90 litres, à peu près. D'après le nombre des expirations (seize à dix sept par minute), et leur volume (un tiers de litre, environ), il sortirait des poumons huit mètres cubes d'air, à peu près, par vingt-quatre heures, lesquels contiendraient 4 p. % d'acide carbonique, en moyenne. Voilà donc une première cause, bien puissante, d'altération de l'air. Une seconde est la combustion du charbon, dans les foyers et les appareils d'éclairage; une troisième, est la transpiration cutanée et pulmonaire, dont le produit ne peut se découvrir par l'analyse chimique, mais qui se révèle par une odeur repoussante, que l'on peut très-bien sentir lorsqu'on se place à l'embouchure d'une cheminée d'appel, destinée à conduire au-dehors l'air d'une salle de théâtre, ou de tout autre lieu fréquenté par un grand concours de personnes. Il faut joindre encore à l'exhalation de l'acide carbonique, la quantité d'eau évaporée par les effets réunis de la transpiration cutanée et pulmonaire : chaque homme en évapore, dans les ving-quatre heures, jusqu'à 800 et même 1000 grammes. L'air non renouvelé, se trouve vicié, par défaut d'oxygène libre, par la prédominance de l'azote, et par la présence de la vapeur aqueuse *animalisée*, qui s'exhale par la transpiration cutanée et la transpiration pulmonaire. La vapeur *aqueuse animalisée* détermine d'autres viciations, par la matière organique qu'elle renferme.

Une atmosphère contaminée par la réunion d'un trop grand nombre d'individus, peut devenir un foyer d'infection, comme le prouvent de mémorables exemples. Pendant les assises d'Old-Bailey, le 11 mai 1750, presque tous les assistants périrent, excepté ceux qui étaient à la droite du président, près duquel était une fenêtre ouverte. Lorsque le libraire Roland Jankins et ses coaccusés furent jugés, à Oxford, en 1677, pour avoir outragé le roi, par des paroles et des écrits injurieux, les miasmes qui s'échappèrent du corps des assistants, réunis en grand nombre, furent si délétères que, dans l'espace de quarante jours, plus de trois cent personnes en moururent. Cette maladie n'était cependant pas contagieuse, car les assistants qui prirent la maladie, ne la communiquèrent pas aux habitants de la ville (1). De nos jours, la chimie éclairant la question intéressante de l'infection, produite par une grande réunion d'individus, la rapporte à une altération de la composition de l'air. M. Leblanc a démontré, par des analyses, que l'air confiné n'a plus sa composition normale, et qu'il est altéré, d'une manière évidente. Il a trouvé, dans la salle Notre-Dame-du-Rosaire, à la Pitié, service de M. Serres, que l'air, recueilli au bout d'une nuit de clôture, contenait 0,003 d'acide carbonique, c'est-à-dire cinq fois plus que l'air normal, et l'oxy-

(1) Ozanam, *Histoire médicale des maladies épidémiques*, t. I, p. 45 et suiv.

gène avait éprouvé un affaiblissement à peu près proportionnel. A la Salpêtrière, dans la salle du Calvaire, service de M. Trélat, salle qui est placée dans des conditions tout-à-fait désavantageuses, à raison de sa faible capacité et du nombre de lits, l'air a donné jusqu'à 8 millièmes d'acide carbonique.

Dans une salle d'asile pour l'enfance (2e arrondissement, rue Neuve-Coquenard), l'air recueilli dans le préau où cent seize enfants, de trois à six ans, avaient séjourné pendant trois heures, l'analyse a indiqué, 0,003 d'acide carbonique, et une diminution proportionnelle d'oxygène; l'odeur qui y régnait était forte et désagréable.

Dans la chambre des députés, après deux heures et demie de séance, l'air contenait 25 dix millièmes d'acide carbonique. La salle de l'Opéra-Comique (salle Favart), a fourni un air qui renfermait 25 dix milièmes d'acide carbonique pour le parterre et 43 dix millièmes pour les parties les plus élevées de la salle (1). S'il est permis de croire, suivant M. Leblanc, que la dose d'acide carbonique pur qu'un homme pourrait supporter, sans succomber immédiatement, est assez considérable, il n'en est pas moins vrai que sa santé doit subir, par ce fait seul, quelques atteintes. Il faut, suivant M. Peclet, 6 mètres cubes à 10 mètres cubes d'air par heure, à chaque homme, et 6 mètres d'acide carbonique, accumulés dans une enceinte, par l'effet de la respiration, est une limite qu'il ne faut jamais laisser franchir.

L'atmosphère des grandes villes peut être com-

(1) Leblanc. *Recherches sur la composition de l'air confiné*. Paris, 1842.

parée, dans ses altérations et ses effets, à l'air confiné. On peut croire que ce n'est point sans en ressentir une fâcheuse influence que l'homme vit continuellement exposé aux émanations de nature animale et végétale, qui s'échappent sans cesse des grandes villes. Est-il donc étonnant, comme nous l'avons vu déjà (page 157), que la vie humaine, y soit si fort abrégée? Parmi les nombreuses affections sur lesquelles cet ordre de causes paraît exercer un grand empire, la fièvre typhoïde se place en première ligne. Plusieurs auteurs admettent qu'elle est produite par infection, et des milliers de preuves, parlent en faveur de cette opinion : en effet, n'est-ce pas sur les sujets qui viennent habiter les villes populeuses, et se renfermer dans de sombres réduits, privés d'air et de lumière que la fièvre typhoïde se manifeste d'une manière presque exclusive. Elle choisit ses victimes parmi les hommes les plus robustes, et si la fatigue, le chagrin, la mauvaise nourriture, les excès de tous genres, en favorisent le développement, ces causes sont insuffisantes pour les produire à elles seules; il faut l'intervention d'un agent toxique, qui paraît être engendré par les corps vivants, et de même que les effluves marécageux donnent lieu à un empoisonnement, qui se traduit par une pyrexie intermittente, de même aussi le miasme de nature animale, fourni par les corps vivants, va produire cet autre empoisonnement, dont la manifestation morbide est une pyrexie grave et essentiellement continue, que l'on appelle *fièvre typhoïde* (1).

(1) Fleury et Monneret. *Compendium de med. pratique*, t. V, p. 174.

Il n'est pas nécessaire de dire que la combustion des chandelles, des bougies, des lampes, etc., dans une pièce où l'air n'est point renouvelé, ou ne l'est qu'incomplètement, contribue puissamment à vicier l'atmosphère. Un kilogramme d'acide stéarique, en brûlant, peut verser, dans une capacité de 50 mètres cubes, près de 4 pour 100 d'acide carbonique en volume, c'est-à-dire, amener cette atmosphère au même degré d'altération que l'air expiré par nos poumons. Une chandelle de 12 au kilogramme absorbe le tiers de l'oxygène contenu dans 340 litres d'air; une bougie de 10 au kilogramme, consomme le tiers de celui que renferment 435 litres d'air; et une lampe à gaz, pendant qu'on y brûle 42 grammes de combustible, absorbe le tiers de l'oxygène contenu dans 1,680 litres. Que l'on juge maintenant de la rapidité avec laquelle l'air est vicié dans nos salons, lorsque, indépendamment d'un luminaire considérable, plusieurs centaines de personnes se trouvent réunies (1).

D'après les faits qui précèdent et que nous avons eu soin de grouper, on peut voir combien le défaut de renouvellement de l'air atmosphérique est susceptible d'apporter de préjudice à la santé. Les personnes étrangères aux notions physiologiques, pourraient seules, considérer comme exagérée l'opinion qui place l'inspiration habituelle d'un air plus ou moins imprégné d'émanations animales, tel que celui qui règne dans des appartements trop soigneusement clos, parmi les causes qui nuisent le plus à

(1) Orfila. *Traité de toxicologie*, t. II, p. 554, deuxième édition.

la vigueur des habitants des villes; pour les hommes de l'art, l'expérience leur a appris, dès longtemps, que la santé est plus fréquemment altérée par des influences de cette nature, d'une intensité très-faible, mais constante, que par des accidents brusques et appréciables à nos sens.

Les habitations privées, il faut le dire, tendent chaque jour, dans les grandes cités industrieuses, à devenir de plus en plus en désacord avec les besoins respiratoires de l'espèce humaine : la cupidité, en morcelant, à son profit, les appartements dont elle dispose, en subdivisant à l'infini, les compartiments d'un édifice, semble vouloir réduire la famille à la plus minime portion d'air respirable. C'est là un fait beaucoup plus grave qu'on ne le pense. Nous avons, à la vérité, des salons spacieux et splendides, mais nos chambres à coucher, pour la plupart étroites, hermétiquement closes, et placées dans les parties les plus obscures, ne ressemblent guère à celles de nos pères. Si celles-ci manquaient d'élégance et de cette recherche d'ameublement à laquelle nous attachons tant de prix, elles recevaient du moins, dit un hygiéniste, par leurs ouvertures mal calfeutrées, par leurs vastes cheminées, qui provoquent notre sourire, des torrents de ce fluide qui a été appelé avec raison, *l'aliment de la vie*(1). Si un luxe mal entendu, si la satisfaction d'une misérable vanité, ne venait si souvent mettre obstacle à l'accomplissement de choses qui intéressent

(1) Pravaz. *De l'influence de la respiration sur la santé et la vigueur de l'homme*, p. 14. Lyon, 1842.

directement notre bien-être, nos besoins primordiaux, la chambre à coucher, dans la famille, devrait être, sous tous les rapports, la partie de nos appartements pour laquelle nous dispenserions nos soins, et ce raffinement de luxe dont nous sommes si prodigues. La chambre à coucher, cette demeure où s'écoule une si considérable portion de notre vie, dans une circonstance physiologique (sommeil), pendant laquelle l'absorption des miasmes infectieux est si active, doit être la partie la plus vaste, la mieux exposée de nos appartements : si l'on est dans la nécessité de s'imposer des sacrifices, il vaut mieux que ceux-ci portent sur d'autres objets. Les habitants des grandes villes, qui ont de beaux salons, de somptueuses salles à manger, mais qui respirent nuitamment dans une pièce étroite et reculée, comprennent aussi mal leurs intérêts que ces esclaves vaniteux des bienséances sociales, qui recouvrent de beaux vêtements, un linge sordide qu'ils ne renouvellent jamais. Les alcoves fermées, et qu'on n'ouvre que vers le soir, peu d'heures avant de prendre du repos, sont condamnables, au point de vue de l'hygiène ; et il serait à désirer qu'on les supprimât dans les constructions nouvelles : la meilleure place pour un lit, serait au milieu d'une vaste chambre à coucher, comme nous l'avons déjà dit ailleurs, à l'égard des enfants et des vieillards, (page 107). Il est important aussi qu'on n'accumule point dans ces dernières, des hardes et des provisions, d'où se dégagent des miasmes qui contribuent aussi à contaminer l'atmosphère de la pièce dans laquelle on séjourne ; la chambre à coucher est un *atrium* qu'il faut savoir respecter. Parmi les exemples que nous pourrions citer à l'appui des propositions précédentes, et qui prouvent le danger qu'il y a à prendre son sommeil dans une chambre étroite et mal aérée, le suivant nous revient à la mémoire.

Une dame de Lyon, âgée de 67 ans, habitant une rue assez étroite, était sujette, depuis plusieurs années à une éruption papuleuse (prurigo), qui se fixait particulièrement sur les bras et les avant-bras; sa santé générale, sauf une légère oppression, était du reste assez bonne. Comme sa position de fortune le lui permettait, nous lui prescrivîmes le séjour à la campagne. Là, elle se trouva sur-le-champ, débarrassée de ses petits maux. Lorsqu'elle revint à la ville, l'éruption reparut, dès les premiers jours : nous demandâmes à visiter sa chambre à coucher, et nous vîmes avec étonnement, que celle-ci consistait en un petit cabinet, une sorte de couloir éclairé seulement par une petite lucarne, donnant sur une cour étroite et obscure. Nous imposâmes, non sans difficultés, à cette malade, l'obligation de coucher dans une pièce qu'elle avait sur le devant, et de renoncer à tout jamais, au bouge dont elle avait eu l'imprudence de faire pendant si longtemps sa chambre à coucher. Dès la seconde nuit qu'elle passa dans son nouveau logis, éclairé par deux fenêtres qui donnaient sur la rue, elle se trouva débarrassée de son éruption, et respira avec plus de liberté. Il y a dans ce fait, une relation évidente entre le défaut de renouvellement de l'air, et le développement d'une affection de nature dartreuse.

L'on sait que M. Bandelocque attribue le développement des scrofules à ce que l'air qui entoure les jeunes sujets, soit pendant leur sommeil, soit pendant le jour, n'est pas suffisamment renouvelé. Il s'est efforcé de prouver que si les enfants, qui appartiennent à la classe aisée de la société ne sont pas exempts de scrofule, cela tient à ce que l'air est encore trop confiné dans les habitations qu'ils occupent (1). Cette opinion, quoiqu'exagérée, repose sur des faits nombreux. On ne saurait donc trop insister sur l'emploi de tous les moyens propres à entretenir le renouvellement constant de l'atmosphère, spécialement dans les lieux habités par des réunions nombreuses d'enfants et d'adolescents, tels que les dortoirs des maisons d'éducation, où le méphitisme, développé pendant la nuit, a plus d'une fois déterminé de graves épidémies de fièvre typhoïde. Des foyers d'appel analogues à ceux indiqués par M. d'Arcet devraient y être disposés pour suppléer à l'exiguité de leurs dimensions toujours inférieures aux exigences les plus restreintes d'une aération convenable. Le docteur Pravaz, dans le mémoire que nous avons déjà cité, conseille, pour la salubrité des dortoirs des maisons d'éducation, des soupiraux en gaîne convenablement disposés, où l'aspiration de l'air serait entretenue par une lampe à esprit de vin de grande dimension. Le génie industriel de notre temps, dit-il, éclairé sur ses véritables intérêts, n'a pas hésité à adopter les foyers d'appel de D'arcet pour l'éducation et la conservation de l'insecte précieux qui fournit la matière première des

(1) *Etudes sur la maladie scrofuleuse*, p. 123.

riches tissus, dont s'énorgueillit cette grande cité (Lyon); pourquoi la philanthropie montrerait-elle moins de lumières ou de zèle lorsqu'il s'agit de ce que l'homme devrait avoir de plus cher, la santé et le bonheur de sa postérité? Il est essentiel que les appartements, dans lesquels on doit longtemps séjourner, soient pourvus de cheminées ou de foyers qui fassent un appel énergique de l'air extérieur.

Avant d'établir sa demeure dans une habitation, dont les ouvertures auraient été fermées pendant longtemps, à cause de l'abandon de ses hôtes, on doit la purifier par des courants d'air et par des foyers. Voici un fait qui démontre, d'une manière frappante, combien il est dangereux de ne point user de ces précautions :

Une dame fort opulente de la ville de Lyon, ayant fait l'acquisition d'un domaine considérable dans le Dauphiné, voulut habiter quelques jours le château qui, depuis longtemps, était abandonné. A peine y eut-elle passé une nuit, qu'elle fut prise de frissons, de faiblesses; une fièvre vive se déclara, et bientôt apparurent, sur les jambes et sur la partie inférieure du ventre, des taches noires très-larges. Le médecin, qui fut appelé, et de qui nous tenons ce fait, reconnut les débuts d'un *typhus sporadique*, dont il attribua, avec juste raison, la cause à l'aération insuffisante des appartements, dans lesquels la malade avait séjourné si peu de temps. Le changement d'habitation fut aussitôt prescrit; la malade fut évacuée à une certaine distance, dans une demeure salubre; et les symptômes redoutables cessèrent comme par enchantement. Il n'est pas douteux qu'il n'y ait eu, dans ce cas, une véritable intoxication produite par un air corrompu et non renouvelé. Si une maison est toujours habitée, dit Clerc, l'air y sera plus chaud, plus pur et plus sec, que si elle restait inhabitée de temps à autre; dans le premier cas l'air est continuellement échauffé et purifié par la chaleur du feu. Mais si elle était vide d'habitants pendant longtemps, l'air y deviendrait humide et froid; il s'y corromprait même, s'il n'avait aucune communication avec l'air externe, surtout si cette maison était basse et souterraine, si elle manquait de jours, si elle contenait, dans son enceinte et sous ses toits, plusieurs caves; des souterrains, des fossés, des puits, des citernes (1).

Pour épuiser complètement l'intéressant sujet de l'aération en général, pour achever la démonstration des effets délétères, sur l'organisme, de l'air non renouvelé, nous allons, comme complément, dire un mot de l'aération dans les salles d'hôpitaux. Quoique cette question ne rentre pas tout-à-fait dans notre domaine, les faits qu'elle fournit, sont si démonstratifs, qu'on ne peut les passer sous silence lorsqu'on a à cœur d'élucider complètement l'important sujet de l'aération.

C'est surtout dans une réunion d'hommes malades que le renouvellement de l'air est une chose indispensable; son défaut donne une intensité extraordinaire à l'agent toxique qui émane des corps malades, C'est ainsi que la pourriture d'hôpital se déclare chaque fois que les hôpitaux consacrés au

(1) *Histoire naturelle de l'homme malade*, t. II, p. 537.

traitement des affections chirurgicales, se remplissent d'un nombre de malades plus grand qu'ils ne peuvent en contenir. D'un jour à l'autre, les affections gangréneuses se manifestent, et le chirurgien, prévenu qu'il y a encombrement, doit aussitôt y apporter le seul remède dont l'expérience lui a prouvé l'efficacité, c'est-à-dire diminuer le nombre des malades. Dupuytren a signalé à l'attention des chirurgiens cette cause de pourriture, dont on avait pendant longtemps ignoré la véritable origine. Il avait remarqué que cette maladie était très-rare parmi les malades confiés à ses soins, tant que leur nombre n'excédait pas 200. Lorsqu'on était obligé de le porter à 220 et à 300, l'air de la salle contractait une odeur repoussante, et la pourriture, ainsi que les fièvres de mauvais caractère, prenaient sur-le-champ naissance (1). Tous les médecins qui ont pratiqué dans de vastes hôpitaux, savent très-bien que quand le nombre des malades augmente au-delà des proportions commandées par l'étendue de la salle et le nombre des lits, les affections internes deviennent plus graves ou se compliquent d'accidents que l'on n'avait pas observés jusque-là : les gangrènes, les hémorrhagies, les phénomènes typhoïdes, se montrent alors avec plus de fréquence. La même chose a lieu lorsque le nombre des malades restant le même, il existe plus d'affections graves chez les sujets que renferme la salle. En effet, lorsque les affections internes prennent une gravité insolite, l'agent toxique de l'infection acquiert une puissance

(1) *Rapport à l'Institut*, p. 59.

plus grande, et les effets qu'il produit sont au moins aussi délétères que si le nombre des malades avait augmenté : c'est ce qui arrive, par exemple, dans les hôpitaux consacrés aux accouchements. On sait que les femmes, après le travail de la parturition, vicient une plus grande quantité d'air que les autres malades; or, si à cette cause d'infection on ajoute l'encombrement, ou si des péritonites puerpérales se développent en plus forte proportion que de coutume, on verra bientôt les maladies revêtir la forme que l'on a nommée à tort, dans ce cas, forme épidémique et qui tient manifestement à l'infection. Aussi est-ce dans les hôpitaux particulièrement que les effets d'une bonne ventilation, pour prévenir le mal ou en atténuer la gravité, se manifestent avec évidence. L'hôpital des femmes en couche de Dublin, était fort mal aéré ; dans l'espace de quatre années, il y était mort 2,944 enfants sur 7,650. Depuis qu'une bonne ventilation, l'ouverture de quelques fenêtres ont été pratiquées, dans la même période de temps, le chiffre des morts, sur le même nombre d'enfants, ne s'est élevé qu'à 279 (1). Il nous serait facile de citer un grand nombre d'autres faits également probants. Ainsi, on a vu la démolition d'édifices entourant un hôpital, le percement d'une rue, changer les conditions de la mortalité dans cet établissement, et en abaisser prodigieusement le chiffre. C'est pour cette raison encore que le trop grand rapprochement des lits fait perdre aux malades tout

(1) *Enquête sur l'état sanitaire des classes laborieuses dans la Grande-Bretagne.* (*Quartely rewiew*, 1843). *Rapport* du docteur Chadwick.

l'avantage qu'ils retireraient de la masse d'air répandu dans la salle. Outre l'atmosphère générale, il en règne une particulière à chaque malade, et celle-ci se renouvelle d'autant moins facilement que les malades sont plus près les uns des autres ; alors, on le conçoit, ils restent sous l'influence des exhalaisons morbides de leurs voisins, et la masse d'air contenu dans la salle, atténue peu cette funeste influence. Ces exhalaisons agissent à des distances, dont on ignore les limites précises, mais leurs effets pernicieux sont incontestables, et ne sauraient être combattus par trop de moyens. Relativement donc à la quantité d'air dont chaque malade a besoin, il est reconnu, qu'indépendamment de la propre grandeur de la salle, un certain écartement entre chaque lit est indispensable à la salubrité ; et, dans l'ignorance où nous sommes de la distance positive que peuvent franchir les miasmes exhalés par les malades, il vaut mieux que les lits soient trop espacés que s'ils ne l'étaient pas suffisamment. Tous les médecins expérimentés ont proposé que l'on mît entre chaque lit l'intervalle d'un mètre et demi.

ARTICLE III. — *Des autres modes de viciation de l'air, dont la famille a intérêt à se préserver. — De l'infection et des maladies contagieuses.*

Nous n'avons point à nous occuper ici de l'air vicié par les émanations des tueries, des cimetières, des égouts, des fosses d'aisances; de celui dont la viciation est entretenue par des émanations métalliques et autres vapeurs minérales; toutes ces questions rentrent dans le domaine de l'hygiène ou de la salubrité publique; il en est de même de l'altération de l'air dans les mines. Nous devons surtout, appeler l'attention de la famille, sur les modes de viciation de l'air, qui peuvent survenir par le fait seul des œuvres, qui s'opèrent dans son sein, des circonstances où elle se trouve. Ces altérations de l'air, se rangent naturellement en deux groupes: 1° de l'air vicié par certaines opérations domestiques; 2° de l'air vicié par des émanations végétales ou animales. Dans ce dernier, qui est le plus important, rentre l'étude des miasmes, de l'infection et de la contagion.

1° De l'air vicié par certaines opérations domestiques.

La préparation du vin, du cidre, de la bière, etc., dégagent de l'acide carbonique; lorsque ce gaz forme seulement la cinquième partie de l'air atmosphérique, il asphyxie en quelques minutes, comme nous l'avons déjà vu. On prévient les accidents, en ne multipliant pas trop les cuves des celliers, en établissant des ouvertures opposées, qui puissent entretenir des courants d'air. Les ouvriers ne doivent jamais travailler isolément, et baisser la tête sur le récipient, dans lequel s'opère la fermentation.

Les émanations des corps en combustion, tels que le charbon, la braise, le bois, produisent les mêmes accidents d'asphyxie. Mais leur produit diffère de celui de la fermentation alcoolique, en ce que, outre la quantité considérable de gaz acide carbonique, il renferme beaucoup de gaz azote et de gaz hydrogène carboné. Les accidents sont rapidement mortels, et l'on doit éviter, avec soin, de placer des réchauds de charbon dans des appartements, où le courant d'air établi n'est pas suffisant pour enlever le gaz délétère, que produit la combustion de cette substance. Comme celle de la braise donne lieu à des accidents analogues à ceux qui sont produits par le charbon, nous devons dire, que c'est une habitude dangereuse, de fermer, avant de se coucher, pour conserver la chaleur dans les appartements, les soupapes des tuyaux de poêle, ou de cheminées à la prussienne; il est arrivé souvent, que des personnes sont mortes, victimes de cette imprudence(1).

Nous avons dit déjà quelques mots de la viciation de l'air par *l'éclairage artificiel*, (v. pag. 258). Nous devons y revenir ici. Quels que soient les corps que l'on emploie pour cet usage, qu'ils soient solides ou liquides (chandelles, bougies, huiles), ils produisent dans l'appartement, ou s'opère leur combustion, plusieurs effets : 1° ils raréfient l'air, élèvent sa température : 2° ils diminuent la quantité d'oxygène, et la remplacent par une quantité équivalente d'acide carbonique ; 3° ils déposent dans l'atmosphère ambiante des gaz hydrogénés et carbonés. Outre ces chagements, par lesquels les poumons reçoivent nécessairement un fluide gazeux moins riche, des

(1) Londe. *Nouveaux élém. d'hygiène*, t. II, p. 323.

molécules charbonneuses, tenues en suspension dans l'air de l'appartement, s'introduisent dans toutes les parties de l'appareil respiratoire. Il est facile de reconnaître, par tous ces faits, que rien n'est plus préjudiciable à la santé, que les longues veilles, les études nocturnes et opiniâtres : l'organisme est alors sous l'influence d'une véritable intoxication. Il est donc de la plus haute importance, pour les personnes valétudinaires, celles surtout, qui ont la poitrine délicate, de s'abstenir des veilles, et d'un long séjour dans les appartements éclairés.

Parmi les innovations que le mode d'éclairage artificiel a subi dans ces dernières années, l'hygiène doit approuver la substitution des bougies aux chandelles. Il est certain, en effet, que la combustion de la bougie, n'altère point l'air autant que le fait celle de la chandelle ; celle-là, brûle beaucoup plus complètement ; ses produits volatils sont moins âcres ; ses résidus charbonneux, sont moindres. Nous n'avons rien à dire de particulier, touchant les matières liquides employées pour l'éclairage. La fumée, qui résulte de la combustion de ces huiles, est à peu près formée des mêmes principes que les précédentes : nous devons, d'ailleurs, revenir sur ce sujet, mais à un autre point de vue, en traitant de l'hygiène des sens, (V. HYGIÈNE DU SENS DE LA VUE).

La science n'a point dit encore son dernier mot sur l'insalubrité du gaz, employé à l'éclairage ; elle pourra peut-être un jour, signaler ce produit, tant goûté de la civilisation moderne, comme un des plus grands fléaux que le génie industriel ait légué à l'humanité. Il est peut-être la cause, jusqu'à ce jour cachée, d'une multitude d'affections, qui prennent un grand accroissement. Peut être que cet agent, dont l'odeur fétide a profondément modifié, depuis quelques années, l'atmosphère des grandes villes, neutralise en quelque sorte, les effets des véritables bienfaits de la civilisation actuelle. Ce sont là, autant de questions, que nous nous trouvons dans l'impossibilité de résoudre à cette heure; mais le doute même qu'elles expriment, doit être pris en sérieuse considération. Des recherches suivies, faites en Belgique, depuis quelques années, ont démontré, que les maladies des yeux s'étaient beaucoup accrues, à partir de l'adoption du mode nouveau d'éclairage. Nul doute qu'il n'y ait une relation entre ce fait et la lumière trop éclatante, produite par le gaz. Les nombreux exemples d'empoisonnements, opérés par l'absorption de ce dernier, témoignent, en outre, que cette substance agit à la manière des poisons, qui vicient profondément le sang et les humeurs. Toutes ces circonstances nous portent à engager les familles à résister fortement à l'engouement général; à s'en tenir, pour leurs demeures particulières, au mode ancien d'éclairage, quelque défectueux qu'il soit.

Nous devons avertir de plus, que, dès que l'odeur du gaz se manifeste dans un appartement, il est prudent d'éteindre tous les corps en ignition. La prudence conseille également, de ne point entrer avec une lumière dans un lieu où l'odeur du gaz se fait sentir, car, rien n'indique à l'avance, que la proportion n'est pas suffisante pour détoner, ou que l'accumulation successive du gaz, ne lui communique pas bientôt cette propriété. L'oubli de ces simples précautions, a été la cause de déplorables catastrophes.

2° De la viciation de l'air par les émanations végétales ou animales (des effluves).

L'air est, dans beaucoup de circonstances, le récipient et le véhicule de certains principes, ou *agents infectieux*, dont la nature est inconnue, mais dont l'existence paraîtrait liée au voisinage de marais, ou de terres dites *vierges*. On a désigné plus spécialement par le nom *d'effluves*, l'agent toxique qui se dégage de ces lieux, tandis que celui qui prend naissance dans le corps de l'homme malade ou dans la matière animale, en putréfaction, a été nommé *miasme*. On ne connaît, en aucune manière, la nature intime de ces agents infectieux ; tout ce que la science peut dire, c'est qu'ils sont des produits de nouvelles formations, développées au sein des matières organiques mortes, soit végétales, soit animales, par l'effet d'un travail chimique interne, qui se sert de l'action de l'oxygène, de l'eau et du calorique. Tout ce que nous dirions de plus, serait pure assertion. Nous devons ajouter, toutefois, que les dernières recherches, dues à M. Boussingault, qui a opéré sur l'air recueilli dans les plaines marécageuses de l'Amérique méridionale, l'ont conduit à saisir un principe organique de nature hydrogénée.

L'air atmosphérique, étant, comme nous l'avons dit, le véhicule des miasmes, certaines conditions physiques, importantes à connaître, favorisent ou atténuent leur activité. Le miasme n'agit pas avec la même intensité, à toutes les heures du jour : pendant le milieu de la journée, ses effets sont presque nuls; ce que l'on a expliqué, en disant que, si la quantité des miasmes vaporisés est plus grande qu'à toute autre heure du jour, par contre, ils sont plus rapidement entraînés vers les parties supérieures de l'atmosphère, à cause de la dilatation des couches inférieures de l'air. Vers le soir, les nuits étant très-fraîches, surtout dans les pays chauds, les miasmes ressortent avec la rosée, et sont alors absorbés par le corps de l'homme. C'est surtout, ce qui rend redoutable le séjour des marais, après le coucher du soleil : c'est alors que le poison miasmatique détermine fréquemment les fièvres intermittentes simples ou pernicieuses.

L'air chargé d'effluves marécageux, étant plus pesant que l'air pur, les localités basses sont spécialement ravagées par les fièvres intermittentes; la direction des vents, et d'autres conditions hygiéniques, peuvent modifier cette règle, qui souffre cependant peu d'exceptions. Aussi, est-il de règle, dans les pays marécageux, d'élever, toujours fortement, les habitations au-dessus du sol, et de ne loger que dans les étages les plus élevés de la maison : c'est ce que font les habitants aisés de la Corse et de Gênes.

Un exemple, qui prouve encore mieux combien il importe de se soustraire aux effluves, exhalés par le sol, est celui rapporté par M. Andral, (Cours d'hygiène, professé à la Faculté). A la Jamaïque, les maisons n'ont que deux étages, et, sur trois cas de fièvres intermittentes, il y en a deux pour l'étage inférieur, et un pour le supérieur. A Rome, il suffit, dans certains quartiers, de monter deux étages pour se soustraire à la fièvre.

La prophylaxie générale de l'air, vicié par les émanations marécageuses, rentre dans les attributions de l'hygiène publique : nous n'avons point à nous en occuper. C'est aux gouvernements à surveiller la culture du ris, le rouissage du chanvre, l'exploitation des tourbières, l'établissement des pêcheries et des usines, qui exigent la formation d'eau stagnante, le défrichement des terres vierges, ou depuis longtemps incultes, le creusement des canaux, enfin, les déboisements. Nous devons ajouter, que, lorsque les états entrent franchement, sous ce rapport, dans une large voie d'assainissement, les bienfaits qui en rejaillissent sur l'espèce humaine, sont presque incalculables. Ainsi, M. Prony, cite comme un résultat dû aux travaux d'améliorations, exécutés par Pie VI, dans les marais Pontins, le recensement, fait de 1801 à 1811, qui montre une diminution d'un seizième dans les décès(1). Nous nous bornerons à des conseils adressés aux familles qui passent leurs jours dans un pays *dit malsain*.

C'est, surtout, chez les habitants d'une contrée marécageuse, que les préceptes de l'hygiène sont de toute efficacité. Les personnes que les circonstances

(1) Mottard. *Des eaux stagnantes, et en particulier des marais et des dessèchements*. Thèse de concours pour la chaire d'hygiène. Paris, 1838.

obligent à vivre dans des pays marécageux, doivent fixer leur demeure le plus loin possible des marais, qui engendrent la fièvre, et sur un lieu aussi élevé que possible; elles considèreront, surtout, la direction habituelle des vents, afin de ne pratiquer aucune ouverture du côté par lequel arrive le vent, qui a passé sur les marais. Elles élèveront, s'il se peut, un rempart, souvent efficace, entre leur habitation et le foyer miasmatique, à l'aide d'une ou de plusieurs rangées d'arbres; elles se rappelleront les services qu'ils ont rendus, et dont il existe tant d'exemples dans l'histoire ancienne et moderne. Toutes les ouvertures de la maison seront fermées, le soir, la nuit et le matin. Les habitants riches des maremmes de Toscane, des marais Pontins, et de plusieurs autres contrées, ne sortent jamais le matin ou le soir, sans avoir reçu l'impression d'un feu vif. La sécheresse, qu'ils ont soin d'entretenir dans leurs appartements, est une des conditions hygiéniques les plus favorables à l'entretien de la santé. Les vêtements qui conviennent le mieux doivent s'opposer à l'humidité; ceux de laine sont ceux qu'on doit choisir; ils doivent être tenu avec la plus grande propreté. Les aliments doivent être de bonne qualité, et d'une facile digestion. Enfin, on ne doit pas oublier que les circonstances qui favorisent le mieux toute infection, de quelque nature qu'elle soit, et, en particulier, l'intoxication paladéenne, sont les fatigues musculaires, les travaux de l'esprit, les excès vénériens, les émotions morales, une alimentation mauvaise ou insuffisante, et l'affaiblissement, qui suit toutes les maladies. Les voyageurs imprudents, qui s'endorment au bord d'un marais, se réveillent souvent, dit-on, avec les prodrômes d'une fièvre d'accès, tantôt bénigne, tantôt pernicieuse et mortelle, comme on en voit dans les campagnes de Rome. Les personnes qui traversent les marais Pontins avec une grande rapidité, contractent souvent la fièvre pernicieuse, surtout quand elles s'endorment dans la voiture qui les transporte; aussi, les guides leur donnent-ils le conseil de se tenir éveillées.

3° De l'air vicié par les émanations d'individus vivants (infection, contagion). Des maladies contagieuses.

Nous avons vu, précédemment, au sujet de l'air confiné, non renouvelé, que ce fluide était alors altéré dans ses principes constituants; s'il cause des accidents si redoutables, c'est par une trop grande proportion d'acide carbonique et l'insuffisance de l'oxygène. Ici, il n'en est plus de même; l'air, vicié par les individus sains ou malades, est à peine altéré, dans ses principes constituants; mais la vapeur d'eau qu'il tient en suspension, sert de véhicule à une matière analogue à l'effluve marécageux, c'est-à-dire inconnu, comme lui, dans sa composition chimique, et suivant, à peu près, les mêmes lois, tant dans sa diffusion que dans les autres manières dont elle se comporte (1).

En pratique d'hygiène, il est très-important de faire une distinction entre les miasmes qui se propagent par *infection*, et ceux qui sont de nature

(1) Londe. *Ouv. cit.*, t. II, p. 383.

contagieuse proprement dite. Dans le premier cas, un foyer d'infection, étant le produit des mauvaises dispositions hygiéniques, telles que l'encombrement des individus, la malpropreté, etc., on atténue le ravage du mal, en disséminant les individus. Dans le second cas, en dispersant les malades, en les mettant en contact avec des individus sains, on donne un nouvel essor au développement et à la généralisation de la maladie. L'infection est donc la production d'un agent toxique, inconnu dans son essence, mais qui est provoqué par des causes locales ou atmosphériques; tandis que la contagion est indépendante de ces dernières causes, elle a en soi, sa raison d'être; elle jouit de la propriété essentielle de reproduire spécialement la maladie qui lui a donné naissance. Dans la contagion, la transmission se fait d'un individu à un autre, tandis que dans l'infection, elle se fait d'un foyer quelconque à l'individu. Nous ne pouvons et nous ne devons point nous étendre davantage sur les questions nombreuses que soulève l'étude de la contagion. Ces développements, convenablement placés dans un traité de pathologie générale, n'auraient aucun avantage dans celui-ci, qui ne doit embrasser que les faits purement pratiques.

La contagion est de nature virulente, ou de nature miasmatique. Quoique dans ce chapitre, nous ne devions traiter que des affections contagieuses, qui se propagent par le mode de miasme, c'est-à-dire, par l'intermédiaire de l'air, nous nous reprocherions d'être incomplets, si nous ne signalions aussi, en ce lieu, les affections qui se transmettent par le contact médiat ou immédiat, les maladies virulentes; c'est le plus haut degré de la contagion. Celles-ci, comme l'a ingénieusement remarqué M. Rochoux, ont un germe susceptible de se reproduire et de se multiplier, à la manière des êtres organisés.

Dans cette première classe, se rangent les maladies suivantes : la gale, la petite vérole, la vaccine, la rage, la syphilis, la pustule maligne, le charbon épizootique, la morve, la teigne faveuse, la mentagre. De nombreux exemples ont prouvé que ces deux dernières affections se propagent, comme les précédentes, par l'inoculation d'un virus; c'est ainsi qu'on a vu de jeunes enfants contracter la teigne faveuse, parce qu'on avait imprudemment recouvert leurs têtes d'un bonnet qu'avait porté un enfant teigneux; de grandes personnes avoir le menton recouvert de pustules hideuses, ou parce qu'elles s'étaient servies de rasoirs malpropres, ou parce que la partie inférieure de leur visage avait été en contact avec des draps qui avaient servi à des sujets atteints de mentagre. Nous ne parlerons pas de ce qui est, malheureusement, trop connu, de la transmission de la maladie vénérienne par des baisers, etc.!

Quant à la rage, nous devons répéter à satiété, qu'une des plus déplorables illusions qui aient cours, au sujet de cette maladie, c'est la confiance du vulgaire dans de prétendus spécifiques, et cela, au détriment du préservatif véritable, la cautérisation des parties qui ont été mordues. Jusqu'à ce jour, rien ne peut suppléer cette dernière; il faut à tout prix, exterminer ce virus invisible, que la bave de l'animal a déposé dans les tissus de la plaie; si celle-ci est étroite, sinueuse, il faut l'élargir, pour que le fer rouge, ne puisse voir échapper à son action, le moindre atôme du venin redoutable. Cette indication, intégralement remplie de prime abord, on pourra alors administrer les breuvages, les remèdes empiriques qui auront pour effet de rasséréner le moral du malade.

La *morve*, est une maladie nouvellement observée chez l'homme. Ce n'est que depuis quelques années, qu'on a reconnu positivement sa contagion de la race chevaline à l'homme, puis de l'homme à l'homme, du malade au médecin. De tristes exemples ont démontré les propriétés excessivement virulentes de cette nouvelle source de contagion. On a vu, il y a peu d'années, un malheureux élève de l'hôpital Necker, succomber à tous les accidents de la morve la mieux caractérisée, après avoir soigné un palfrenier morveux, et assisté comme aide, à son autopsie. Il est donc bon de savoir, que la morve aiguë, est une maladie contagieuse; contagieuse par le produit de la sécrétion nasale, contagieuse par l'air expiré, contagieuse par le sang, contagieuse par tous les tissus du cadavre de l'animal. Il existe aussi, de nombreux et irrécusables exemples de farcin, (ou morve-chronique), communiqué du cheval à l'homme, et de l'homme au cheval. On ne saurait donc trop exagérer les précautions. Il paraîtrait certain aussi, que la cause la plus active du développement de la morve, dans l'espèce chevaline, serait le défaut de renouvellement de l'air dans les écuries trop étroites, et encombrées de plus de chevaux qu'elles n'en doivent contenir.

Revenons aux affections contagieuses miasmatiques. Parmi celles-ci, la contagion est variable, du plus haut au plus faible degré : telles sont, la peste, le typhus, la fièvre jaune, la dyssenterie épidémique, la rougeole, la scarlatine, la fièvre typhoïde, la suette miliaire, le vrai croup, la coqueluche. Nous devons dire, que pour ces maladies, la contagion n'est point un caractère absolu, nécessaire; très-souvent, il peut manquer. C'est parce qu'en pathologie, on n'a point toujours fait ce discernement, qu'il y a, parmi les médecins, une si grande divergence d'opinions, touchant les maladies qu'on doit réputer contagieuse. Aussi, sauf la petite vérole et la vaccine, il n'y a pas d'autre contagion qui n'ait eu ses contradicteurs. Nous pensons, comme l'enseigne l'école de Montpellier, que la contagion est souvent un caractère accidentel, relatif qui, semblable à tout autre élément, peut se joindre à plusieurs maladies, qui ne sont pas par elles-mêmes contagieuses, tandis que cette faculté peut manquer dans celles qui le sont le plus souvent.

Dans quelques circonstances, très-rares, à la vérité, la contagion miasmatique est rapide, terrible et, en quelque sorte, foudroyante, comme cela eut lieu dans le fait rapporté par J. P. Franck, à Fournier : « Un fils du premier, après s'être livré à quelques fatigues, pendant la nuit, arrive le matin, à l'hôpital, près du lit d'un homme attaqué du typhus. Dans ce moment, on découvre le malade, l'effluve qui s'échappe de son corps, frappe le jeune étudiant *comme un coup de pistolet*; il se met sur-le-champ au lit pour n'en plus sortir : peu d'heures suffirent pour qu'il fût enlevé à son père, et à la science qu'il eût honorée (1). » Quelquefois, la dyssenterie agit à la manière des virus; elle s'inocule en quelque sorte. On sait combien, dans ces circonstances, il est dangereux pour les personnes saines, d'aller à la garde-robe, après des dyssentériques. Mais d'autres fois, c'est surtout ce qui doit attirer notre attention, la propriété contagieuse d'une maladie, s'émousse en présence des sujets soumis à son contact, et qui demeurent réfractaires. C'est qu'en effet, mille circonstances font varier, chez les individus l'aptitude à être affecté par les miasmes; il faut, de leur part, une certaine *opportunité*. Ceci nous servira, dans un instant, pour fixer les préceptes de préservation.

Enfin, nous terminerons l'énumération des maladies véritablement contagieuses, en disant quelques mots d'autres affections chroniques, telles que la phthisie, pulmonaire, les dartres, la diathèse cancéreuse, qui sont regardées par quelques auteurs estimables, comme contagieuses, mais à un faible degré. Il n'est point sage, de nier la faculté de contagion de ces maladies, absolument et dans tous les cas. Qui pourraît affirmer, en effet, avec des preuves suffisantes, à l'appui de son opinion, qu'une maladie, comme la phthisie, le cancer, certaine dartre, qui ne saurait jamais être considérée comme purement locale, et qui, à mesure qu'elle avance, présente l'image d'une sorte d'infection de

(1) *Dictionnaire des sciences médicales*, art. *effluves*, t. III.

toute l'économie, n'est pas susceptible de se transmettre, dans les cas où des contacts très-rapprochés et continuels, exposent un individu, à absorber les miasmes qui se dégagent de la muqueuse pulmonaire, et des excrétions des malades? Les faits, d'ailleurs, sont là, pour prouver que la phthisie pulmonaire s'est transmise par une sorte de contagion. M. le docteur Staub cite un cas de double contagion, c'est-à-dire, une transmission de la femme au mari, bien constitué, et de celui-ci, à une femme qu'il avait épousée en secondes noces (1). Un médecin éminent de l'époque, M. Andral, dit qu'il a été plusieurs fois, frappé de voir des femmes, commencer à présenter les premiers symptômes d'une phthisie pulmonaire, peu de temps après que leurs maris, dont elles avaient partagé la couche jusqu'au dernier moment, avaient succombé. Nous reviendrons sur ce point à propos du mariage, considéré hygiéniquement.

Quelque permis, du reste, que soient les doutes, concernant la transmission directe, par contagion, de ces terribles maladies, il y a cependant à tirer d'un grand nombre de faits, d'utiles inductions pour l'hygiène intérieure de la famille. Ainsi, il est certain, que la cohabitation complète, l'usage du même lit, le séjour prolongé dans une atmosphère non renouvelée et viciée par l'air expiré, par les émanations de la sueur, des crachats, des selles de malades atteints de maladies constitutionnelles, in-

(1) *Essai sur l'étiologie des tubercules pulmonaires.* Thèse inaug. de Strasbourg, 1835.

vétérées, peuvent exercer une influence funeste sur des sujets sains. Sans prétendre, Dieu nous en garde, jeter une sorte d'interdit, sur les tristes membres d'une famille, atteints, soit de cancers, soit de phthisie, soit de toute autre maladie cachectique; sans vouloir les livrer à la séquestration qu'on imposait aux anciens lépreux, nous engageons avec force, les personnes, qui ont des rapports journaliers avec ces malades, surtout, dans les derniers temps de l'affection, à prendre les précautions les plus minutieuses de propreté, à diminuer les instants de contact, etc. N'oublions pas, qu'une affection constitutionnelle, arrivée au dernier terme, fait du sujet qui en est atteint, un véritable foyer d'infection.

Il est difficile, comme nous l'avons vu, de faire, dans certaines circonstances, la part exacte entre l'infection et la contagion, mais d'importantes vérités ne ressortent pas moins de la similitude de ces deux circonstances pathogéniques. Ainsi, il n'est point douteux, d'après une masse imposante de faits, que la malpropreté habituelle, la disposition vicieuse des habitations, le défaut d'aération, et enfin, l'absence de toute mesure hygiénique, dans les pratiques habituelles de la vie, tendent à aggraver toutes les affections, et à leur imprimer un caractère vraiment *contagieux*. Les miasmes puisent, dans ces éléments, un degré d'activité plus intense. C'est ce qui explique souvent, pourquoi telle maladie est contagieuse dans un cas, et ne l'est pas dans un autre. La fièvre thyphoïde, par exemple, se déclare parmi des ouvriers qui habitent une mansarde étroite, où ils couchent au nombre de huit; un seul est attaqué d'abord; quelques jours après, trois autres compagnons sont atteints de la maladie. La même cause n'a point lieu, dans les classes riches, où les aisances de la vie et une hygiène mieux entendue, restreignent le pouvoir émissif de contagion de la maladie d'un de ses membres. Si, dans les temps modernes, nous sommes moins fréquemment atteints de ces épidémies meurtrières et contagieuses, qui décimaient les populations à une époque de barbarie et de ténèbres, c'est que le régime des classes laborieuses s'est amélioré, c'est que l'on a généralement mieux compris la nécessité de satisfaire aux exigences des préceptes hygiéniques. Qu'on le sache bien, dans la famille, l'élément contagieux a d'autant plus de tendance à se propager, qu'il rencontre des individus plus prédisposés à subir son action. Le danger de la contagion, disait avec raison, saint Charles Borromée, dans ses précieuses instructions, pendant la peste de Milan, et que nous avons fait connaître ailleurs(1), s'émousse contre une âme ferme, et confiante en face du péril; il pensait aussi, que le danger d'une épidémie pestilentielle, s'accroît en raison directe de l'immoralité et des désordres dans lesquels est plongé le peuple, et que la débauche alimente sans cesse la violence de ce virus, déposé au sein des masses.

Nous résumerons ici, en peu de mots, les préceptes les plus utiles et qui constituent la prophylaxie de toutes les maladies contagieuses, et qui doivent surtout être mis en pratique dans des temps d'épi-

(1) *Institut catholique*, janvier 1843.

démie. Nous recommandons alors l'habitation dans des appartements vastes et bien aérés, des promenades fréquentes, faites au grand air, dans un lieu élevé, exposé à l'action du soleil, des vêtements assez épais pour préserver le corps des effets qui résultent des changements brusques de température, de l'humidité de l'atmosphère; des soins minutieux de propreté, des bains savonneux ou alcalins, qui nettoient la peau, sans affaiblir l'individu, une alimentation bien réglée, composée de substances toniques, réparatrices et de facile digestion; l'usage d'un bon vin pour les personnes qui y ont recours ordinairement. La régularité dans les évacuations alvines. L'individu vivant au sein d'un foyer de contagion, doit particulièrement s'astreindre à une manière de vivre qui soit conforme à celle que prescrivent les règles de l'hygiène; il doit, surtout, veiller au maintien de ses forces radicales (voy. p. 67, 68). Dans ce but, il s'adonnera à un exercice musculaire, assez actif pour l'entretien de sa santé, mais jamais assez prolongé pour occasionner la fatigue; il recherchera les distractions, évitera les circonstances qui peuvent provoquer la tristesse, les passions violentes, la colère, etc. Toutes ces choses, mises en pratique, sont bien autrement efficaces que les fumigations désinfectantes, que ces approvisionnements de substances prétendues spécifiques, en un mot que ces mille puérilités qui ont eu cours sous nos yeux, à l'époque de l'épidémie du choléra.

Contagion par imitation.

Nous ne pouvons, à ce propos, passer sous silence une espèce de contagion, qui diffère par sa nature de celle que nous venons de traiter, mais qui n'en est pas moins dangereuse : *c'est la contagion par imitation*. Les auteurs, qui n'attribuent de propriétés contagieuses qu'aux maladies virulentes, n'ont pu faire figurer ce mode de contagion. On sait cependant ce que peut l'imitation, pour propager les maladies convulsives, chez les âmes faibles, chez les femmes, chez les enfants. Dans quelques cas, la catalepsie et l'épilepsie ont eu la même origine. Qui ne se rappelle ici les convulsionnaires du diacre Pâris et la belle cure que fit Boerhaave, dans son hôpital, par la menace du feu, de toutes les femmes, qui entraient en convulsions, lorsqu'il plaisait au chef de bande de commencer? Nous devons tirer de ces faits un enseignement précieux : c'est qu'il est nuisible, en général, de vivre dans le commerce habituel de personnes atteintes de maladies convulsives, et d'autres névroses bizarres ou extraordinaires. Il faut surtout préserver les jeunes enfants d'un contact prolongé, soit avec des sujets épileptiques ou hystériques, soit avec des hypochondriaques. L'expérience a démontré, nombre de fois, que par une sorte de tendance fâcheuse et de viciation, leur organisme se mettait à l'*unisson* de celui des personnes affectées.

CHAPITRE II.

DES QUALITÉS DE L'AIR DÉPENDANTES DE LA TEMPÉRATURE ET DE L'HYGROMÈTRIE; DES SAISONS. — DE LA LUMIÈRE ET DES INFLUENCES SIDÉRALES. — RÉSUMÉ SUR LES LIEUX ET LES HABITATIONS.

La puissance que l'air atmosphérique exerce sur nous, ne conserve pas toujours le même caractère, et les variations qu'elle est susceptible de subir, se rapportent à quatre modes généraux; chacun d'eux est lié à une combinaison particulière des qualités physiques de l'air, considéré, à la fois, comme corps froid ou chaud, et comme corps sec et humide. Ainsi, de l'air froid et sec, de l'air chaud et sec, de l'air chaud et humide, de l'air froid et humide, émane une influence d'une nature spéciale, et dont le pouvoir sur nos organes est très-différent. Il faut faire attention, a dit Hippocrate, aux qualités de l'air, et observer s'il est chaud ou froid, grossier ou subtil, humide ou sec, et comment il varie, dans ses différentes qualités. Il faut que l'expérience nous instruise des différents effets de ses variations; et si l'on veut faire quelques progrès dans l'art de guérir les maladies, il est absolument nécessaire d'avoir toujours égard aux saisons de l'année, qui diffèrent si fort les unes des autres, et qui, en conséquence, opèrent tant de changements sur les corps (1).

(1) *De morb. vulg.*, lib. 6.

Le lecteur comprendra facilement, d'après les principes posés dans notre introduction, que nous ne pourrons, dans ce chapitre, épuiser tout ce que nous avons à dire des saisons. Ces dernières, en modifiant plus profondément que les autres agents physiques, les fonctions de l'économie, tiennent sous leur dépendance et diversifient les applications générales de l'hygiène. C'est pour cela que nous devrons encore rencontrer les saisons sur notre passage, soit à propos des vêtements, soit à propos de l'alimentation.

ARTICLE I. — *Des qualités de l'air dépendantes soit de la température, soit de l'hygrométrie. — Des saisons.*

1° De l'air froid et sec, froid et humide (hiver).

L'air est sec et froid, quand le thermomètre approche du terme où l'eau se congèle; cette température est propre à l'hiver, dans nos climats et aux régions boréales. Cette constitution atmosphérique, qui tend à soutirer le calorique à nos organes, apporte des changements notables dans leur manière d'être et leurs mouvements; ces phénomènes sont faciles à apprécier, et peuvent se résumer en peu de mots. Les fonctions d'hématose, ou de sanguification, enrichies par un air plus condensé, sont beaucoup plus actives, le sang artériel devient plus abondant. De là, le point de départ d'une stimulation énergique de toutes les fonctions; une alimentation copieuse et succulente satisfait alors avec peine aux exigences, toujours renaissantes, des fonctions nutritives. Les excrétions diminuent beaucoup, pendant le froid sec; il semble alors que les molécules nutritives séjournent plus longtemps dans le fluide sanguin, qui se trouve ainsi doublement riche. Sanctorius a prouvé, d'ailleurs, par ses expériences, que le corps, pendant l'hiver, devenait plus lourd à la balance. La constitution froide développe les forces toniques de tout le système.

Mais cette action du froid n'est fortifiante que pour les personnes qui se nourrissent bien, qui prennent habituellement des aliments substantiels, qui se couvrent de vêtements chauds, en un mot, qui ont un grand fonds de vigueur; mais sur les individus mal nourris, mal vêtus, déjà affaiblis, le froid ne produit plus ses effets salutaires; il dérange, au contraire, l'ordre de tous les mouvements organiques, il pervertit l'exercice de toutes les fonctions assimilatrices, ce qui amène bientôt une détérioration de toutes les parties vivantes (1). C'est pour cette raison que l'hiver est la saison meurtrière pour l'indigence. Le froid, au lieu d'être, pour elle, un bon modificateur, devient une cause aggravante de maladies. L'hiver, dit Zimmermann, est, en général, une saison saine, quand on a de bons habits et bon feu. Il en est de même des vieillards, quand la fonction de calorification est affaiblie; dans les hôpitaux qui leur sont consacrés, on observe toujours

(1) Barbier. *Traité d'hygiène*, etc., p. 75.

une coïncidence marquée entre l'abaissement de température et l'élévation du chiffre des maladies aiguës, dont les cinq sixièmes sont des pneumonies.

Que les personnes riches n'oublient pas aussi, que loin de tirer profit, pour leur santé, des bénéfices de l'hiver, elles obtiennent des résultats opposés, si elles usent trop largement des avantages attachés à leur position, à leur fortune. La constitution froide de l'hiver amène un état prononcé de pléthore; à la suite d'un froid sec, continu, violent, il existe, en général, chez tous les individus, une prédisposition à la fièvre inflammatoire, aux phlegmasies, aux hémorrhagies actives. C'est une raison pour ne point trop céder aux amorces de l'intempérance; pour éviter ces festins coup sur coup, que l'hiver semble ramener d'une manière périodique, et qui surchargent encore le système circulatoire. Qu'on n'oublie point aussi, que l'exercice journalier est de toute rigueur, lors même que la saison ne vous y convie pas. Ici encore, les sensations sont trompeuses, et il faut bien se garder d'y obtempérer absolument : l'hiver vous porte à la bonne chère, qui augmente la pléthore, et vous sollicite au repos, qui est dangereux; l'hygiène vous commande de ne point trop accorder à l'une, et d'accorder plus à l'autre. Il ne faut point perdre de vue aussi que si, avec une tendance prononcée à la constitution sanguine, avec une tension générale de tous les organes, on échappe quelquefois aux maladies de l'hiver, la venue du printemps ne vous laissera pas en repos. Cette saison, en exaltant les forces vitales, provoquera l'effervescence presque fébrile, de l'élément inflammatoire, préparé par la saison d'hiver; c'est ainsi qu'il y a une sorte d'enchaînement pathologique entre les saisons, comme nous l'avons vu exister entre les maladies des divers âges (p. 132). Les saisons sont solidaires les unes des autres; les maladies régnantes de l'une, s'expliquent par les intempéries antérieures. C'est un grand principe, que l'observation médicale constate journellement.

2° De l'air froid et humide, de l'automne.

L'air froid et sec agit sur nous comme tonique et stimulant; l'air froid et humide est un agent doué de propriétés différentes. On sait, d'ailleurs, combien la qualité froide de l'air nous impressionne douloureusement, quand ce fluide est chargé d'humidité; les molécules aqueuses qu'il recèle, en s'appliquant intimement sur les surfaces vivantes, rendent le froid plus pénétrant. Le mode irrégulier d'exercice que suivent, dans un air froid et humide, la digestion, la circulation, les sécrétions, en un mot, l'ensemble des actes de la vie assimilatrice, ne tarde pas à opérer une mutation profonde dans les corps vivants; aussi, lorsque cet état du fluide atmosphérique devient stationnaire et permanent (fin de l'automne, hiver), toutes les parties vivantes subissent, peu à peu, une modification, ou plutôt une altération dans leur complexion intime; tous les individus acquièrent, en peu de temps, une constitution organique, que nous ne chercherons pas à signaler par des attributs extérieurs, mais que nous indiquerons comme une manière d'être qui prédispose le corps aux fièvres muqueuses, adynamiques, ataxiques, aux affections catarrhales scorbutiques, aux rhumatismes, aux engorgements atoniques des viscères, aux hydropisies. Tous les médecins observateurs signalent l'air froid et humide comme une circonstance active très-malsaine, comme une cause puissante, qui contribue singulièrement à multiplier les affections morbifiques ; ils remarquent aussi que les maladies aiguës se développent, alors, d'une manière insidieuse, qu'elles cachent, un danger pressant, par le peu de vivacité des symptômes, que les mouvements critiques sont nuls ou peu apparents. Or, tous ces phénomènes dépendent de la disposition organique que le corps prend, sous l'empire d'un air froid et humide (1). Sanctorius a constaté que le poids réel du corps était plus fort, par un temps humide ; ce qui est l'inverse de ce qu'il a observé dans un temps sec.

Nous avons rattaché cette qualité de l'air à la saison d'automne parce qu'elle lui est particulièrement propre. Il est vrai d'ajouter que d'autres causes d'affaiblissement sont inhérentes à cette saison. Ainsi, la chûte de la chaleur, la nébulosité du ciel, le décroissement des jours, les sensations pénibles à la vue du dépérissement de la nature, suppriment brusquement de nombreux agents d'excitation ; le sol est jonché de débris organiques, et il s'opère,

(1) Barbier. *Traité d'hygiène*, etc., t. I, p. 145.

dans la nature, un mouvement général de décomposition putride. L'usage des fruits, si commun pendant l'automne, relâche de son côté les organes gastriques, et accumule dans la masse de nos fluides, une grande quantité de sucs fermentescibles. Sous ces influences délétères, les maladies automnales deviennent réellement très-graves. Après avoir énuméré les propriétés d'un modificateur aussi nuisible, l'hygiène doit prescrire de s'en garantir à tout prix.

Comme en automne, l'activité vitale est compromise par un affaiblissement radical, une nourriture tonique et même stimulante nous paraît mieux appropriée qu'en hiver; on doit, alors, aussi rechercher quelques plaisirs et quelques distractions. En automne, l'hygiène, agissant à l'aide de l'alimentation, doit être *réparatrice*, pour se conformer à la nature du phénomène le plus général qu'on observe dans cette saison, et qui est le *dépérissement*. En effet, tous les êtres vivants témoignent de l'universalité de ce fait : les végétaux se fanent et perdent leurs feuilles; les fruits de la terre, dont on ne tire aucun parti, tombent et se pourrissent; les animaux et l'homme languissent comme les végétaux, et leurs humeurs ont une facile tendance à dégénérer. C'est par le même motif que toutes les influences débilitantes doivent être évitées; nous avons cru remarquer que les excès vénériens étaient beaucoup plus nuisibles en automne que dans toute autre saison.

Mais nous sommes loin d'en avoir fini sur l'influence de l'humidité, nous y reviendrons au sujet de l'air chaud et humide, et surtout en traitant des habitations.

3° De l'air sec et chaud, (chaleur, été).

L'air sec et chaud, peut être considéré comme un fluide rempli de principes excitants, qui tendent à pénétrer tous les organes, qui aiguillonnent les fibres qui les constituent, qui produisent un état permanent d'excitation dans le système vivant. Par cette température, le poumon reçoit, sous un volume donné, un air plus dilaté, un air plus rare et plus léger qui contient moins de matériaux respirables que l'air froid. Ce dernier, comme nous l'avons vu est plus dense et spécifiquement plus pesant. L'air sec et chaud stimule tous les organes, accélère leurs mouvements, augmente la circulation artérielle et capillaire. La respiration est plus fréquente, la transpiration plus active. Le sang, sous cette température, perd alors plus de carbone et reçoit plus d'oxygène : nous verrons plus tard quelles conséquences importantes découlent de ce fait, à l'égard de l'alimentation.

Ces propriétés de l'air sec et chaud, signalent ses applications comme agent hygiénique ou médicinal. Un séjour continuel dans un air sec et chaud, comme nous le verrons plus loin (voy. CLIMAT) est un moyen utile, efficace dans les affections scrofuleuses, dans les engorgements lymphatiques, dans toutes les maladies chroniques avec pâleur bouffissure générale, relâchement et mollesse des chairs, langueur des fonctions. Dans les convalescences des maladies aiguës, ou chroniques, l'intervention de cet agent est aussi fort avantageuse; sous son influence, la digestion, la circulation, la respiration, les sécrésions deviendront plus actives. Car, chose remarquable et facile à constater, pendant les constitutions atmosphériques sèches et chaudes, les personnes molles, d'une complexion lymphatique, ont plus d'appétit, digèrent mieux, acquièrent de l'embonpoint. Il semble, comme le remarque Barbier, que l'influence excitante de l'air sec et chaud, élève, chez elles, la vitalité de tous les appareils organiques au degré convenable, pour que leur action soit plus régulière; elle établit dans les fonctions nutritives de leur économie un mode plus favorable d'exercice.

Régime de l'été. — La nourriture doit être, en général, moins solide en été, *molliores cibi*, selon Hippocrate. Nous pensons, comme plusieurs anciens hygiénistes, que l'usage pour aliments des jeunes animaux, peut être permis; mais que le gibier, les viandes des animaux exercés, doivent être rejetés loin de l'été. Dans cette saison, l'alimentation doit être subordonnée à l'ordre bienfaisant de la providence, qui couvre la terre de légumes, et de semences fraîches et tendres. Il est bon aussi, de ne point trop céder à cette fausse sensation d'inappétence, qu'on éprouve généralement pendant les fortes chaleurs; il faut manger avec mesure, pour mieux résister aux atteintes de la chaleur. On facilite l'expulsion du calorique animal; 1° en satisfaisant la soif, à l'aide de boissons rafraîchissantes abondantes; elles fournissent des matériaux à l'évaporation cutanée et pulmonaire, sécrétions qui, comme nous le verrons plus tard (voy. BOISSONS), ont principalement pour usage, de débarrasser l'économie de l'excès de calorique qu'elle peut contenir. Mais il faut se garder, comme cela arrive fréquemment à trop de personnes, pendant les fortes chaleurs, de faire une sorte de débauche d'eau, si l'on peut s'exprimer ainsi. L'estomac distendu, et comme noyé, contribue beaucoup alors à faire perdre la sensation d'appétit. 2° En prenant un peu d'exercice musculaire : il agit à peu près de la même manière. Lorque j'ai habité des pays chauds, dit le docteur Londe, j'ai remarqué que si, contre l'avis des gens du pays, je déterminais par des exercices, pris même en plein jour, une abondante exhalation cutanée, je faisais disparaître cette difficulté de respirer, et cette pléthore passagère, que produit un excès de calorique (1). Il est inutile d'ajouter qu'on doit faire usage de bains frais, et porter des vêtements légers et d'une couleur claire. Dans les contrées, comme dans les saisons très-chaudes, l'homme doit apporter une grande somme de modération, soit dans la pratique de ses plaisirs, soit dans l'exercice de ses passions. L'excitation incessante, transmise au cerveau, par les papilles nerveuses des grandes surfaces de rapports, qui sont sans cesse excitées par la chaleur du milieu ambiant, sur-stimulent le système nerveux, et déterminent de violentes réactions sympathiques. On sait que les névroses, le tétanos, le trismus des mâchoires, les coliques et les vomissements nerveux, l'oppression, la forme ataxique

(1) *Ouv. cit.*, t. II, p. 292.

et adynamique, se montrent très-souvent dans les contrées équatoriales.

4° De l'air chaud et humide, (commencement du printemps et de l'automne).

Dans l'air chaud et humide, le calorique s'est combiné avec les molécules aqueuses, suspendues dans le fluide atmosphérique; l'air se trouve alors rempli d'une vapeur tiède, qui entoure tous les corps qui y sont plongés. Cette constitution atmosphérique frappe toutes les fonctions de l'économie de débilité : la digestion languit, le pouls est mou, moins vif, moins fréquent, la respiration moins active. Il paraît que, par un temps chaud et humide, les molécules du chyle s'assimilent plus lentement au sang, la composition de cette chair coulante est moins parfaite; elle est d'une nature moins concrescible, elle se sépare aussi avec plus de peine. Les praticiens observent, que les saignées doivent être alors moins copieuses et moins répétées. Cela tiendrait-il à ce que le sang et la masse des humeurs, sont plus surchargés de molécules aqueuses? Les faits suivants tendraient à le faire penser. L'abbé Fontana, après s'être promené quelques heures en plein air, par un temps humide, pesait quelques onces de plus qu'auparavant. Keil cite un jeune homme qui, se trouvant accablé de besoin et de fatigue, passa une nuit à l'air humide; le lendemain, son corps avait absorbé dix-huit onces d'humidité (1).

(1) *Statique des végétaux et des animaux*, t. I, p. 312.

Une grande partie des moyens préservatifs, applicables à l'air chaud et humide, à été indiqué dans le chapitre qui précède, à propos de l'habitation dans les pays marécageux (voy. pag. 284).

La nature des changements organiques, que détermine dans l'économie animale l'air chaud et humide, nous fait entrevoir que son influence peut être utile, chez les personnes d'un tempérament très-sanguin, où les propriétés vitales sont en éréthisme. Cette constitution tempère la violente agitation du sang. Ces vues doivent guider le médecin, chargé, par une famille, de la mission difficile, d'enrayer, chez un jeune sujet, les développements d'une phthisie inflammatoire; d'une fièvre consomptive chez des individus, que l'on caractérise, dans le langage médical, en disant, que leur fibre est trop sèche, leurs solides sont trop tendus, leur sang est trop chaud. Il n'est point douteux, que l'influence relâchante, d'un air chaud et chargé de vapeurs, longtemps prolongée, ferait acquérir à l'économie animale une nouvelle disposition, qui diminuerait les accidents de la maladie, (voy. CLIMAT). Nous n'avons pas besoin d'ajouter, que cette constitution de l'air, est contraire aux tempéraments lymphatiques, aux personnes affaiblies, etc.

Nous terminerons, par une réflexion importante, ce que nous avons dit de chaque saison en particulier. On voit, dans tout son jour, par l'observation des saisons dans les climats tempérés, qu'elles sont en commerce réciproque et s'entrecroisent bien réellement, aux deux extrémités de leur évolution. Le printemps à son entrée, s'unit au froid de l'hiver, et s'incorpore avec son humidité et ses vicissitudes; vers le déclin, à mesure que l'été approche, le froid diminue, et cède la première place à la chaleur. L'été, de son côté, n'est bien pur, c'est-à-dire, chaud, égal et sec, que vers son apogée; au commencement et à la fin, il est altéré par l'humidité et les vicissitudes de l'automne et du printemps. En automne, l'influence estivale, se révèle par la chaleur de sa première période, et le pressentiment de l'hiver, par le froid de la période de son déclin; l'hiver enfin, n'est libre de son mélange, qu'au milieu de sa course; car dans le premier temps, il s'allie avec l'humidité, et les vicissitudes de l'automne, et à la fin de son règne, avec l'humidité et les vicissitudes du printemps (1). Ces faits, doivent nous faire comprendre, de quelle importance il est pour nous, de ménager, dans notre manière de vivre, des transitions douces, en harmonie avec celles qui s'opèrent mutuellement dans les saisons. Il faut, par exemple, que la fin de l'automne nous trouve tout préparés à subir les rigueurs de la saison de l'hiver; que la fin du printemps nous dispose à affronter les chaleurs de l'été, etc. Le plus sûr moyen d'y parvenir, c'est d'éviter les écarts dans la manière de se diriger.

Nous reviendrons, en traitant de l'ALIMENTATION, sur le régime particulier au printemps, qui réclame certains détails, dans lesquels nous ne pouvions entrer encore.

(1) Fuster. *Ouv. cit.*, p. 503.

5° Variations de l'air et vicissitudes atmosphériques.

L'air étant, en général, toujours plus humide le soir que dans les autres parties de la journée, il est dangereux de s'y exposer, surtout en certains endroits ; car, cette humidité du soir, qu'on appelle *le serein*, n'est autre chose qu'une vapeur légère qui se condense et se résout en eau. Il est aussi dangereux de s'exposer à l'air du soir, dans les pays chauds, parce qu'il est chargé d'humidité, à proportion de la chaleur qu'on a éprouvé durant la journée. On apprécie mieux, sous les tropiques, que dans nos climats, les grands effets de l'évaporation nocturne ; chez nous, les phénomènes hygrométriques, apparaissent en petit. D'après les remarques de M. Humboldt, les savanes (prairies) entre le Missouri et le Mississipi, sous l'influence de l'action solaire, s'échauffent presque autant que les sables des déserts. Pendant la nuit, les feuilles membraneuses, lancéolées et aiguës des petits monocotylédonés, leurs chaumes triés, minces, leurs épillets, souvent portés sur des pédicelles, rayonnent vers les espaces célestes, et ont un pouvoir émissif extraordinairement grand; c'est une cause frigorifique très-puissante.

Les personnes nerveuses, sujettes à des névralgies, doivent surtout, éviter l'air du soir. Le temps de la journée, durant lequel l'air est le plus salubre, est le matin; c'est aussi celui qu'il convient de faire respirer aux convalescents, aux infirmes, aux valétudinaires. Nous reviendrons sur cela, en traitant des exercices.

De toutes les vicissitudes, atmosphériques, celle *du chaud au froid*, est la plus funeste à la santé, celle qui détermine le plus grand nombre de maladies. Elle est la cause la plus ordinaire des rhumatismes, des pleurésies, des fluxions de poitrine, des diarrhées. C'est elle qui moissonne, surtout les vieillards.

La vissicitude du froid au chaud, est moins nuisible que la précédente; mais dans quelques cas, lorsque la différence des degrés est notable, on voit survenir des acidents très-graves. Des personnes qui, après un repas copieux, et par un temps de gelée, étaient allées s'enfermer dans une salle de spectacle, ou dans un café chauffé par des poêles, et par la présence d'un grand nombre d'individus, furent saisies de congestion cérébrale, d'hémorrhagies pulmonaires, etc.

Il est de notre devoir, à ce propos, de nous élever contre un préjugé qui a généralement cours dans les familles, et qui est, dans quelques circonstances, fort dangereux. Les personnes étrangères à la médecine, pensant que dans le cas de refroidissement du corps, c'est la matière elle-même de la transpiration qui se porte sur les organes intérieurs, font leur possible pour rappeler les sueurs à la peau. Dans ce but, elles mettent souvent en usage des boissons échauffantes à l'intérieur, oppriment le patient sous un poids énorme de couvertures. Tous ces moyens, loin de soulager les organes intérieurs, enflammés, loin de ramener la transpiration, augmentent l'état congestif interne: le malade expire plutôt que de suer. L'aveugle application de cette médecine domestique, doit être, sinon entièrement proscrite, du moins, réservée pour les cas *de simples courbatures*. Dans les fluxions de poitrine, on doit s'en abstenir, et réclamer de suite les moyens rationnels de l'art proprement dit. Nous reviendrons, à la fin de ce chapitre, sur les vicissitudes atmosphériques, inhérentes aux localités, et contre lesquelles les personnes délicates doivent se prémunir.

Des vents. — Dans l'état actuel de la science, il est impossible de déterminer si les vents, qui ne sont autre chose que l'agitation du fluide atmosphérique, exercent une autre action sur l'économie que celle qui découle des propriétés de l'air, que nous avons décrites plus haut. Ont-ils une action spécifique? Quelques faits, feraient incliner à des doutes à cet égard : on a cité un grand nombre d'exemples d'épidémies, qui se sont développées pendant que les vents soufflaient dans des directions opposées; mais, cependant, les vents qui soufflent dans les contrées méridionales exercent une influence non douteuse; tels sont : le *sirocco*, en Italie, le *chamsin*, en Egypte, le *samnioum*, dans le désert; entre Bassora et Bagdad, l'*harmattan*. Quelquefois, au contraire, ils paraissent avoir une action salutaire. On a dit que quand le *chamsin* devient impétueux, en Egypte, la peste disparaît; l'*harmattan* dissipe les épidémies de petite vérole, ou les autres affections qui règnent épidémiquement. Ce dernier vent est doué d'une propriété anti-hygrométrique, surprenante; tout se dessèche, sous son souffle puissant.

Mais ce que nous pouvons le mieux apprécier,

dans nos climats, c'est l'influence du vent du nord sur la santé, et particulièrement sur le développement des affections de la poitrine. Nous avons vu, souvent, des personnes qui jouissaient habituellement d'une bonne santé, devenir sujettes à des rhumatismes, à des maux de gorge, des catarrhes pulmonaires, parfois même, devenir phthisiques, après avoir habité quelque temps un appartement exposé au nord. Les individus qui ont la poitrine délicate, les rhumatisans, doivent surtout rechercher une exposition tournée vers le midi ou l'est: c'est un soin plus important qu'on ne le pense.

ARTICLE II. — *De la lumière; de son influence hygiénique. — De quelques autres agents météorologiques, tels que l'électricité, etc.*

La lumière est un modificateur puissant, qui stimule tous les êtres doués de vie. Son action générale sur les substances organiques peut s'expliquer par une action chimique : le dégagement de l'oxygène de ses combinaisons, et sa volatilisation. Là, en effet, où la lumière est vive et abondante, le carbone, l'hydrogène, restent en plus grande proportion que là où la lumière est faible et peu énergique. Ainsi s'explique, dans les végétaux, l'exhalation de l'acide carbonique pendant la nuit plutôt que pendant le jour, la prédominance des parties inflammables, des odeurs, des saveurs, des cou leurs diverses. C'est la lumière qui, dans les régions tropicales, détermine la brillante coloration des êtres vivants, qui les peint, en quelque sorte, de ces nuances si vives, si variées. On comprend, par-là, comment, toutes choses égales, d'ailleurs, un séjour prolongé dans l'obscurité produira la décoloration du sang, la pâleur des tissus, l'albinisme, ou bien encore l'accumulation de la graisse dans l'économie; comment, au contraire, une lumière, habituellement vive, favorisera la coloration foncée du pigmentum cutané, la formation des éphélides. La lumière, en un mot, détermine, par l'abondance de son rayonnement, la constitution propre au tempérament bilieux, comme sa privation effectue les dégénérescences propres au tempérament lymphatique. (Voir ce que nous avons dit de ces TEMPÉRAMENTS.)

Du reste, nous devons le dire, on ne connait point encore toute la part d'influence que la lumière peut exercer sur l'organisation. La belle découverte que l'on doit à M. Daguerre, conduira peut-être les médecins à quelques observations imprévues sur ce point d'étiologie : c'est ce que Double a fait pressentir, dans son beau rapport lu à l'Institut. « Suivant M. Daguerre, les heures du matin et les heures du soir, également éloignées de midi, et correspondant, dès-lors, à de semblables hauteurs du soleil au-dessus de l'horison, ne sont pas cependant également favorables à la production des images photographiques : ainsi, dans toutes les saisons de l'année et par des circonstances atmosphériques exactement semblables, l'image se forme plus promptement à sept heures du matin, par exemple, qu'à cinq heures de l'après-midi; à huit heures qu'à quatre; à neuf heures qu'à trois heures. Il n'est point de pure curiosité, ce rapprochement que nous avons eu hâte de consigner ici. L'action chimique de la lumière pourrait bien n'être pas non plus étrangère à ces faits d'invasion et d'exacerbation de certaines maladies, à des heures différentes de la révolution diurne. Le corps humain est très-sensible, et surtout il est autrement sensible que les instruments les plus précis, les plus délicats de nos collections de physique. »

Une chose digne encore de remarque, c'est que sur vingt malades qui meurent, les deux tiers, au moins, expirent à l'entrée de la nuit ou durant la nuit. Mais nous pensons que la lumière, seule, par son plus ou moins d'éclat ou son absence, ne peut rendre raison de ces remarquables phénomènes physiologiques. Les accès des maladies correspondent, par rapport à l'intensité des symptômes ou leur rémission, aux quatre points cardinaux. Ces changements paraissent dépendre des altérations du mouvement diurne, analogues aux marées, qui sont produites par les secrètes affinités des planètes : le magnétisme et l'électricité, sont alors manifestement en jeu.

Nous devons donc rechercher, au lieu de fuir le contact bienfaisant de la lumière; nous devons lui donner un large accès dans nos demeures. On ne peut mieux comparer qu'aux phalènes nocturnes, les hommes qui s'étiolent dans les travaux sédentaires, au sein de logements resserrés et de rues étroites; comme les insectes qui vivent dans la terre ou dans le bois, ils sont décolorés et languissants. Les personnes pâles, lymphatiques, ont particulièrement besoin de respirer un air libre et traversé par les rayons directs du soleil. Il en est de même des enfants qui ne se développent pas; chez eux, souvent, cet arrêt de développement s'explique par la privation de la lumière. Il ne faut point oublier que les expériences ingénieuses d'Edwards, ont démontré que l'obscurité, au sein de laquelle étaient tenus certains animaux inférieurs, les empêchait de parcourir les phases de leur développement. L'absence de la lumière se trouve, presque toujours, associée à un modificateur nuisible, l'humidité, comme nous le verrons plus loin.

2° De quelques influences météorologiques et sidérales.

Nous sommes bien loin du temps de l'astrologie judiciaire; nous avons fait justice de bien des fables absurdes, concernant certaines influences sidérales. Mais nous sommes allés, peut-être, un peu trop loin dans notre doute : il est, sous ce rapport, des choses inexplicables mais que l'on peut rationnellement admettre. Dans le plan vaste et régulier du système du monde, le soleil et les planètes agissent sur l'atmosphère et sur les corps qui y sont plongés, non seulement par leurs qualités appréciables, telles que le calorique et la lumière, mais encore par certaines affinités occultes, comme l'électricité et le magnétisme. On sait qu'une des plus grandes et des plus sublimes idées de Kepler, est celle qui fait du soleil un foyer magnétique, dont la force retient et dirige les sphères planétaires. Notre globe terraqué, d'après une foule de phénomènes magnétiques qu'il présente, est peut-être un aimant d'une très-grande étendue, que magnétise sans cesse le soleil, qui en est magnétisé et électrisé à son tour. Au lieu de nier, faisons preuve de ce savoir de *l'ignorance qui se connaît*, comme parle Pascal; confessons notre insuffisance actuelle, pour nous rendre compte de l'action sur l'homme, d'une foule de modificateurs, qui ne sont que l'irradiation des plus grandes lois cosmologiques, dont le secret nous est voilé.

Quant à l'influence de l'électricité, elle ne peut être révoquée en doute. Aux approches des orages, on éprouve une gêne souvent considérable de la respiration, avec une irritabilité générale; indépendamment de la pression atmosphérique que nous avons étudiée (v. p. 253), qui joue son rôle dans la production de ces phénomènes, l'électricité y joue le sien. Nous avons assez souvent, dit un médecin doué de connaissances étendues en physique, suivi la marche du baromètre, dans cette circonstance, pour nous convaincre que le phénomène dont nous parlons, est indépendant des causes qu'on lui assigne et qu'il résulte de l'influence de l'électricité (1) On voit dans l'ouvrage de Bertholon, sur *l'électricité du corps humain*, des tables dressées à l'occasion d'un maniaque, durant une année entière, qui prou-

(1) Guérard. *Dictionn. de méd.*, art. ÉLECTRICITÉ.

vent évidemment combien les maladies nerveuses sont soumises à l'influence électrique.

La lune a une influence marquée sur la périodicité des maladies, de même que sur les crises, ainsi que l'avaient déjà observé Hippocrate et Galien. C'est aux équinoxes que les maladies aiguës, se manifestent, deviennent épidémiques ou acquièrent plus de violence. Les intempéries de l'air ne peuvent seules rendre raison de ces faits.

Quant à nous, nous dirons, en toute sincérité, que préoccupé, depuis quelques années, du traitement de l'épilepsie, ayant eu déjà le bonheur d'opérer quelques guérisons de sujets, atteints de cette redoutable maladie, nous attachons une grande importance aux phases lunaires, pour l'administration des remèdes. Cette opinion repose sur des faits, que nous nous empresserons de faire connaître plus tard.

ARTICLE III. — *Résumé sur les lieux, les habitations et leurs conditions de salubrité. Des habitations humides.*

Quoique déjà, à plusieurs reprises, nous ayons indiqué les circonstances qui rendaient les habitations insalubres, néanmoins nous n'aurions accompli qu'une moitié de notre tâche si nous ne développions davantage cet intéressant sujet. Outre les lacunes qui nous restent à combler, nous pouvons présenter les considérations qui vont suivre comme la conclusion naturelle de tout ce que nous avons dit précédemment, car les habitations nous défendent des influences de l'atmosphère et sont un puissant moyen de modifier les qualités de l'air. La santé ne dépend pas moins des eaux, dont on fait usage et des lieux que l'on habite, que des aliments dont on se nourrit. Bien plus, les substances nutritives, les meilleures, ne peuvent nous préserver des maladies dans un pays malsain, au lieu qu'on peut se porter très-bien, en usant de nourriture moins bonne, dans un pays qui jouit de la salubrité et qui fournit de bonnes eaux (Tourtelle). On comprend de suite combien le choix des lieux est important pour établir les habitations, mais malheureusement c'est la chose à laquelle on songe le moins. L'homme, dit le docteur Londe, est presque toujours déterminé, dans le choix des lieux propres à son habitation, par des motifs étrangers à la salubrité. La fertilité du sol fixe les regards de l'agriculteur; l'industriel porte les siens vers les points propres à établir des relations commerciales; l'artiste et le savant viennent faire valoir leurs talents dans le lieu où se trouve le plus de monde propre à les apprécier; mais dans bien peu de cas, l'homme est dirigé par l'intérêt de sa santé (1). Tel individu eût joui d'une santé ferme et constante, s'il eût vécu dans un pays, au milieu d'un site adapté à sa constitution, à son tempérament, qui traîne une vie languissante et maladive, dans les lieux où le hasard et la nécessité l'ont primitivement enchaîné.

(1) *Traité d'hyg.*, t. II, p. 407.

Il est certain, par exemple, que des sujets mous, lymphatiques, bouffis de sérosités, en passant dans un pays élevé et sec, éprouveraient bientôt une mutation profonde dans leur manière d'être. Il est certain, d'autre part, que des sujets desséchés, d'une complexion irritable, spasmodique, chez lesquels le sang est vif et prompt, éprouveraient une amélioration sensible dans leur état, en séjournant dans un lieu abaissé, et modérément humide. Ces propositions découlent des qualités bien connues des pays secs et élevés, et de ceux qui sont bas et humides. Entre ces localités, qui représentent les deux extrêmes, d'autres se rencontrent à l'infini, qui par des gradations ménagées, s'adaptent et correspondent à la variété infinie des constitutions. Il serait plus facile à l'homme, qu'on ne le croît, de rencontrer des lieux en harmonie avec sa constitutioo et son tempérament; mais, il faut l'avouer, l'étude médicale des localités est encore peu avancée. Nous allons présenter quelques considérations sur les lacunes que présente la science à cet égard, sur les avantages qui rejailliraient pour les sciences médicales, de recherches suivies et faites en grand, concernant les rapports qui existent entre la salubrité des lieux et les diverses couches géologiques dont ceux-ci se composent.

L'hygiène, tributaire des sciences naturelles, est bien loin encore d'avoir utilisé à son profit les fécondes découvertes, les données importantes dont elles se sont enrichies dans ces derniers temps. Elle a beaucoup emprunté, sans doute, à la physique et à la chimie; mais, que de secrets elle peut encore leur ravir! que d'applications utiles elle peut, et elle doit leur arracher! Parmi les sciences qui, depuis environ un demi-siècle, ont marché le plus en avant, dans la voie des progrès, qui se sont constituées sur les bases les plus solides, et les plus imposantes, il faut placer, au premier rang, la géologie. La collection immense de faits qu'elle a recueillis déjà, sur la structure extérieure de la terre, sur le mode de génération, de groupement des diverses couches, ont fait faire quelques pas à l'agriculture, et ont mieux assuré la marche progressive des sciences agricoles et métallurgiques. Mais jusqu'à présent, à quoi a servi, à l'hygiène, ce luxe de connaissnces positives sur la constitution du globe? A-t-on songé même à apprécier la relation existante, entre certaines maladies endémiques, et la topographie intime des localités? A-t-on songé à établir l'influence pathologique de telle ou telle couche de terrain? Et cependant, à *priori*, l'on ne saurait nier que ces éléments constitutifs de la couche du globe terrestre, n'aient leur part d'action dans les influences cosmiques; ils font partie intégrante de cet organisme universelle, dont celui des animaux est le tributaire. En raisonnant, *à posteriori*, c'est-à-dire, d'après quelques faits encore trop isolés, cette vérité surprend encore davantage. Voici l'exemple le plus décisif que nous connaissions, touchant cette relation occulte entre une épidémie, et une couche particulière de terrain.

Il s'agit de l'épidémie de suette miliaire, qui a ravagé, en 1841, le département de la Dordogne; c'est l'auteur de l'excellente relation sur ce sujet, le docteur Parrot, qui a observé cette coïncidence singulière. D'après les renseignements que nous devons à l'obligeance de M. Marot, ingénieur des mines du département de la Dordogne, nous avons vu, qu'en partant de la région supérieure de ce département, et descendant vers la Garonne, on rencontre successivement le granit, une bande de terrain oolitique, et une grande étendue de calcaires, appartenant au groupe cretacé. Il devenait donc curieux de savoir si l'épidémie avait envahi l'une plutôt que l'autre, de ces trois natures de terrain. Aussi, priâmes-nous M. Marot, 1° de nous indiquer sur une carte, chacun de ces groupes, par une couleur spéciale; 2° de marquer sur la même carte, le cours de l'épidémie. De ce travail, il est résulté qu'elle n'a sévi que dans les contrées à terrain calcaire. Ce terrain, du reste, a été le théâtre si exclusif de la suette miliaire, que, dans quelques contrées immédiatement en contact avec le granit, elle s'est arrêtée tout juste à l'endroit qui cessait d'être calcaire, et devenait granitique, et que, depuis Lachapelle-Faucher, jusqu'à Bassiliac, c'est-à-dire, dans une étendue d'à peu près, vingt-huit kilomètres, elle a cotoyé le groupe oolitique, sans jamais y pénétrer. De ce qui précède, nous croyons pouvoir conclure, que le terrain calcaire a prêté un incontestable concours au développement de la maladie épidémique (1).

Voilà un fait qui démontre que, si l'on veut entrer franchement dans la voie des perfectionnements de l'hygiène, si l'on veut éclairer certaines questions

(1) *Mémoires de l'Académie royale de médecine*, t. X, p. 463. — 1843.

d'étiologie encore si ténébreuses, il est nécessaire d'invoquer les lumières de la géologie. Les conséquences lontaines, auxquelles un semblable travail peuvent conduire, sont immenses. Ainsi, la topographie médicale d'une localité, sera loin d'être complète, tant qu'on se sera borné, à dresser le tableau de son exposition, à apprécier la quantité de l'air qu'on y respire, à savoir, si le sol est plus ou moins argileux, etc. : il faut aller plus avant, et associer à ces connaissances, déjà si précieuses, l'analyse exacte des couches, sur lesquelles reposent les habitations dont on a intérêt à connaître l'histoire médicale ; il est nécessaire de mettre les conclusions de ce travail géologique, en regard des maladies régnantes de la localité. La répétition incessante de cette étude, dans des régions diverses, la masse imposante des matériaux qu'elle permettra de recueillir, fourniront, sans contredit, de nouvelles assises à l'édifice entier des sciences médicales ; de cette manière, l'hygiéne en particulier, pourra sortir de l'ornière des banalités où elle est malheureusement engagée, et pourra s'étayer sur de grands principes. Déjà, le besoin de recherches tout-à-fait neuves, d'une bonne *géographie médicale*, se fait vivement sentir, de nos jours ; on est presque sur la voie. Déjà, un médecin distingué, a émis cette proposition, dont la nouveauté le dispute à la fécondité : ainsi que chaque pays possède, non seulement son règne animal, son régne végétal, et ses produits minéraux caractéristiques ; de même, il possède aussi *son règne pathologique* à lui : il a ses maladies propres et exclusives ou antagonistiques de certaines autres(1). Le même observateur a cherché à établir, par exemple, que la phthisie pulmonaire, existait dans un état d'antagonisme, avec le règne habituel des fièvres des marais, et il a conclu de ces données, que les pays marécageux, sont très-favorables, soit à la guérison, soit à la préservation de la phthisie pulmonaire. Dans son essai de géographie médicale, il a essayé de démontrer, que lescontrées où la phthisie était rarement observée, étaient, précisément celles qui sont soumises à l'influence des émanations marécageuses. Ainsi, pour en citer quelques unes :

La célébrité d'Hyères, comme terre hospitalière aux phthisiques, doit être rattachée à la nature paludéenne de ses environs, nature qui se révèle au médecin par la fréquence des fièvres pernicieuses. Rome est redevable à ses fameux marais Pontins, de la proportion moindre de phthisiques qu'on trouve dans ses hôpitaux, relativement à ceux de Naples, de Gênes, de Florence. Les maladies de poitrine furent extrêmement rares parmi les soldats français, pendant la campagne de Morée, quoiqu'ils fusent presque toujours couchés dans la boue du littoral, qui est très-marécageux. D'après les relevés de M. Chassinat, sur la mortalité, par la phthisie, dans nos trois grands bagnes, de Brest, de Toulon et de Rochefort, il est démontré, que dans ce dernier, elle est bien inférieure à celle des deux autres; et Rochefort est, comme on sait, environné de marais.

(1) Boudin. *Traité des fièvres intermittentes*, p. 60. Paris, 1842. — Voy. aussi son *Essai de géographie médicale*.

Enfin, M. Casimir Broussais, dans un mémoire intéressant, s'est attaché à démontrer l'influence bienfaisante du climat de l'Algérie française sur la rare manifestation de la phthisie pulmonaire. Il a constaté que sur un ensemble de 40,000 malades, on n'avait observé que 62 phthisiques, c'est-à-dire, 1 sur 650. Il est aujourd'hui démontré, que cette affection est rare dans la partie marécageuse du littoral de cette province, tandis qu'elle est fréquente dans les contrées où ne sont point observées les fièvres intermittentes. Bone et Alger, entourés de marais, présentent peu de phthisiques, tandis qu'on en trouve beaucoup à Constantine, ville bâtie au milieu d'un sol élevé et sec. Dans les îles anglaises de la Méditerranée, la fréquence des maladies de poitrine est en raison inverse de celle des fièvres intermittentes, au Sénégal, sur 952 malades, les trois quarts étaient atteints de fièvres de marais; aussi, n'y a-t-on pas eu un seul phthisique. A Maurice, on a compté 233 phthisies, contre 13 fièvres intermittentes. Pise, Parme, Plaisance, sont environnés de marais: la phthisie pulmonaire y est beaucoup moins fréquente qu'à Naples, à Gênes et à Nice, où il n'existe pas de fièvres intermittentes endémiques.

Telles sont les principales données, sur lesquelles repose la loi d'antagonisme, formulée par le médecin que nous avons cité plus haut. Nous devons ajouter, que bien des recherches restent à poursuivre avant qu'un semblable problême demeure à l'abri de toute contestation. Pour cela, les recherches isolées de quelques hommes, ne suffisent point; il faut le concours de ceux qui sont préposés au gouvernement de la chose publique. Il serait nécessaire d'établir des missions scientifiques, permanentes, qui n'auraient d'autre but que celui de constater quelles sont les maladies inhérentes à telles ou telles localités; quelles sont les circonstances géographiques, qui paraissent avoir du rapport avec le développement de ces mêmes maladies. Ces résultats, mis en regard avec ceux fournis, par d'autres pays, permettraient bientôt de tirer des inductions capitales en hygiène. Nous ne trouvons point, en économie sociale, d'objet qui mérite de fixer à un plus haut point, l'attention et l'intérêt de tous.

Les trop grandes variations de température, dans une localité, en défendent impérieusement le séjour aux personnes qui ont la poitrine délicate, qui sont prédisposées par hérédité, à mourir poitrinaires. Il est constant, en effet, que la phthisie pulmonaire acquiert son *maximum* de fréquence, dans les contrées, où existent continuellement de grandes et irrégulières variations de température. Dans les pays où règne habituellement une température très-basse, et où cette température ne change pas brusquement, il n'y a que peu de phthisies pulmonaires. Il y en a beaucoup dans les pays très-chauds, où les variations sont considérables et fréquentes.

Nous allons terminer notre résumé, par quelques considérations sur les habitations humides.

Des habitations malsaines ou humides; de l'humidité considérée comme une des causes générales des maladies constitutionnelles.

Une habitation est malsaine, lorsqu'elle est dans une position déclive, qu'elle est étroite et privée de l'émanation bienfaisante du soleil, de la lumière. Nous ne parlons point du voisinage de certaines usines, d'où s'échappent des gaz délétères et des poussières irritantes; cette cause d'insalubrité rentre dans le domaine de l'hygiène publique. Nous nous sommes déja occupé de l'insalubrité des appartements, par rapport au défaut de renouvellement de l'air (voy. p. 265 et suiv.); nous ne traiterons, en ce lieu, que de l'insalubrité des habitations, occasionnée par l'humidité, agent des plus funestes.

Nous pensons, avec deux médecins distingués, MM. Bricheteau et Fourcault, que l'humidité, quelle que soit la température, est radicalement mauvaise; que parmi les maladies constitutionnelles, la phthisie, par exemple, est rare dans les climats secs, qu'ils soient froids ou chauds; qu'elle est, au contraire, fréquente dans les climats humides. En France, dit M. Fourcault, la fréquence de la phthisie est en raison directe de la déclivité du sol. Et il cite, à l'appui de cette proposition, l'exemple suivant: aux environs de Mantes, existent deux villages; l'un est bas et humide : la proportion de la phthisie est de 1 sur 8; l'autre est élevé, exposé aux vents : la proportion est de 1 sur 50 (1). Il paraî-

(1) *Causes générales des maladies chroniques, spécialement de la phthisie pulmonaire*, p. 73 103. Paris, 1844.

trait qu'à Nemours la phthisie serait devenue plus fréquente depuis que les travaux faits pour le canal de Briare, ont rendu le pays plus humide.

On doit considérer, comme profondément nuisibles, les appartements qui offrent sur les murailles des moisissures; dans lesquels les tapisseries, s'il en existe, se détachent et perdent leur couleur; où les linges, renfermés dans les placards, conservent de l'humidité. En l'absence de tous ces signes, on peut éprouver, en entrant dans un appartement malsain, une impression désagréable de fraîcheur et d'humidité, dont on doit tenir compte comme d'un avertissement salutaire. Parmi les causes qui exposent à habiter les maisons malsaines, on doit mettre au premier rang, l'absence de surveillance de la part des édiles modernes sur les constructions. Sous ce rapport, la législation actuelle n'a point aussi bien compris l'intérêt des citoyens que la loi romaine, qui défendait, selon Pline, d'habiter les maisons neuves, avant qu'il se fût écoulé trois ans, à partir de l'époque, où leur construction était achevée. Dans les grandes villes, et surtout dans les quartiers habités par le pauvre, le toit est à peine posé, que déjà le premier et le second étages sont occupés, et que les personnes qui y séjournent sont exposées, soit à l'humidité, soit aux émanations nuisibles, qui se dégagent de ces murs récemment terminés. Dans les maisons anciennes, les briquetages nouvellement construits, peuvent, à eux seuls, exercer l'influence la plus funeste, surtout lorsque l'on couche dans un lit qui en est rapproché.

Les habitations humides, puisent encore leurs conditions dans l'emploi de certains matériaux, pour leur construction. On ne doit employer, ni la pierre qui s'empare facilement de l'humidité, comme celle qui est nouvellement extraite des carrières, ni la brique mal cuite, susceptible de se déliter. Les quantités de plâtre, dont on couvre les moëllons à Paris, sont une cause d'humidité qui dure longtemp. Rodamel de Lyon, dans son traité du rhumatisme, a considéré, comme exerçant l'influence la plus active sur les productions de cette maladie, les constructions en pierres de taille, tirées des carrières de Villebois. Ces pierres très-résistantes, paraissent recéler une humidité, qui ne se dégage que très-lentement. Il paraît que les médecins de la prison de Perrache, où sont renfermés les jeunes détenus, ont pu confirmer la justesse des observations de Rodamel : ils ont vu, que le développement des scrofules était très-fréquent chez les jeunes enfants, qui habitent des salles entourées de murs en pierre de Villebois, et dans lesquelles règnent un froid et une humidité habituels.

Nous avons vu précédemment, que l'air froid et humide, étant la plus défavorable des températures, qu'elle était nuisible à presque tous les individus. Eh bien ! l'habitation dans un séjour humide, est encore plus défavorable ; c'est un modificateur, qui agit sur l'économie tout entière et la fait peu à peu dégénérer. Cette cause morbide paraît avoir pour cause spéciale, d'imprimer à toute la masse des humeurs, une tendance à la suppuration, ou à toutes les affections dont elle est la terminaison. Ainsi, elle engendre les abcès, les caries, les maladies articulaires les plus graves (1); la phthsie pulmonaire, le carreau, et toutes les variétés de la scrofule. Aucun point d'étiologie, n'est aussi bien déterminé. Si quelques organisations exceptionnelles, résistent, en partie, à cette pernicieuse influence; si d'aussi graves affections ne se développent point chez elles, elles subissent du moins quelques atteintes; la santé générale se détériore. Un homme, par exemple, qui jouissait d'une bonne santé, devient sujet, depuis qu'il habite un chambre humide, à des névralgies, des rhumatismes, des rhumes de cerveau, des maux de gorge, des catarrhes pulmonaires, des diarrhées, etc., sous l'influence du plus léger refroidissement. Il est bien certain dès-lors, que sa santé a fléchi, puisqu'il devient si impressionable à ces transitions du chaud au froid, qui sont inséparables de notre manière habituelle de vivre. Ce qui ajoute encore à l'influence pernicieuse d'une habitation humide, c'est que l'hygiène n'a point de préservatifs à indiquer à ceux qui se résignent a y passer leur vie. C'est vainement qu'on espère lutter contre l'humidité, qui se dégage des murs nouvellement construits, de ceux qui sont adossés à une terre humide, ou qui ont longtemps baigné dans l'eau, par de bons vêtements, par des aliments salubres et substantiels, etc.; nous avons vu, bien souvent, des enfants devenir scrofuleux, quoiqu'on eût le soin d'opposer les meilleurs modificateurs hygiéniques, à l'influence nuisible de leur

(1) M. Bonnet, chirurgien de Lyon, dans son *Traité des maladies des articulations*, a traité avec soin, ce point d'étiologie.

habitation. Les familles doivent demeurer convaincues, qu'elles ne peuvent, d'aucune manière transiger avec un modificateur aussi nuisible qu'une habitation humide.

En traitant l'air pur, qu'on respire dans les montagnes, nous n'avons point parlé de l'influence que la végétation exerce sur la salubrité de l'air. L'appréciation de ce phénomène, qui dépend d'une cause toute chimique, se trouvera mieux placée dans le chapitre que nous consacrerons aux exercices, et en particulier à *la promenade*. — Nous allons aborder immédiatement l'étude des climats.

CHAPITRE III.

DU CLIMAT EN GÉNÉRAL; DES CLIMATS TEMPÉRÉS; DE L'EUROPE; — DU CHOIX DU CLIMAT, CONSIDÉRÉ COMME MOYEN PROPHYLACTIQUE DE CERTAINES AFFECTIONS CONSTITUTIONNELLES. — CLIMATS DU MIDI : PAU, HYÈRES, NICE, PISE, SIENNE, ROME, NAPLES, VENISE, MADÈRE, ETC.; CLIMATS DU NORD; LEURS EFFETS PHYSIOLOGIQUES.

—

1° Du climat en général.

On concevra facilement, que dans un ouvrage de la nature de celui-ci, nous devions singulièrement restreindre les limites d'un sujet si vaste et si universel, on peut dire, dans toutes les questions qu'embrasse la médecine. Nous nous attacherons surtout, à faire découler de l'étude des climats, les conséquences immédiatement pratiques pour la famille, et à fixer principalement son attention sur cette question neuve et si peu comprise jusqu'à ce jour : *du choix du climat, considéré comme prophylaxie de certaines affections constitutionnelles*. Le sujet, ainsi envisagé, nous mettra à l'abri de vagues généralités, et de redites concernant les diverses qualités de l'air, sujet, que nous venons d'aborder. Les préceptes d'hygiène relatifs aux climats, doivent trouver leur complément, dans les chapitres que nous consacrerons à l'alimentation. Il est facile de reconnaître, d'ailleurs, que les questions de température traitées plus haut, se rapportent directement à celles des climats.

On ne peut mettre en doute, l'influence qu'exercent les climats, sur les fonctions, l'organisme et l'instinct des animaux, ainsi que sur la constitution organique, physiologique et psychologique de l'homme. En un mot, comme dit Cabanis, chaque latidude a son empreinte, chaque climat a sa couleur. Non seulement, ces diversités apparaissent sous chaque latitude, dans les productions de la nature, végétales ou animales, mais encore dans les affections qui attaquent l'espèce humaine : en sorte que, comme l'a dit avec raison un médecin moderne, chaque climat possède non-seulement son règne végétal, animal, mais encore son *règne pathologique*. Ainsi, la pellagre est endémique dans les collines de Brianza, dans le Milanais, les Asturies d'Oviédo, les landes de Gascogne; il y a une relation de cause à effet, entre les caractères, la marche, la terminaison d'une maladie et le milieu au sein duquel elle se déploie.

Le climat, qu'on peut considérer comme la synthèse de modificateurs multiples, tend à mettre à son niveau tous les organismes : c'est ce qui rend compte des mutations qu'éprouvent, dans leur tempéraments, les hommes qui passent brusquement du nord au midi; il faut alors, de toute nécessité, qu'ils fassent eux-mêmes des concessions, qu'ils adaptent leur régime de vie à leur nouveau séjour, s'ils ne veulent pas que cette révolution organique devienne pour eux un état de maladie très-grave (voir ALIMENTATION). L'acclimatement est donc une sorte de mise à l'unisson de la constitution, du tempérament avec les modificateurs qui constituent le climat. Il n'est pas douteux que ce ne soit d'après un principe semblable, que la constitution de certaines races, se modifie assez pour supporter, sans inconvénient, des climats qui sont malsains et souvent même mortels pour d'autres races. Ainsi, le climat de Sierra-Leone, qui est si fatal aux européens, n'exerce, pour ainsi dire, aucune fâcheuse influence sur les naturels ; or, ce qui prouve que cela ne tient pas à une différence originaire dans l'organisation, c'est que quand on a amené, de la nouvelle Ecosse dans ce pays, des nègres libres, dont les ancêtres avaient résidé, pendant quelques générations, dans un climat fort différent, ils ont été sujets, à leur arrivée, aux mêmes maladies que les Européens (1). Lind avait remarqué la même chose à l'égard des Anglais qui avaient

(1) Thevenot. *Traité des maladies des Européens dans les pays chauds*, p. 208.

passé en Afrique. Lorsqu'ils étaient parvenus à s'acclimater, ils jouissaient de la même santé que les naturels du pays. Ces mêmes Européens revenaient-ils dans leur ancienne patrie, leur corps subissait une nouvelle transmutation, pour reprendre la complexion organique de leurs compatriotes. La secousse que provoquait cet échange de tempérament acquis, était si forte, elle entraînait des dangers si pressants qu'un grand nombre des Européens qui s'étaient naturalisés aux Indes, aimaient mieux, au rapport de Lind, passer le reste de leurs jours dans des pays lointains que de revenir dans leur patrie. (1).

Les effets que nous venons de signaler supposent, nécessairement, qu'une cause active s'exerce par chaque latitude, sur tous les êtres qui y séjournent. Or, c'est du degré d'éloignement ou de proximité de ce point avec l'équateur, ou plutôt l'astre qui échauffe, qui illumine notre planète, que procède cette force si remarquable. Cette manière de considérer la puissance des climats, la divise, pour nous, en trois genres : 1° climats du midi ; 2° climats du nord ; 3° climats tempérés.

Dans le paragraphe suivant, nous parlerons de l'influence de chacun de ces climats sur la constitution ; mais nous ne pouvons nous empêcher, ici, de traiter, en peu de mots, des avantages du climat tempéré pour le bien-être de la vie humaine et le développement de la civilisation.

Il est certain que ce n'est ni sous les brûlantes zônes de la Torride, ni dans les climats glacés du

(1) Lind. *Maladies des européens*, etc., t. II, p. 203.

nord, que l'homme atteint ses beaux perfectionnements, que sa vie s'y écoule avec plus de bonheur et de durée; c'est dans les régions moyennes que la race Caucasique a établi son empire; c'est là seulement, que mise à l'abri des extrêmes rigueurs de la nature, elle élabore avec plus de quiétude, l'œuvre immense qui lui est départie. L'Europe, d'après les savantes recherches de M. de Humbold est le type des climats tempérés, et elle doit ses avantages à des *causes géographiques* que, jusqu'à ce jour, on avait peu appréciées. Parmi elles, on doit placer au premier rang, la forme et la situation respective des continents et des mers. « L'Europe, dit M. de Humbold, à configuration sinueuse, interrompue par des golfes et des bras de mer, n'est qu'un prolongement péninsulaire de l'Asie; comme la Bretagne, à hivers très-doux, à étés peu ardents, est un prolongement péninsulaire du reste de la France. L'Europe, reçoit comme vents prédominants, les vents d'ouest, qui sont, pour les parties occidentales et centrales, des vents de mer; des courants qui ont été en contact avec une masse d'eau, dont la température, à la surface, même au mois de janvier, ne s'abaisse pas, par les 45 et 50 degrés de latitude, au-dessous des 10e, 7e et 9e centésimaux. L'Europe jouit de l'influence bienfaisante d'une large zône tropicale terrestre (celle d'Afrique et d'Arabie), placée entre les méridiens de Lisbonne et de Kazan, s'échauffant par l'absorption des rayons solaires, bien autrement, à sa surface, qu'une zône océanique, et déversant, par l'effet des courants ascendants, des masses d'air chaud sur les pays les plus rapprochés du pôle nord (1). » Il est curieux de mettre en regard d'une condition purement climatologique, le fait général de la permanence de la civilisation au sein des sociétés européennes.

2° Du choix du climat, considéré comme moyen prophylactique dans certaines affections constitutionnelles.

La famille est souvent plongée dans la plus grande perplexité, lorsqu'il s'agit de pourvoir au déplacement d'un de ses membres, affligé des prodrômes d'une maladie constitutionnelle ou héréditaire, et de l'envoyer dans un lieu propice, où il y puise des éléments de régénération. Très-souvent, il arrive encore que ces hésitations augmentent, après avoir interrogé l'homme de l'art, qui, faute d'avoir pris connaissance par lui-même des lieux qu'on doit prescrire comme habitation, ne fournit que des renseignements vagues et incertains. C'est pour suppléer à cette insuffisance, que nous avons mieux aimé fixer l'esprit du lecteur sur l'étude des climats usuels, des localités où la famille va le plus souvent demander des secours salutaires, que de traiter les lieux communs des climats, qui se rattachent aux influences des diverses régions du globe : ce sont des banalités qu'on retrouve dans tous les livres. Nous devons toutefois, ici, parler des qualités modificatives des divers climats.

Climats du midi. — Dans les climats méridionaux, la vie est, pour ainsi dire, accélérée pour

(1) *Asie centrale*, t. I, p. 244. Paris, 1843.

l'homme qui les habite. Des digestions tardives, le cours du sang, plus rapide, une respiration plus active, des excrétions très-abondantes, une assimilation faible, dans les fluides et dans les solides, forment une manière habituelle de vivre, qui influe sur la complexion intime de toutes les parties vivantes, qui donne au corps une constitution organique particulière, un tempérament acquis caractéristique. Tout annonce que dans l'état habituel de l'économie animale, dans le midi, la sensibilité est exaltée, l'irritabilité très-vive, mais que les forces toniques sont toujours comme énervées (Barbier). On conçoit, dès-lors, combien un séjour dans une latitude plus méridionale que celle que l'on occupe, peut être regardé comme un remède puissant contre beaucoup de maladies chroniques. C'est ainsi qu'on a vu des fièvres intermittentes, des affections dartreuses, scrofuleuses, rhumatismales, goutteuses, vénériennes, etc., qui avaient résisté à tous les traitements, céder à l'action d'un voyage dans le midi. L'impression stimulante, qui s'exerçait alors sur le corps malade, la profonde mutation qu'éprouvaient ses fluides et ses solides, dissipaient son état morbifique ; les accidents cédaient à cette sorte de transplantation.

Mais c'est surtout pour la *phthisie pulmonaire*, que le séjour dans les pays chauds, doit être recommandé ; sans doute, il n'est pas un moyen curatif, mais c'est un moyen prophylactique précieux, parce qu'il permet de prendre de l'exercice en plein air, pendant l'hiver ; parce que les variations atmosphériques y sont moins considérables, moins fréquentes, et les affections pulmonaires plus rares; en un mot, parce qu'il préserve de certains modificateurs que l'on range parmi les causes occasionnelles de la phthisie pulmonaire (1).

Si, en général, l'influence des pays chauds est nulle, c'est parce que les malades ne se mettent, souvent, en route que lorsque déjà des tubercules existent dans les poumons, ou bien qu'ils ne font, dans les pays chauds, que des séjours irréguliers et trop courts. Il faut qu'un sujet prédisposé à la phthisie, habite le midi, tous les ans, depuis le mois d'octobre jusqu'au mois d'avril, et cela depuis l'âge le plus tendre jusqu'à celui de quarante ou cinquante ans. Dans le cas même, où le développement ultérieur d'une phthisie héréditaire, serait très-probable, il ne faudrait pas hésiter à envoyer un enfant dans le midi, dès l'âge de deux ou de trois ans, et à y rendre son séjour définitif. On a vu, dit M. Louis, le dix-septième enfant d'une famille dont seize avaient succombé de bonne heure, et à la même époque de la vie, on a vu le dix-septième enfant, envoyé très-jeune loin de sa patrie, échapper à la maladie dont ses aînés avaient été les victimes (2).

Mais, lorsque le déplacement d'un sujet est décidé, il n'est point indifférent de l'envoyer dans telle localité ou dans telle autre. Clark s'élève, avec raison, contre le peu de soins que les médecins ont

(1) Clark. *The influence of climate in the prevention and cure of chronic deseases*, p. 257. London, 1829.

(2) *Traité de la phthisie pulmonaire*, p. 640. — 2e édition.

mis à déterminer les conditions, sous lesquelles doit s'opérer la transplantation d'un sujet prédisposé aux tubercules pulmonaires. On expatrie tout malade riche, quelque soit l'état dans lequel il se trouve, et on abandonne à son caprice le choix de sa résidence; de là, le grand nombre de malades qui succombent quelques jours après leur arrivée, ou même en route; on sent, dès lors, combien il est nécessaire de combiner la nature propre de telle ou telle prédisposition à la phthisie, avec tel ou tel climat.

Les localités méridionales, qui servent ordinairement de refuge aux sujets à poitrine délicate, sont Hyères, Pau, Nice, Pise, Sienne, Venise, Rome et Madère. Nous allons passer successivement en revue chacune de ces localités, en ayant soin de préciser, autant que faire se peut, les affections auxquelles elles seront avantageuses.

Un observateur habile, et en même temps un écrivain élégant, le docteur Carrière, a publié récemment, sous le titre *d'Impressions médicales d'un voyage en Italie*, une série d'articles très-piquants et très-neufs sur ce sujet intéressant. L'auteur a étudié sur les lieux .....Sienne, dit-il est le pays de la vigueur organique, là, les scrofules ne règnent pas, et la phthisie quand elle existe, ne se rattache pas à ces causes énervantes qui tiennent aux atmosphères impures, mais à une activité trop puissante de l'air, à une exagération d'exercice de la part des organes. Cependant Sienne n'a qu'une renommée circonscrite. Ce sont ses enfants qui parlent de son atmosphère bienfaisante et non les hommes de l'art. Qu'un médecin étranger envoie un malade en Italie, il est tout naturel qu'il ne lui parle pas de Sienne, s'il est frappé d'une de ces dégénérescences profondes qui exigent l'air tiède et humide des bords de la Méditerranée; mais s'il a une de ces affections nerveuses qui réclament à la fois le soleil et l'air pur, il ne saura pas indiquer le climat qui le rétablirait peut-être au bout d'une campagne. Jusqu'ici, la médecine n'a favorisé que quelques villes. Après Pise et Rome, Naples et Gênes, elle ignore trop l'Italie et ses ressources, pour pouvoir agrandir le cercle de ses secours et de ses indications (1).

Le climat de Pise possède des influences opposées à celui de Sienne. L'un abaisse les forces, l'autre les restitue. L'air qui est chaud et dans un état permanent d'hygrométrie, à Pise, doit affaiblir les forces et engourdir l'activité nerveuse; les médecins du pays savent que les phthisies scrofuleuses s'éteignent rapidement sous le ciel Pisantin; et ils n'ignorent pas que les maladies nerveuses des sujets énervés, y contractent un caractère qui rapproche le jour de la catastrophe, au lieu de l'éloigner. Notre climat de Pau se rapproche beauceup de celui de Sienne. Il conviendra aux malades pour lesquels, comme nous allons le voir, le séjour de la belle Parthénope serait contraire.

Nous pensons aussi que le climat de Naples, où les affections du genre nerveux, les jaunisses, les congestions sanguines sont si fréquentes, peut admirablement coopérer à la prophylaxie d'une affection héréditaire de nature atonique; tandis qu'il est

(1) *Gazette médicale de Paris*, t. XIII, p. 18. — 1845.

absolument contraire aux sujets irritables, qui sont sous le coup d'une phthisie nerveuse, desséchante ou floride (*phthisis florida* Morton). Ces derniers malades, dont la vitalité pêche plutôt par excès que par défaut, pourront fort bien se trouver du climat vénitien. L'air humide et chaud de la Grèce, dit le docteur Carrière, joint à ce silence, qui n'engendre pas l'ennui, mais fait naître le désir du repos, produirait inévitablement les meilleurs résultats.

Le séjour de Rome et de Florence, doit être recherché dans tout autre but que celui de l'hygiène. Le sol romain, est généralement humide; sa conformation l'expose à des ouragans extrêmement violents, car il est accessible au vent du nord et d'ouest. Il est vrai d'ajouter, que le climat de Rome, si rapproché des influences paludéennes, devrait, par cela seul, être favorable aux phthisiques, si la loi d'antagonisme était certaine. Florence, exposée aux intempéries, peut offrir au curieux, à l'esprit inquiet, de nombreuses, d'utiles diversions; mais, on ne peut l'indiquer à une personne qui a l'intention sérieuse de consolider sa santé. Il est souvent, quelques coins isolés et solitaires de l'Italie, ou de notre littoral méditerranéen, qui auraient plus de puissance, pour étouffer radicalement les prodrômes d'une affection chronique, que certains séjours vantés par la mode et l'amour de la dissipation. Telle serait, au dire du docteur Carrière, la petite ville de Mentone, de l'état de Monaco. Cette humble cité, qui fait partie du plus pauvre de tous les états, offre un climat délicieux; la gaîté de ses habitants, semble résulter de ce sentiment de bien-être qu'on éprouve, lorsque les fonctions et les forces sont dans l'état le plus satisfaisant.

On ne peut faire une appréciation aussi favorable du climat de Gênes qui, généralement, jouit d'une certaine renommée hygiénique. On ne se borne pas, dans quelques publications sérieuses, sur l'Italie, à la mettre sur le rang des villes les plus salubres de la Péninsule, on va même, jusqu'à parler de l'influence particulière de l'air qu'on y respire, et des avantages que les tempéraments nerveux et débiles, et même les poitrines délicates, peuvent en retirer. Sans doute, le climat de Gènes est salubre; mais il ne l'est pas pour toutes les constitutions, et surtout pour certaines maladies. Celles de la poitrine, doivent redouter le climat de Gênes au lieu de le rechercher. Loin d'y recouvrer la guérison, les personnes affectées d'un commencement de phthisie ou d'une maladie chronique, des organes pulmonaires, y trouveraient plutôt l'aggravation de leurs souffrances, et même un dénouement fatal; car, Gênes, bien que cachée, pour ainsi dire, dans une enceinte de montagnes, n'est à l'abri d'aucun des grands mouvements de l'atmosphère; la ville est trop dans la montagne, pour qu'elle n'éprouve pas les atteintes du vent du nord. Rien ne le prouve mieux, puisque d'ailleurs, les différences sont si grandes, sous le ciel, de l'hiver à l'été, que le chiffre élevé d'affections de poitrine, de rhumatismes, d'hémoptysies, que constatent les statistiques locales(1).

Les oscillations thermométriques, sont aussi fré-

(1) *Gazette médicale de Paris*, p. 261. 1845.

quentes à Nice, cette ville d'élection des poitrinaires, l'un des auxiliaires les plus précieux de l'hygiène préventive ; mais il n'en est pas moins vrai, que cette ville est un des climats les moins inconstants de notre europe, et qu'il mérite de compter parmi ceux, sur qui s'arrêtent les préférences. Il n'est pas douteux, que bien des phthisies ont été amendées, et peut-être arrêtées, dans leur développement, sous l'influence des rayons solaires, concentrés sur cette chaude et longue terrasse, située au bord de la mer, et où les malades vont s'asseoir. La personne, qui doit séjourner dans cette ville, fera bien de rechercher un logement, qui soit en harmonie avec le vent qui produit les meilleurs effets ; c'est une des conditions les plus importantes à remplir. Or, rien de mieux connu que l'action favorable, sur l'organisme, du vent du sud-est, qui souffle dans les parages de Nice. C'est donc à l'exposition de cet air, doux à la respiration, tiède à la poitrine, qu'il faut choisir un logement ; c'est sous l'influence directe de ce vent, que doit être la chambre habitée par le malade (1). C'est faute d'avoir pris cette précaution, que beaucoup de malades, ont perdu des influences salutaires, attachées au climat de ce beau pays.

Selon Clark, Hyères, convient parfaitement aux sujets, dont les voies digestives sont en mauvais état, et très-irritables ; Nice, doit être conseillée à ceux qui ont une constitution languissante, qui sont plutôt prédisposés aux congestions et aux hémorrhagies, qu'aux inflammations. Les médecins

(1) *Gazette médicale de Paris*, t. XIII, p. 387.

anglais, vantent Madère, au climat sec et chaud, comme le lieu le plus généralement propre aux phthisiques; ils préconisent aussi beaucoup la navigation, les avantages d'une atmosphère marine. Mais, il n'est point possible encore, de se prononcer avec certitude, sur les avantages de la navigation, comme moyen prophylactique, dans la phthisie. D'ailleurs, pour qu'un voyage sur mer soit salutaire, il faut que les forces du malade ne soient pas trop abattues, que l'esprit soit suffisamment préparé aux différents dangers, et que l'on soit déjà habitué au mouvement des vagues et du régime du vaisseau. Il n'en est pas de même d'une navigation courte et répétée, de temps en temps, sur les côtes de la mer, sur un fleuve, ou sur un lac : ses effets salutaires, se font surtout ressentir dans les maladies nerveuses. En effet, dans un tel exercice, le malade ne dépense et ne perd rien de ses forces; c'est un changement renouvelé d'atmosphère, sans impression fâcheuse, et qui donne une douce ventilation; les objets qui se multiplient et se renouvellent sans cesse, devant les yeux, charment et distraient agréablement l'esprit.

Climats du nord. — Tandis que dans les régions méridionales, l'activité des mouvements vitaux est exagérée, dans le nord, tous les actes de la vie sont manifestement ralentis; les impressions extérieures ont moins de prise sur les organes extérieurs; les forces vitales, comme concentrées à l'intérieur, ne se manifestent que dans l'exercice des actes de la nutrition; en un mot, le feu qui anime le corps humain, paraît moins brillant dans ces régions, que dans celles du midi; mais aussi, il s'use moins vite.

Si le déplacement des malades, dans les climats du nord, est moins fréquent que les émigrations sous les latitudes méridionales, il n'en a pas moins, dans beaucoup d'occasions, un grand avantage. Souvent, dit J. P. Franck (et nous avons été à même d'en rencontrer beaucoup d'exemples, en exerçant la médecine, dans des climats très-divers), l'habitant d'un pays doux et agréable, affaibli par une maladie nerveuse, revient à la santé, sous le ciel du nord; tandis qu'un homme du nord, guérit de la même maladie, sous le soleil du midi (1). Ainsi, les maladies nerveuses, telles que l'hypocondrie, la mélancolie, l'hystérie, qui sont comme identifiées avec une complexion morbifique, remarquable, par une sensibilité trop exaltée, une mobilité devenue excessive, avec une débilité des forces toniques, de tout le système, devront retirer de grands bénéfices d'une transplantation, dans un climat plus rigoureux. Barbier a remarqué, que les habitants de l'Auvergne, qui vont travailler en Espagne, ou dans le midi de la France, sont souvent attaqués de vésanies, après un long séjour dans ces régions. Les accidents se calment et disparaissent tout-à-fait, lorsqu'ils retournent dans leurs pays, qui est plus froid.

Ces principes doivent être pris en sérieuse considération par les parents, qui ont de légitimes raisons d'appréhender, pour leurs enfants, l'explosion d'une

(1) *Médecine pratique*, t. II, p. 398.

maladie nerveuse, héréditaire, et qui vivent dans des régions méridionales ou tempérées. Il est de leur devoir de faciliter leur émigration, à l'époque de la seconde enfance et de l'adolescence, dans une contrée plus froide que la leur, et d'y choisir le lieu de leur éducation. Là, sera augmentée, par une nutrition plus forte, la vigueur de l'économie animale, le ton de toutes les parties vivantes; et l'on verra les sujets acquérir peu à peu une autre complexion organique, avec laquelle ces névroses ne peuvent coexister.

Après l'air atmosphérique, le modificateur le plus important à étudier, c'est l'aliment proprement dit, la nourriture. L'aération purifie et enrichit le sang; l'alimentation le répare; ce sont deux agents qui ont, entre eux, de nombreux points de contact que nous devions faire ressortir. Dans la section suivante, nous traiterons de l'aliment digestif proprement dit; et cette étude fournira la suite et le complément de celle de l'aliment respiratoire.

SECTION II.

Des aliments et des boissons.

CHAPITRE I.

DE L'ALIMENTATION EN GÉNÉRAL; DIVISION DES ALIMENTS. — DE L'ALIMENTATION, DANS SES RAPPORTS AVEC LES CLIMATS, LES SAISONS. — DU RÉGIME DU PRINTEMPS; ALIMENTS TIRÉS DU RÈGNE VÉGÉTAL, DU RÈGNE ANIMAL. — INFLUENCE D'UNE BONNE NOURRITURE SUR LA SANTÉ ET LA VIGUEUR DE L'HOMME. — INFLUENCE D'UNE NOURRITURE TROP AZOTÉE, OU DE LA BONNE CHÈRE. — RÈGLES PARTICULIÈRES DE RÉGIME, NON ENCORE INDIQUÉES.

L'exercice de la vie étant accompagné d'un renouvellement de matériaux organiques, exige une réparation journalière. Cet auxiliaire lui est fourni par l'*aliment*. Celui-ci n'est autre chose qu'une matière qui contient les éléments du corps à nourrir dans un certain équilibre, et, d'un autre côté, dans un état de combinaison facile à détruire. En conséquence, il doit être neutre, sous le point de vue de la composition, et différent par rapport à l'excitabilité de l'organisme. L'alibilité est en raison directe de l'aptitude à se décomposer, comme celle-ci est en raison directe de la multiplicité des principes constituants; et voilà ce qui explique pourquoi l'organisme humain ne prospère que sous l'influence d'une nourriture variée. Nous perdrions notre temps et celui de nos lecteurs si nous nous attachions, seulement un instant, à discuter cette oiseuse et classique question : L'homme est-il carnivore ou herbivore ? Pour la résoudre, il suffit seulement d'écouter l'instinct, qu'on a si heureusement nommé conscience de l'organisation. Or, c'est lui qui nous porte à faire usage d'une nourriture mixte, et nous enseigne l'effet que cette nourriture produit sur l'état de la vie. Un régime exclusivement végétal entraîne, en général, des acides dans les premières voies, des flatuosités, le défaut d'énergie musculaire. Les matières animales contiennent la substance alibile plus concentrée; elles enrichissent la puissance musculaire; mais leur usage exclusif engendre la pléthore, et prédispose, tant aux maladies inflammatoires, qu'aux sécrétions anormales, principalement des reins et de la peau. Une nourriture mixte réunit les avantages des deux autres, et peut être modifiée en raison des circonstances. Ainsi, par exemple, comme nous le verrons, les aliments tirés du règne végétal sont préférables, toutes les fois que les actions vitales éprouvent une surexcitation quelconque, et le régime animal convient, au contraire, dans le cas où l'excitement ne suffit pas.

La nature de l'aliment étant bien comprise, il nous est facile de nous faire une idée exacte de la force qui l'emploie, c'est-à-dire de la digestion. Celle-ci n'est autre chose qu'une formation de nouvelle substance organique accomplie par la vie, et se trouve sur la même ligne que la formation d'un nouveau corps organisé. Ainsi, chose capitale en hygiène, il est permis de considérer la nutrition, avec Blumenbach, comme une continuation insensible de la génération. Effectivement, la nutrition est la transformation de l'aliment en sang; et de là on peut tirer cet autre corollaire hygiénique, savoir: qu'on ne doit considérer comme faciles à digérer que les aliments qui, en traversant le canal intestinal, acquièrent de bonne heure, et avant même de quitter l'estomac, une forme rapprochée de celle du sang; que ceux qui, par conséquent, possèdent un haut degré d'assimilabilité. Les caractères distinctifs d'une grande digestibilité consistent donc en ce qu'un appareil simple suffise à la digestion, et en ce qu'il ne faille qu'une petite quantité d'aliments pour subvenir aux besoins de la nutrition. C'est une des premières différences entre les aliments végétaux et les aliments animaux; sous un volume égal, il se trouve une plus grande quantité d'aliments nourriciers dans les substances animales. Haller a observé sur lui-même que, par une diète végétale, il se sentait affaiblir d'une manière manifeste, *semper sensi debilitatum universum corpus ad labores, ad veneres inertius*.

La science est, aujourd'hui, à peu près fixée sur la nature et la division des aliments. Les substances alimentaires, peuvent se diviser en deux classes: en *aliments azotés*, et en *aliments non azotés;* la première classe, possède seule, la propriété de se convertir en sang. Les substances alimentaires, propres à la sanguification, donnent naissance aux principes des organes; les autres servent, dans l'état de santé, à l'entretien de l'acte respiratoire. M. Liebig, désigne les substances azotées, sous le nom, *d'aliments plastiques*, et les substances non azotées, sous celui, *d'aliments respiratoires*.

Les aliments plastiques, sont : la chair et le sang des animaux, la fibrine végétale, la caséine végétale, l'albumine végétale. Les aliments respiratoires comprennent : la graisse, l'amidon, la gomme, les sucres, la pectine, la bassorine, la bière, le vin, l'eau-de-vie, etc. (1)

Nous remarquerons toutefois, que cette clasification, parfaitement exacte, au point de vue chimique, est loin de l'être autant, sous le rapport physiologique. Parmi ces dernières substances, auxquelles M. Liebig, conteste le pouvoir de réparer l'organisme, il en est, cependant, qui paraîtraient fournir des matériaux à la sanguification : telle est la gomme. En Orient, les caravanes, emploient la gomme arabique, quand les aliments viennent à manquer. Les Maures, qui habitent près du Sénégal, ceux de la Libye, mettent cette matière végétale au nombre de leurs aliments. Nous verrons, plus loin, que les matières sucrées, contiennent aussi des principes très-nutritifs.

De tout cela, cependant, découlent des conséquences hygiéniques, facilement appréciables, ayant trait à la différence de la nourriture, dans les divers climats et les différentes saisons. En hiver, lorsque nous sommes dans l'air froid, où la quantité de

(1) Liebig. *Chimie organique appliquée à la physiologie, etc.*, p. 30.

l'oxygène inspiré est par conséquent, la plus forte, nous sentons s'accroître, dans le même rapport, le besoin des aliments carbonés et hydrogénés (1). Sans nuire à leur santé, d'une manière passagère ou durable, les habitants du midi ne sauraient, dans leurs aliments, prendre plus de charbon et d'hydrogène, qu'ils n'en exhalent par la respiration. L'anglais, voit avec regret, son appétit qui lui procure des jouissances, souvent renouvelées, se perdre dans la Jamaïque, et ce n'est qu'à l'aide d'excitants énergiques, avec du poivre de Cayenne, par exemple, qu'il réussit à y prendre la même quantité de nourriture que dans son pays. Mais, le carbone de ces substances, ne trouve aucun emploi dans le corps, car la température de l'air est trop élevée; la chaleur énervante du climat, empêche le corps d'augmenter le nombre des inspirations, par un mouvement soutenu, et conséquemment, de mettre une suffisante proportion avec les matières consommées.

C'est ce qui nous explique aussi pourquoi, en général, ce sont les peuples du nord, qui supportent le mieux les excès de boissons. C'est ainsi, qu'on voit le lumiss du Tartare, le braga et le quass des Indigènes de la Sibérie, liqueurs qui, à faible dose, produiraient chez nous, une ivresse complète, ne déterminer, chez le Russe, qu'une légère excitation, qui augmente sa vigueur et son courage. Par l'effet de l'habitude, la dose nécessaire pour s'exciter mo-

(1) Nous avons vu, toutefois (v. p. 300), que ce mode d'alimentation pourrait avoir son danger.

dérément, devient chaque jour plus forte : aussi, ces peuples, à un certain âge, absorbent-ils une effrayante quantité d'alcool ; cette habitude, qu'ils contractent de bonne heure, il faut en savoir tenir compte dans les maladies, et c'est pour n'avoir pas satisfait à cette indication, qu'en 1815, les médecins français, perdirent la plupart des Russes qu'ils avaient à traiter, tandis que les médecins russes en sauvèrent un grand nombre.

Le climat et la température influent et sur la quantité et sur la qualité des aliments. Les peuples du nord, non-seulement doivent manger davantage, mais encore faire usage d'aliments plus substantiels. Liebig signale, sous ce rapport, la différence qui existe entre les fruits dont vit l'homme du midi, et le lard ou l'huile dont se nourrit celui des régions polaires. Les fruits frais ne contiennent pas plus de 12 pour cent de carbone, tandis qu'il y en a 66 à 80 dans les huiles. Aussi, n'est-il pas difficile, dans les pays chauds, d'être sobre ou de jeûner longtemps, tandis que le froid et la faim réunis abattent rapidement les forces. Comme la chaleur propre de l'animal dépend de la respiration, et que celle-ci exige l'influence de nouveaux matériaux carbonés, une température froide doit exiger plus de nourriture pour la conservation de la chaleur animale, qu'un climat chaud (1). A toutes ces circonstances paraît aussi se rattacher le fait de la plus grande fréquence des maladies du foie en été, et de celles des poumons en hiver ; car le foie élimine également du carbone,

(1) Muller, *Manuel de physiologie*, t. I, p. 253. Paris, 1845.

mais sous une autre forme que le poumon; il y a un véritable antagonisme entre ces deux organes. Il est reconnu, depuis longtemps, que parmi les étrangers qui, pendant leur acclimatement dans des régions tropicales, résistent le mieux aux maladies terribles et violentes qui y sévissent, ce sont ceux qui sont les plus sobres. Les habitants du nord, les sujets sanguins et robustes, adonnés à la bonne chère, occupent le sommet de l'échelle de la mortalité, sur les relevés statistiques. Au dernier échelon, se trouvent les gens délicats et sobres, les tempéraments lymphatiques, les nations du midi. Il résulte des observations de Pouppé Desportes, de Bajon et de M. Rochoux, que les Allemands, les Anglais et les Hollandais, gens intempérants par nature, résistent beaucoup moins aux maladies équatoriales que les Français, les Italiens et les Espagnols, qui sont plus sobres (1). Ces faits nous dispensent de nous étendre sur les lieux communs, ayant trait aux avantages attachés à la tempérance.

La saison du printemps, à laquelle nous avons promis de revenir, doit apporter, par sa nature, quelques modifications au régime diététique. A l'entrée du printemps, le corps se trouve naturellement surexcité, et dans un état de surcharge et de plénitude. En même temps, il y a tendance, de la part de l'organisme, à se débarrasser des fluides mal élaborés; c'est l'époque des crises générales, des cures des maladies chroniques. Enfin, tant l'influence de la saison est incontestable et marquée, c'est le mo-

(1) Rochoux. *De la fièvre jaune*, p. 257.

ment où l'on voit apparaître et se multiplier les affections éruptives, les fièvres inflammatoires, les hémorrhagies actives, et toutes les maladies qui dénotent la surexcitation de l'économie. Or, rien n'est plus propre qu'une diète tenue, à tempérer l'effervescence des humeurs, l'exaltation des sens; elle facilite la digestion et l'assimilation. Aussi, l'hygiène doit-elle louer les abstinences périodiques, et en particulier, l'institution du carême, chez les catholiques. Celui-ci, ayant lieu ordinairement, du 1er mars au 15 avril, se trouve à une époque parfaitement bien choisie pour conseiller l'abstinence des liqueurs fermentées, des viandes noires, et pour prescrire un régime diététique, qui n'introduise dans l'économie que des principes doux de nutrition.

Aux circonstances particulières à l'économie animale, qui nécessitent un jeûne prolongé, il faut en joindre une autre : la rénovation des espèces animales. La plupart des animaux, qui servent d'aliment, sont, au printemps, plus portés à la reproduction, que dans les autres saisons. Echauffés par la température et les aliments secs, qu'ils avaient dans l'hiver, et ensuite par le retour de la chaleur atmosphérique, ils entrent en rut, et l'espèce se multiplie. La chair n'est point alors, ni aussi bonne, ni aussi saine qu'à l'ordinaire; il est donc prudent, de s'en priver. Nous sommes d'ailleurs, intéressés à les laisser libres, et à les conserver, pour ne pas en manquer dans la suite; car si l'on attend que les élèves puissent voler de leurs propres aîles, on est assuré de les avoir meilleurs et en plus grande quantité, quand la chair sera suffisamment faite.

Nous allons jeter un coup-d'œil rapide sur les propriétés physiologiques des divers aliments. Sans entrer dans les détails minutieux, qu'on retrouve dans les livres qu'on appelle, *Dictionnaire des aliments*, nous tâcherons de dire l'essentiel. Le lecteur ne perdra point de vue, d'ailleurs, ce que nous avons déjà dit de cette matière, soit à propos des âges, soit à propos des tempéraments.

ARTICLE I. — *Des aliments tirés des différents règnes, en particulier.*

1° Des aliments tirés du règne végétal. — *Légumes, fruits.*

Les aliments tirés du règne végétal, ont diverses propriétés. Devant traiter du pain dans l'article qui suit, nous ne nous occuperons point ici, des aliments végétaux, dits *féculents*. Les légumes, ces productions naturelles, dont nous faisons usage pour le service de nos tables, sont, pour la plupart, *mucilagineux, ou mucoso-sucrés* (1). Ces aliments sont peu nourrissants, restaurent mal le sang et les tissus; ils ralentissent les mouvements vitaux. Tandis qu'ils sont contraires aux individus d'une constitution faible et lymphatique, ils fourniront une nour-

(1) A cette classe d'aliments se rapportent les suivants : carotte, betterave, navet, salsifis, panais, asperge, laitue, chicorée, épinards, bettes, artichaut (excitant, pour quelques personnes), cardon, haricots verts, petits pois verts, melon, courge, choux-fleurs, oseille, rave; etc.

riture médicinale, très-appropriée, dans un grand nombre de névroses (hypochondrie, convulsions, etc.), lorsque le système vivant a une complexion sèche et irritable, *strictior corporis habitus;* et l'on conçoit, par les mêmes raisons, combien cette diète végétale doit être utile pour le traitement médical de certaines passions expansives, comme nous le verrons plus loin.

Les aliments *sucrés* (1), quoiqu'en puisse dire encore la chimie organique, contiennent assez de principes nutritifs; leur digestion est très-facile. L'expérience clinique a prouvé, en effet, que sous l'influence d'une diète purement sucrée, l'individu malade, prenait de l'enbonpoint, acquérait une certaine vigueur organique. On a vu des personnes attaquées d'ypochondrie, de mélancolie, d'accidents spasmodiques, guérir, parce qu'elles s'étaient nourries, pendant quelque temps seulement, de cassonade, (Barbier). C'est pour cela, qu'il est bon de prémunir les familles, contre un abus qu'on voit fréquemment régner dans leur sein : c'est celui des sirops, des mellites, des boissons sucrées, etc., dans beaucoup de maladies inflammatoires. Dans toutes les affections qui revêtent un caractère de violence, de réaction, on doit être très-modéré sur l'usage de ces substances. Le médecin doit calculer, plus souvent qu'il ne le fait, la quantité de corps sucrés, que prend chaque jour un malade. Le principe

(1) Parmi les légumes mucilagineux : les melons, la pastèque, certains fruits, comme les figues, les dattes, les raisins secs, les pruneaux, les abricots, etc.; le miel.

saccharin, qui se convertit si souvent en suc nourricier, et qui en produit une si grande dose, pourrait souvent, fournir au sang et aux organes, des éléments dont l'assimilation augmenterait directement les accidents morbifiques (1). C'est parce que nous avons vu quelquefois, des inconvénients, produits par l'intempérance des sirops, de la part des malades, que nous avons signalé cet abus, que bien des personnes pourraient croire chimérique.

Des fruits. — En hygiène, l'usage des fruits a donné lieu à des opinions très-différentes, les uns ont soutenu que c'était à ce mode d'alimentation, qu'était due la dyssenterie; les autres, qu'il était son remède le plus efficace. Nous nous rangeons de ce dernier avis, appliqué aux fruits *mûrs*. Pringle, rapporte, qu'en 1743, il se manifesta dans l'armée anglaise, aux environs de Hanau, et avant la saison des fruits, une épidémie dyssentérique, qui ne cessa qu'à l'époque où les soldats purent manger du raisin à discrétion. Aujourd'hui, l'on reconnaît assez généralement, que les fruits d'Europe, et spécialement le raisin et les prunes, ne peuvent donner lieu à la dyssenterie qu'autant qu'on en mange une grande quantité, *avant qu'ils ne soient parvenus à leur parfaite maturité*; mais, que beaucoup de ceux de l'Amérique, de l'Asie et de l'Afrique, contenant un principe acide très-mordant, peuvent avoir de fâcheux effets, alors même qu'ils sont parfaitement mûrs. Eh! d'ailleurs, ne serait-on pas en droit, comme le remarque Wanswietten, de repro-

(1) Fourcroy. *Système de chimie*, t. IV, p. 146.

cher quelque chose à la bonté suprême de la providence, si elle avait placé à la surface du globe, des amorces dangereuses, précisément dans une saison, où une atmosphère brûlante, tourmente les hommes, et les porte à saisir, avec avidité, ce qui peut tempérer leur ardeur.

A côté des fruits, qui ont des propriétés *sucrées ou acidules*, s'en rencontrent d'autres qui sont oléagineux féculents, comme les amandes douces, la noix, les noisettes, le cacao. Ces substances conviennent peu aux personnes dont l'estomac est faible, irritable. Il n'en est pas de même du chocolat lorsqu'il est dépourvu d'aromate ; c'est un aliment très-approprié aux estomacs délicats, aux personnes nerveuses qui dépensent peu de force musculaire.

Les fruits acidules, (groseilles, fraises, pêches, framboises, cerises, mûres, prunes, pommes, poires, etc.) conviennent aux tempéraments secs, irritables ; ils opèrent quelquefois des cures surprenantes dans certaines maladies chroniques ; mais leur qualité trop peu nourrissante les rend contraires aux personnes d'une complexion molle et lymphatique.

2° Des aliments excitants tirés du règne végétal.

Parmi ces aliments l'*ail* se trouve au premier rang, il excite l'appareil digestif, par un principe acre et très-volatil. Après lui viennent, l'oignon, la civette, l'échalote, le poireau et les ciboules (1). Ces

(1) Le raifort, la moutarde, le cresson, l'estragon, le persil, le céleri, sont dans la même catégorie.

substances, comme le poivre, sont employées plutôt comme condiment, que comme substances véritablement alimentaires. Les propriétés bien connues du poivre le rendent contraire aux tempéraments bilieux, sanguins, aux jeunes gens. C'est un véritable poison pour les personnes nerveuses, convalescentes de quelque irritation que ce soit. Ce que nous venons de dire, s'applique aussi, en grande partie, aux substances exotiques, telles que la muscade, la cannelle, le gingembre, le girofle, etc.

Les truffes et les champignons, délices des gourmets, sont stimulants et nutritifs. Les champignons sont un aliment très-azoté, tenant beaucoup de la nature des chairs. Quelques-uns d'entre eux occasionnent un empoisonnement promptement suivi de mort, dans beaucoup de cas. Nous renvoyons, à cet égard, le lecteur, aux ouvrages spéciaux, où les caractères des champignons vénéneux sont indiqués (1).

3° Aliments tirés du règne animal.

L'homme, à la rigueur, pourrait n'être qu'herbivore, puisque toutes les portions végétales servant de nourriture aux animaux, renferment certains principes fort azotés, tels que la *fibrine* et la *caséine* végétales. Ces substances, que l'organisme emploie à produire du sang, renferment, tout formés, les principes essentiels de ce liquide; outre

(1) Entre autres celui du docteur Roche, sur *les champignons comestibles et vénéneux*.

cela, les plantes contiennent une certaine quantité de fer qu'on retrouve dans la partie colorante du sang (1). Mais l'homme, par sa manière d'être physiologique, et surtout par sa destinée intellectuelle et morale, a besoin, non-seulement d'une nourriture réparatrice, mais encore excitante. Les plantes, dès-lors, ne suffisent plus à ses besoins, il faut qu'il fasse un appel au règne animal. Pour lui, la bonne nourriture est constituée par les éléments fournis par les deux règnes. Le premier dont il fait usage, est un aliment particulier, qui semble unir les substances animales aux substances végétales; c'est le lait. Il ne renferme qu'un seul principe azoté, c'est la matière caseuse ou *caséine;* outre cela, il contient principalement une matière grasse, le *beurre*, et une matière sucrée ou *lactine*.

On se sert principalement du lait de femme, du lait d'ânesse, du lait de chèvre et du lait de vache. Les deux premiers contiennent moins de matières nourrissantes que les derniers, ils se digèrent aussi plus vîte. Le lait frais et pur, dit Cabanis, agit sur tout le système comme un sédatif direct, non stupéfiant; il modère la circulation des humeurs; il porte dans les organes du sentiment un calme particulier; il dispose les organes moteurs au repos: rien n'est plus exact. La diète lactée sera très-profitable aux sujets maigres, mobiles, irritables, portés à l'acte vénérien; elle opérera, chez eux, un effet tempérant et analeptique. Par contre, l'usage du lait devra être défendu aux personnes plétho-

(1) Liebig. *Ouv. cit.*, p. 53.

riques, à celles d'une constitution lymphatique ; aux premières, parce que cet aliment peut entretenir une certaine activité dans la sanguification, augmenter la masse sanguine ; aux secondes, parce que l'influence relâchante qu'exerce le lait sur le système vivant, leur est directement contraire (1).

Les mêmes applications ont lieu à l'égard des substances animales *gélatineuses*, *albumineuses* (chair de veau, de poulet, d'agneau, de grenouille, huîtres, œufs) ; ces aliments, joints à la diète lactée, doivent faire la base de la nourriture des personnes qui ont, comme on le dit communément, le sang échauffé, qui sont sujettes aux dartres, aux éruptions cutanées. Dans l'article suivant, nous traiterons des propriétés physiologiques des aliments fibreux, de la viande proprement dite. La chair des poissons ne contenant point de matière excitante, mais riche en principes alibiles, convient dans les cas où l'on veut augmenter la nutrition, réparer sans stimuler. De toutes les nourritures, on peut assurer que le poisson est la plus légère, celle qui laisse le moins de trace à l'estomac, et qui fatigue le moins. Galien conseillait l'usage du poisson de rivière aux convalescents. Il va sans dire que les poissons salés, marinés, rentrent dans la catégorie des mets échauf-

(1) Parmi les préparations subies par le lait, le beurre (non azoté) sert surtout pour les assaisonnements ; les fromages ont des propriétés alimentaires différentes, selon qu'ils sont récents, salés ou sans sel ; qu'ils sont fermentés. Les personnes dont l'estomac est irritable, doivent s'abstenir des fromages salés, qui sont stimulants, et, surtout, de ceux qui ont subi la fermentation.

fants. Les poissons huileux, tels que l'anguille, le saumon, le hareng, se digèrent difficilement, à raison de leur grande quantité d'huile.

ARTICLE II. — *Influence de la qualité et de l'abondance de la nourriture, sur la santé et la vigueur de l'homme.*

Il est un aliment de première nécessité, auquel la vie de l'homme est indissolublement attachée, c'est le blé, *le pain; da nobis panem quotidianum.* Là où croît un pain, naît un homme, a dit un naturaliste célèbre; et c'est l'exacte vérité. Il est certain, en effet, que là, où les céréales ne sont pas bien assurées, la population, ne tarde pas à s'affaiblir et à diminuer, tandis qu'au contraire elle prospère, elle augmente, partout où les substances abondent. Le fameux Malthus a eu raison d'établir que la prospérité de la population est toujours et essentiellement liée à la plus ou moins grande facilité des subsistances, et que la cause de la dépopulation la plus active est dans leur insuffisance, leur rareté, leur cherté ou leur mauvaise distribution; mais il a eu tort, comme nous le verrons plus tard, de désespérer des ressources providentielles, qui mettent en jeu l'énergie de la production. Nous devons à un médecin distingué, le docteur Mélier, membre de l'Académie royale de médecine, des recherches intéressantes et tout-à-fait neuves sur ce sujet.

Les recherches de Messance, sur la population(1), qui ne se bornent pas à la ville de Paris, mais s'étendent à plusieurs provinces de la France, et même à l'Angleterre, embrassant une période de 90 ans, de 1674 à 1764, font ressortir cette conséquence, que: « toutes les fois que le prix du blé a augmenté, la mortalité est devenue plus forte; que toutes les fois, au contraire, qu'il a diminué, la mortalité est devenue moins grande. » Un simple enchérissement de blé, une augmentation de quelques francs par setier, étendus à toute la population, suffisent pour grossir le chiffre des maladies et des décès. Pour prouver ces assertions, voici comment procède Messance: il prend un certain nombre d'années, 20, par exemple, il en fait deux parts égales; la première, comprend celles de ces années qui ont offert le plus de décès; le seconde, celles qui en ont offert le moins. Il inscrit les unes et les autres, sur deux colonnes séparées, à côté et en regard desquelles se trouve le prix du blé, il forme ainsi un tableau qui présente, du premier coup-d'œil, le rapport de la mortalité avec le prix des grains.

Le docteur Mélier, a poursuivi le travail de Messance, en reprenant les choses à peu près, où celui-ci les avait laissées, et les résultats ont été presque identiques. Il a constaté toutefois, une remarquable atténuation, à dater surtout de 1810, dans le nombre des décès, coïncidant avec un enchérissement même considérable du prix du pain. Il se fonde surtout, sur ce qui s'est passé en 1816 et 1817, deux

(1) *Recherches sur la population.* Paris, in-4°, 1766. Voir aussi Beguillet, *Traité des subsistances et des grains.* Paris, 1780.

années consécutives de cherté, la dernière surtout, qui fut une véritable année de disette. Malgré cela, le chiffre des décès pour toute la France, bien que plus élevé que dans une année moyenne, ne semble pas excessif, et n'approche pas de ce qu'il eût été avec une cherté pareille, à une époque plus recutée; il y aurait eu certainement alors, une effrayante mortalité(1).

Il y a donc bien évidemment, amélioration; la même cause, heureusement neutralisée, ne produit plus les mêmes effets; nous ne sommes plus, à l'égal d'autrefois, sous l'influence du prix du blé et du pain. Un enchérissement, même considérable, n'entraîne plus aujourd'hui les conséquences qu'aurait eues jadis une augmentation beaucoup plus faible. Un tel résultat n'est certainement pas l'effet fortuit de causes passagères; il doit avoir pour raison, un ensemble de circonstances favorables, dont l'action, soutenue et progressive elle-même, comme son effet, s'est développée successivement; c'est là, le résultat légitime de la bonne et vraie civilisation.

L'assemblée constituante, en métamorphosant la division de la France, a mis un terme à ce défaut de solidarité, qui se remarquait entre les différentes régions du pays. Les blés se concentraient très-souvent dans certaines provinces, y demeuraient à vil prix, tandis qu'ils haussaient dans un autre; les intendants avaient intérêt à empêcher cet écoule-

(1) Mélier. *Etudes sur les subsistances*, etc. Mémoire inséré dans ceux de l'Académie royale de médecine, t. X. 1843.

ment salutaire des céréales, d'un pays qui en regorgeait, dans un autre qui en était dépourvu. De-là, les disettes partielles, qui se faisaient remarquer dans certains lieux. C'est ainsi, dit le docteur Mélier, que l'hygiène d'un peuple est dans ses lois, dans son gouvernement, tout autant que dans les conseils de la médecine(1). Disons-le, en passant, lorsqu'on se rend compte de la portée qu'a eu sur le sort de l'espèce humaine, cet immense travail de déblaiement, de réformes de tous genres, qu'assumèrent sur elles nos premières assemblées nationales; quand on suppute tout le bien que nous en avons retiré, et celui, plus grand encore, qui y est déposé en germe, tout homme sensé, et ami de ses semblables, doit désirer que notre politique présente, aille renouer là de saintes traditions. Loin de rompre, comme le voudraient quelques cerveaux égarés, avec ce sublime mouvement de 89, inspiré par le plus vif sentiment de la dignité humaine, dirigé par le plus sincère désir d'améliorer le sort de l'espèce, de satisfaire ses besoins légitimes, nous devons lui donner une nouvelle impulsion.

Outre ces causes politiques, dont nous venons de parler, les progrès de l'agriculture, la découverte de la pomme de terre, si justement appelée *le pain des pauvres, un pain tout fait*, ont contribué à affermir la durée moyenne de la vie. On doit remarquer de plus, une concordance qui est singulièrement frappante : de 1815 à 1835, dans un laps de temps de 20 années, la population s'est accrue chez nous

(1) Loc. cit., p. 189.

de 12 pour 100, tout juste comme la récolte en blé qui a augmenté aussi, dans cette même période de 12 pour 100 (1). Comment ne pas admettre une relation nécessaire entre deux choses qui se suivent si rigoureusement ! On peut encore inférer de ces recherches que, dans une société bien organisée, les subsistances ont une tendance très-grande à l'accroissement, tendance qui l'emporte chez nous sur celle de la population ; et il y aurait là, un fameux argument à invoquer contre la théorie de Malthus, contre ses fameuses progressions. Et en cas de mauvaises récoltes, les hommes, par les progrès de plus en plus importants de l'horticulture, sont assurés de trouver une masse énorme d'aliments accessoires. Mais, ni la pomme de terre, ni même les autres céréales, ne peuvent suppléer le blé, comme bonne alimentation.

D'après des travaux tout récents, sur l'histoire de la maladie, appelée *pellagre*, l'alimentation exclusive avec le maïs, peut être considérée comme la principale cause de cette affection. Les recherches précieuses du docteur Théophile Roussel, établissent que, partout où existe la pellagre, partout domine la culture du maïs. Partout où l'on observe des pellagreux, dit-il, on les a trouvés dans une classe d'hommes, se nourrissant presque exclusivement, pendant une partie de l'année, soit avec du maïs seul, soit avec du maïs associé à des céréales analogues, telles que le millet, le sarrasin, etc. Afin de mieux établir cette relation, M. Roussel ne

(1) V. Melier; *loc. cit.*, et *Statistique de la France*. Agriculture, t. II. 1840.

s'est point borné à envisager la question au point de vue géographique; l'histoire chronologique de la culture du maïs, lui a également fourni des arguments qui viennent appuyer sa proposition. « Et après avoir étudié avec soin, l'histoire du maïs, on est vraiment frappé, dit-il, de voir les données les plus exactes de l'histoire, s'adapter avec une exactitude parfaite à celles qui ont été exposées, touchant l'origine et les premiers développements de la pellagre, dans les différents pays. C'est ainsi qu'en Espagne, s'il existe du doute, sur le moment précis de l'introduction du maïs, il n'est pas douteux que la culture, dans le nord de la Péninsule, n'a pris de l'importance, qu'à la fin du seizième siècle et durant le dix-septième. Or, on a vu que l'Espagne est le premier pays où la pellagre ait été reconnue dans la première moitié du dix-huitème siècle. En Italie, la corrélation du fait de l'extension de la culture du maïs, et l'apparition de la pellagre, est établie sur des dates précises, et elle est prouvée par une foule de textes, dont personne n'a contesté l'authenticité. Ce n'est qu'à la fin du dix-septième siècle, et surtout, durant la première moitié du dix-huitième, que la culture du maïs a peu à peu, dominé et remplacé celle des autres céréales. Or, on sait que c'est vers 1750, que les médecins italiens ont commencé à rencontrer la pellagre. En France, où le maïs était déjà connu du temps d'Olivier de Serres, cette céréale n'a pris de l'importance qu'à une époque plus rapprochée de nous; aussi, ce n'est qu'en 1818, qu'on a observé le premier cas de pellagre (1). Enfin, une dernière cir-

(1) *De la pellagre*. Thèse inaugurale. Paris, 1845.

constance, non moins digne d'attention, c'est que le maïs, est de toutes les céréales, celle qui, dans nos climats, fournit l'aliment le moins azoté, et dont les récoltes sont le plus souvent endommagées. Elle n'arrive très-souvent, qu'à une maturité incomplète, au-delà du 35e ou 37e degré de latitude septentrionale. Il était bon de faire connaître ces observations intéressantes, et tout-à fait nouvelles, qui sont bien propres à faire réfléchir les habitants des contrées, où l'on cultive le maïs.

Les autres substances féculentes, telles que l'avoine, le riz, la chataigne, le sagou, le salep, les haricots, les pois, les fèves, les lentilles, etc., renfermant une quantité considérable de principes azotés, donnent lieu à une sanguification très-énergique, amènent une pléthore vraie chez ceux qui en font un habituel usage. Aussi l'hygiène doit-elle les interdire aux personnes menacées d'affections, inflammatoires, d'hémorrhagies, d'apoplexie, tandis qu'elle s'en sert avec avantage dans les marasmes, dans beaucoup d'affections chroniques, qui amènent l'exténuation.

La viande et le vin sont, après les céréales, les parties essentielles du régime des hommes; ces deux choses ont leur part d'influence, sinon précisément sur la mortalité, du moins sur la force de la population, sur sa vigueur et son degré de résistance aux fatigues du travail. Immédiatement après avoir mangé une bonne ration de viande, on se sent plus fort qu'après avoir pris des substances farineuses, ou quelqu'autre nourriture fade : tous les mouvements sont, alors, plus sûrs et plus précis. Cette particularité a été très-bien notée par Edwards, avec le secours du dynamomètre : la force musculaire augmentait, en général, chez les personnes adultes, immédiatement après qu'elles avaient pris de la nourriture, et plus chez les sujets robustes que chez les sujets débiles, plus aussi après le dîner qu'après le déjeûner; plus, enfin, après une forte nourriture, telle qu'un bon consommé, qu'après des aliments légers. Quelquefois les forces du bras augmentaient de 8 à 14 livres, elles diminuaient après que la personne avait bu de l'eau chaude, surtout (1).

Il serait donc à désirer, et c'est surtout aux médecins de le dire, que la viande pût devenir accessible à un plus grand nombre de personnes, et entrer, d'une manière générale, dans l'alimentation des classes laborieuses, auxquelles son prix trop élevé, et toujours croissant, l'interdit presque complètement. M. de Kergorlay, membre du conseil général des hospices de Paris, a proposé quelques mesures propres à favosiser l'usage, plus général, des viandes de boucherie : « Voulez-vous, dit-il, servir efficacement les intérêts de la population parisienne, surtout de ses plus pauvres habitants ; augmentez le nombre des marchés où l'on vend de la viande à la main, modifiez l'organisation de ceux où l'on vend aujourd'hui; que les places y soient vendues librement; qu'on favorise la concurrence de toutes parts, et on verra augmenter rapidement la consommation de la viande, sans que la quantité des mauvaises

(1) *Archives générales de médecine*, 2e série, t. VII, p. 273.

viandes qui se glisse sur le marché de Paris soit augmentée en proportion (1). » Mais, nous doutons de l'efficacité de ces moyens : le mal est ailleurs ; et quoique la question se rattache à la politique, celle-ci, dans cette circonstance, ne peut être scindée de l'hygiène.

Disons-le donc, la cause dominante de la situation malheureuse des classes inférieures, est dans un système d'impositions générales et locales, et dans les monopoles, qui font que tout ce qui vit de salaires, ne peut atteindre à ce qui donne la santé et le bien-être ; un logement sain et commode, des vêtements chauds et propres, un vin naturel et généreux, une nourriture substantielle, un chauffage économique ; ce sont là les objets que la fiscalité, a mis en dehors de la portée de la classe des travailleurs. Dans son application, la loi de l'impôt, cela est pénible à dire, est une loi d'iniquité et de barbarie, aussi funeste au grand nombre des citoyens, que l'était le système d'impôts contre lequel la nation française a fait une révolution. L'impôt s'adresse, avec une prédilection toute spéciale, aux substances particulièrement destinées à la consommation du pauvre ! la plus grande partie des taxes, les impôts indirects, comme ceux du sel, des boissons ; les impôts des communes, les droits d'entrée et d'octroi, sont de véritables capitations, qui frappent indistinctement l'être vivant, non point parce qu'il est riche, parce qu'il possède un revenu

(1) *De la consommation de la viande*, etc. (Annales d'hygiène publique. 1842.

supérieur à ses besoins, mais parce qu'il vit et qu'il consomme !

Les classes pauvres, pressurées par le fisc, le sont encore par les industriels. « L'industrie des corrupteurs de la nourriture publique, dit M. Michel Lévy, tire parti des progrès de la science, non pour le bien des masses, mais pour en perfectionner l'exploitation. Le problème odieux dont elle semble poursuivre la solution, c'est de vendre au prix le plus élevé, le moins de matière nutritive possible. Se borne-t-elle à voler sur la quantité? non elle dénature la composition des aliments et des boissons; elle y introduit des principes délétères, elle tripote des mélanges dangereux; et personne ne peut dire jusqu'où va le dommage irréparable qui en résulte pour la santé des classes les moins aisées, et quelle part revient à la sophistication alimentaire, dans la détérioration progressive de leur constitution, dans le nombre et la gravité de leurs maladies, dans leur mortalité si disproportionnée avec celle des classes supérieures par leur aisance, c'est-à-dire principalement par le prix qu'elles peuvent mettre au choix de leurs aliments. Nous signalons ici l'une des causes générales et permanentes qui agissent tous les jours et plus ou moins sourdement sur l'état sanitaire des populations (1). » Quel sujet plus digne d'exciter la sollicitude du législateur? Cependant, il n'existe aucune loi spéciale sur la vente des substances alimentaires et condimentaires. Une falsification de la valeur de 5 centimes

(1) *Traité d'hygiène publique et privée*, t. II, p. 507, etc.

par jour dans la vente du pain, multipliée par le chiffre de 500,000 qui réprésente les consommateurs peu aisés de Paris, donne, par an, une somme de 9,125,000 francs (Chabrol). Croirait-on que de simples peines de police sont infligées aux auteurs d'une si énorme déprédation. Frustrer le pauvre d'une portion de l'aliment qu'il achète, et dont il attend la réparation de ses forces épuisées par le dur labeur de chaque jour; lui verser, sous l'étiquette d'une boisson naturelle et stimulante, un liquide qui corrode sa muqueuse gastrique, altère son sang, stupéfie son système nerveux; mélanger d'une manière inerte ou nuisible le sel, cet unique condiment de l'indigence, n'est-ce donc pas là un de ces crimes qui appèlent la vindicte et le mépris de la société? La prophylaxie ne peut venir ici que des lois.

Les considérations qui précèdent nous amènent, naturellement, à traiter des conditions d'une bonne nourriture, dont le pain et la viande forment la base. Ces deux substances se complètent l'une et l'autre pour le bénéfice de l'organisme. Le pain seul, quelque excellent qu'il soit, est un aliment incomplet; il est bien capable, à lui seul, de soutenir la vie, mais il n'étend pas, ne déploie pas son activité. La fibrine végétale ne possède point de propriété stimulante; la vigueur qu'elle communique au corps par l'acte de la nutrition, reste latente, parce que son impression immédiate sur les parties vivantes, au lieu de provoquer l'exercice de cette vigueur, de mettre en jeu la vitalité actuelle des organes, semble, au contraire, rendre leurs mouvements plus tardifs, plus difficiles. C'est, en grande partie, l'absence de cette influence, émanée de la matière extractive, contenue dans les aliments tirés du règne animal (osmazôme), qui fait que l'on se sent soudain affaiblir, lorsqu'on discontinue leur usage, pour ne se nourrir que de pain, de végétaux. Les expériences que nous avons ci-dessus rappelées, attestent ce fait; et il est de règle générale, en industrie, que les ouvriers à qui de plus forts salaires permettent de manger de la viande, sont plus actifs et font plus de besogne, toutes choses étant égales d'ailleurs, que ceux de leurs compagnons dont les ressources sont plus bornées. Galien nous apprend, que lorsqu'on cessait, pendant une journée seulement, de donner de la chair de porc aux athlètes, et que l'on remplaçait cette nourriture par une égale quantité d'une autre espèce d'aliments, ils se sentaient, le lendemain, affaiblis. Quelques jours de ce nouveau régime suffisaient pour enlever leurs forces et les faire maigrir à un tel point, qu'on s'en appercevait (1).

L'homme a donc besoin de trouver dans son alimentation, un principe excitateur de ses facultés, des matériaux qui sustentent son activité. Des expériences curieuses ont prouvé, en outre, que l'alimentation avait une grande influence sur les qualités du zoosperme, qui constitue la puissance virile de l'homme; il est facile, dès-lors, de prévoir les énormes conséquences qui en rejaillissent sur la population en général. Il arrive quelquefois, selon M. Lallemand, qu'après une très-longue abstinence, on ne rencontre plus dans les vaisseaux sécréteurs

(1) Op. omn. *De alim. facult.*, lib. III, cap. II.

que des corps imcomplets, comme ceux qui existent chez le mulet. En résumé, dit cet habile observateur, l'extrême rareté de la nourriture, la rigueur des saisons, les fatigues excessives, enfin, toutes les causes de destruction contre lesquelles les animaux sauvages, sont obligés de lutter, empêchent le développement des zoospermes, aussi bien que des ovules, pendant une longue partie de l'année, tandis que les influences contraires le favorisent chez les animaux domestiques; ce qui s'accorde parfaitement avec toutes les recherches statistiques faites sur l'espèce humaine par MM. Villermé et Benoiston de Château-Neuf (1).

La variété des aliments, est une condition capitale de toute bonne alimentation. Voilà pourquoi, la fibrine, l'albumine, etc., données isolément, ne peuvent faire vivre longtemps un animal. Voilà pourquoi encore, le sucre, la gomme, le beure, donnés seuls ou alternativement, ne peuvent soutenir la vie, quoiqu'on en ait dit (2). C'est ainsi que les divers *assaisonnements*, tels que le sucre, l'huile, le sel surtout, offrent de si grands avantages; ils multiplient les composés que le corps de l'homme doit s'approprier; sans le sel, une grande quantité d'aliments mucilagineux, seraient digérés avec difficulté; et dans l'état actuel de la civilisation, il est peu d'aliments qu'on puisse digérer sans sel. De Haen attribuait la moindre fréquence de scorbut, dans les pays du nord, à l'introduction des herbages de

(1) *Des pertes séminales involontaires*, t. II, p. 430.

(2) Michel Lévy. *Traité d'hygiène*, t. II.

diverses qualités, et d'assaisonnements dans le régime alimentaire des habitants(1).

Nous dirons donc, sans nous perdre dans des détails inutiles, que la meilleure nourriture, est celle qui offre le plus de variété dans les mets simples; c'est celle qui est le plus conforme à l'entretien, ainsi qu'à la réparation de notre corps. Ce genre de nourriture nous est aussi indiqué par le bon sens. Dans les familles, douées d'une honnête aisance, où règnent des principes d'ordre et de moralité, les viandes de bœuf, de veau, de mouton, de poulet bouillies, rôties ou grillées, les légumes, les fruits, un bon pain, sont servies à tour de rôle, dans le cours de la semaine.

La variété dans les choses saines, anime la digestion, donne du ton à l'estomac, et éveille l'appétit. Voilà la bonne règle; l'alimentation est irréprochable : mais il est malheureusement de l'essence de la nature humaine, d'outrepasser les bornes de la modération. Déjà si riche de la vigueur que réalise, en lui l'usage particulier d'une bonne nourriture, l'homme veut aller au-delà : il demande, alors, à *la bonne chère* de nouvelles stimulations. Ici, était le bien; là, sera le mal, comme nous l'allons voir.

(1) *Rat. méd.*, cap. IV, p. 8.

ARTICLE III. — *Influence d'une nourriture trop azotée sur l'économie, ou des abus de la bonne chère. — Règles parciculières de régime, non encore indiquées.*

Dans l'état de santé, le travail de la digestion convertit toutes les substances alibiles en un chyle doux et réparateur. Mais on mêle quelquefois des substances réfractaires, qui ne subissent aucune altération, même dans les secondes voies : tels sont les aromates, les divers assaisonnements, ou les principes acres et volatiles qu'ils contiennent. Lorsqu'on en fait un usage prolongé, par lequel la masse du sang en est saturée, sans les dissiper par les excrétions continuelles que provoque une vie laborieuse, ils irritent, non seulement le système artériel, mais encore l'organe cutané, et introduisent dans la lymphe, surtout chez les personnes oisives, une acrimonie subtile. Les causes les plus fréquentes des maladies de la peau, rebelles, sont, par conséquent, les dérangements prolongés de la digestion, l'usage des substances qui ne sont point susceptibles d'être assimilées, qui contiennent un principe irritant ou suspect. C'est l'abus des aromates échauffants, chez les grands et chez les riches, dont le palais blasé, n'est sensible qu'aux saveurs artificielles et caustiques ; parmi le peuple, c'est l'usage de la viande, des coquillages, du poisson corrompu, du pain préparé avec une farine avariée, ou de mauvaise qualité, du fromage âcre ou putréfié, des oignons, des raves, de l'ail, qui forment presque la seule nourriture des pauvres (Franck).

Après les affections cutanées, nous devons ranger la *gravelle* et *la goutte*, parmi les maladies les plus souvent imputables à des écarts de régime, et principalement à l'abus des substances azotées. On ne saurait nier, en effet, malgré quelques contradictions, que dans beaucoup de cas, le régime alimentaire, amène la formation de concrétions urinaires, dont la composition chimique, est en rapport avec la nature des substances qui composent l'alimentation. Ainsi, une nourriture azotée, composée de viandes noires, de gibier, de vins généreux, de boissons alcooliques, introduit, dans l'économie, une grande quantité des matériaux qui constituent les concrétions d'acide urique, de phosphate de chaux, de phosphate amoniaco-magnésien, d'oxyde cystique. Mais aussi, en revanche, une nourriture exclusivement végétale, produit des concrétions de carbonate de chaux, et l'usage immodéré d'oseille, produit des concrétions d'oxalate de chaux. D'après les recherches de M. Ségalas, la gravelle d'oxalate de chaux, est fréquente dans les classes pauvres.

La gravelle se montre surtout, chez les gens riches, amateurs de bonne chère. Lorsqu'une personne habituellement sobre, fait un repas extraordinaire, qu'elle mange beaucoup plus que de coutume, le lendemain matin, et quelquefois le soir même, son urine est fortement colorée, et laisse déposer une grande quantité d'acide urique. Suivant M. Donné, le thé et le café, déterminent l'apparition dans l'urine d'une grande quantité d'acide urique, cristallisant en paillettes rhomboïdales jaunes, par le refroidissement. Comme argument péremptoire, de ce que nous venons d'avancer, nous ne pouvons nous dispenser de rappeler ce fait si souvent cité, et qui est relaté par M. Magendie.

M. X***, jouissait en 1814, d'une fortune considérable, avait une très-bonne table, dont il usait avec peu de ménagement, et était tourmenté par la gravelle. Il perd tout-à-coup sa fortune, et se réfugie en Angleterre, où il passa plus d'un an dans un état voisin de la misère; sa gravelle disparut complètement. Peu à peu, il rétablit ses affaires, et reprend son ancien genre de vie : la gravelle se montre de nouveau. Un second revers lui fait perdre tout ce qu'il a acquis; il passe en France, presque sans ressources; son régime est en rapport avec ses moyens pécuniaires : la gravelle disparaît. Enfin, son industrie lui rend une existence aisée; il se livre à son goût, pour les plaisirs de la table, et avec eux reparaît la gravelle. On cite des faits semblables, au sujet de la goutte. Shenck raconte l'histoire d'un riche Allemand, qui était tellement tourmenté par la goutte, qu'il ne pouvait se soutenir que sur les bras de ses domestiques; la pauvreté dans laquelle il tomba, fit bientôt disparaître la maladie. C'est ce qui fait dire à Pétrarque, « si tu veux vivre à l'abri de la goutte, il faut être pauvre, ou vivre pauvrement. » Dans tous les temps, et dans tous les pays, on a regardé l'excès dans les plaisirs de la table, comme la principale cause de la goutte. Aretée,

Celse, Cœlius-Aurélianus, en parlent comme d'une maladie qui devait être très-fréquente chez les Romains. D'après Sénèque, les femmes, elles-mêmes, n'en étaient point exemptes, à cause de leurs débauches, *ob varii generis debachationes* (1). Les tableaux accusateurs de Perse et de Juvénal, sont là, pour indiquer les causes et les effets de la goutte, chez le grand peuple, énervé par la servitude, et plongé dans un luxe corrupteur. Pour ne point tomber dans des répétitions inutiles, nous prions le lecteur de se ressouvenir de ce que nous avons dit, précédemment des rapports qui existent entre la digestion des substances azotées et la respiration, (voy. pag. 261).

Au point de vue moral, l'habitude de la bonne chère, n'est pas moins préjudiciable. Du moment où l'on vit exclusivement pour manger, c'en est fait de l'existence caractéristique de l'espèce, de l'existence humaine, de l'existence intellectuelle et morale; l'homme est aussitôt réduit à la condition des brutes. Ne nous croyez point sur parole, observez de près tous ces épais gastrolâtres dont parle Rabelais : et vous verrez si leurs habitudes grossières n'enlèvent point tout ressort à leur esprit, toutes grâces à leur imagination, et si on ne les voit pas, déchus du premier rang des êtres, arriver insensiblement à l'hébêtation, à la stupidité et à la dépravation morale. Cette observation avait été faite, en partie, par l'écrivain le plus éloquent du dix-huitième siècle. La gourmandise, a-t-il dit, dans son *Emile*, est le vice

(1) *Epist.* 96.

des cœurs qui n'ont pas d'étoffe; l'ame du gourmand est toute dans son palais (1).

Les aliments très-azotés, et qui servent à la bonne chère, sont, la plupart, tirés du règne animal; les bêtes fauves en font les frais. Leurs chairs plus abondante en gluten, (principe azoté), que celles des animaux domestiques, ont été nommées, *viandes noires*, pour les distinguer de celles dans lesquelles la gélatine surabonde, et qu'on nomme viandes blanches, telles que celles de veau, de poulet, de la poule, du dindon (2). Il faut joindre à ce qui constitue la bonne chère, l'abus des boissons spiritueuses, des aromates échauffants, le mélange absurde des aliments. Les cuisiniers, dit Zimmermann, qui ont le talent de réunir tout ce que la nature a séparé par les intervalles même, les plus grands, ont aussi celui d'abréger la vie, ou plutôt, de porter un véritable poison dans les humeurs. Il est sûr, que ces dernières, viciées de tant de manières, par cette multiplicité et cette combinaison bizarre d'aliments, doivent dénaturer les maladies, à plusieurs égards.

Règles particulières de régime, non encore indiquées.

Nous grouperons dans ce paragraphe, tous les principes qui conduisent à faire le meilleur emploi

(1) Voisin. *L'homme animal*, p. 344.

(2) Parmi les mammifères : le sanglier, le chevreuil, le cerf, le lièvre, le lapin ; parmi les oiseaux : le canard, l'oie, la caille, la grive, la bécasse, la perdrix, le faisan, etc.

des aliments, toutes les questions qui ont trait à la diététique, et que nous n'avons point assez élucidées, soit en traitant des âges, des tempéraments, soit dans les paragraphes qui précèdent immédiatement.

Des repas, de leur quantité, de leur ordre.

Qui mange plus qu'il ne peut digérer, se nourrit moins qu'il ne faut, et conséquemment, doit maigrir; cette maxime de Sanctorius, est fondamentale, et elle est trop méconnue. Pour prendre un repas qui soit salutaire, il faut être averti par une sensation complexe qu'on appelle la *faim*, l'*appétit*; elle est produite par une modifiation de l'organe du goût, qui entraîne le plaisir, et par la sensation du besoin, qui émane de l'estomac : cette sensation est différente dans les individus, en raison directe de l'activité des organes gastriques, de la vigueur interne, de l'exercice, etc. Pour qu'elle donne une mesure exacte et précise des véritables besoins de réparation qu'éprouve l'économie, il faut qu'elle soit naturelle, et non provoquée par cet art que les anciens nommaient *gulæ irritamentum*, et qui consiste à porter au-delà de toute borne, les jouissances du goût, en multipliant à l'infini l'attrait des saveurs. Un des dangers de la bonne chère est, en effet, de faire excéder la quantité d'aliments propres à satisfaire les besoins de l'organisation; l'intempérance agit ainsi de deux manières, et par la qualité et par la quantité des aliments. Nous nous sommes déjà occupé de la première (voy. ALIMENTS AZOTÉS), nous ne traiterons ici que de la seconde. Avant d'entrer en matière, il est bon d'envisager, d'une manière générale, les phénomènes de la nutrition.

Celle-ci est marquée par la succession de trois périodes : 1° l'érection des forces, ou la digestion proprement dite; 2° la seconde digestion (assimilation, coction); 3° l'excrétion des matières non assimilables. Voici ce qui a lieu à la suite d'un repas modéré et proportionné à l'appétit. Aussitôt après l'ingestion des aliments dans l'estomac, la membrane interne de ce viscère rougit, se gonfle et verse, avec abondance, le fluide spécifique, qui agit sur elle à la manière des ferments. Cette excitation locale, se généralise bientôt; la chaleur du corps est plus grande, le teint plus animé, les sécrétions et les excrétions se font moins facilement. Au bout de trois ou quatre heures (chez les personnes saines), l'excitation se dissipe graduellement, la température revient à son état ordinaire; les sécrétions reprennent leur activité; la coction va se faire. Un repas pris avant que la digestion de celui qui l'a précédé soit faite, surcharge les organes digestifs d'une surabondance d'aliments dont l'assimilation se fait mal, En outre, la faim s'émousse et ne reparaît plus à des époques régulières; et, si l'on continue, elle s'éteint, et les fonctions de l'estomac sont dérangées. Il y a, dans les villes, une foule de personnes qui, habituées à se bien nourrir, éprouvent une *sorte de trop plein*, qui ralentit les fonctions digestives. Si elles ne se hâtent de se soumettre à une diète modérée et à des exercices soutenus, ce qui n'était, d'abord, qu'un malaise pour elles, se transformera, plus tard, en maladie sérieuse.

Les repas ne doivent point être égaux ; ils ne pourraient l'être, sans nuire à l'élaboration des sucs nutritifs. Selon la règle généralement établie, au déjeûner, il faut manger peu, afin d'avoir plus d'aptitude au travail le reste de la journée, et assez d'appétit pour le repas qui suit. Le dîner du midi, doit être moins copieux que celui que l'on ferait à quatre heures, parce que l'on soupe le soir. Ceci ne s'applique qu'aux adultes ; les enfants et les jeunes gens, doivent manger plus souvent, pour fournir à la croissance.

Maintenant, une question délicate se présente : faut-il qu'à chaque repas, la mesure des aliments soit réduite au strict besoin, qu'on ne doive manger que pour faire cesser la souffrance de la faim ? Nous répondons négativement. Il n'y a pas d'inconvénient, pour l'homme sain, à céder à l'attrait d'un plaisir naturel, dit le docteur Londe, si la cessation de la peine, ennemie du besoin, suffit à la conservation de la vie, la plénitude de la jouissance, qui ne va pas jusqu'à la satiété, a des effets moins restreints : elle agrandit, elle perfectionne cette vie, en laissant plus d'essor à l'exercice des organes ; seulement, n'oublions pas qu'il est dangereux de dépasser les limites du plaisir naturel, et d'en solliciter d'artificiel. Ici, l'homme est encore juge dans sa propre cause ; c'est à lui de décider de la salubrité des repas qu'il prend, et pour cela, il doit prendre pour criterium, l'état de bien-être ou de malaise qui les suit : il est dans la bonne règle, si après avoir consommé des aliments, il ne sent, ni faiblesse ni pesanteur d'estomac; s'il se trouve dispos; si son sommeil est paisible et réparateur. Telle personne est sujette aux indigestions, parce qu'elle mange avec trop d'avidité, et qu'elle oublie le précepte gastronomique, de mâcher longtemps les aliments. On doit conseiller à celles-ci, d'imiter ce personnage romain, que Tibère désignait sous le nom de *vir lentis maxillis;* la mastication et l'insalivation, sont les préambules de toute bonne digestion.

Nous ne devons point oublier que, pour retirer un plus grand bénéfice de nos repas, il est nécessaire de les prendre avec une disposition morale, favorable. Les passions violentes et oppressives, jettent le trouble dans les digestions. Si quelqu'un, dit le chancelier Bacon, se sent agité de quelque passion forte, au moment qu'il est prêt à se mettre à table, ou à entrer au lit, qu'il diffère de prendre son repas, ou de se coucher. Il est, en pareil cas, de la prudence, de laisser au corps, le temps de se remettre, et à l'âme, celui de reprendre la tranquillité. La physiologie enseigne, en effet, que la sécrétion du fluide gastrique, se supprime comme celle des autres fluides, lorsqu'une excitation subite frappe un organe éloigné. C'est un bonheur pour nous, au contraire, lorsqu'une émotion douce et modérée, comme la gaîté, vient s'asseoir avec nous à notre table; qu'elle est entretenue par l'exercice aimable d'une conversation amusante, qui fixe l'attention sans fatiguer, et qui occupe l'esprit, sans causer la moindre peine. Tels sont les entretiens, que le bon Plu-

même du sommeil. Les deux repas de la journée, si l'on n'en fait que deux, doivent être également distants du milieu du jour, comme le lever et le coucher doivent être également éloignés du milieu de la nuit. Les personnes dont le travail musculaire exige trois repas, devront en faire un à midi, et les deux autres également distants de cette heure; par exemple, l'un à sept heures du matin, l'autre à cinq heures du soir. Enfin si on fait quatre repas, on doit s'arranger de façon que le premier soit aussi distant du milieu du jour que le dernier. Nous comprendrons mieux, plus tard (voy. SOMMEIL) l'importance physiologique de cette division du temps.

Les préceptes qui précèdent, s'appliquent aux deux sexes; mais la femme, dans une circonstance particulière de sa vie, en exige de spéciaux. La femme grosse doit, pour se mettre au lit, attendre que sa première digestion soit achevée. Elle ne doit pas user de boissons spiritueuses; car, outre les effets nuisibles qu'elles ont pour elle-même, elles sont de véritables poisons pour l'enfant qu'elle porte dans son sein. Elle doit se garder d'ajouter foi à ce misérable préjugé qui prescrit de *manger pour deux*; la suspension des pertes menstruelles subvient aux frais qu'exige la nutrition du fœtus. Ne voit-on pas même quelquefois la pléthore survenir pendant la grossesse; et d'ailleurs, comment concevoir qu'il soit nécessaire de manger davantage, quand il ne survient pas plus d'appétit? (1). Nous renvoyons, pour ce qui regarde l'alimentation de

(1) Londe. *Traité d'hygiène*, t. II, p. 235.

l'enfance, à ce que nous avons dit dans la première partie de cet ouvrage (v. p. 95 et suiv.). Ce que nous avons dit également de la vieillesse, doit nous faire conseiller d'user, de préférence, à cet âge de la vie, d'aliments sapides, corroborants ; les gelées de viande, les consommés, les fruits cuits, conviennent principalement.

Ces paroles écrites du temps de Marc-Aurèle, par son illustre archiâtre, résument les plus saines et les plus importantes règles de la diététique : J'exhorte, dit Galien, toutes les personnes qui liront ce traité, à veiller sur elles-mêmes ; pour ne pas vivre à la manière des brutes, en se livrant, comme la vile populace, à une honteuse intempérance, ne mangeant et ne buvant que ce qui flatte leur palais, et ne consultant, à tous égards, que les goûts de leurs passions déréglées ; qu'ils entendent la médecine ou qu'ils ne l'entendent pas, je les conjure de consulter la raison ; d'observer avec soin ce qui leur convient et ce qui ne leur convient pas, afin de ne se permettre que les chose squ'ils auront appris, par expérience, être favorables à leur santé ; et qu'ils s'interdisent, au contraire, celles qu'ils y auront trouvées nuisibles, bien persuadés que, s'ils sont attentifs et exacts à réduire cette seule règle en pratique, ils se porteront aussi bien qu'on le peut, et n'auront que très-rarement besoin de médecin et de remèdes (1).

Avant de passer aux aliments liquides, nous présenterons, ici, sous les yeux du lecteur, en forme de

(1) Op. omn., t. II. *De sanit tuend.* 20.

récapitulation, un tableau sommaire et raisonné des divers aliments et de leurs propriétés les plus générales.

TABLE SYNOPTIQUE

DES ALIMENTS ET DE LEURS PROPRIÉTÉS.

ALIMENTS.	Propriétés	Usage
MUCILAGINEUX.	Très-peu nourrissants. Influence relâchante. Digestion assez facile.	Tempérament bilieux ; complexion sèche, irritable.
SUCRÉS.	Eminemment nutritifs. Influence faiblement adoucissante. Digestion facile.	Conviennent aux personnes maigres.
HUILEUX.	Très-nourrissants. Influence fortement relâchante. Digestion très-difficile.	Dans les saisons et les climats froids, aux personnes robustes, qui font beaucoup d'exercice.
FARINEUX.	Eminemment nutritifs. Influence adoucissante. Digestion difficile.	Base de la nourriture, chez les personnes peu sanguines.
ACIDULES.	Très-peu nutritifs. Influence tempérante assez énergique. Digestion facile.	Tempérament sanguin, bilieux.
LE LAIT.	Médiocrement nourrissant. Influence adoucissante. Digestion assez facile.	Constitutions délabrées.
GÉLATINEUX.	Eminemment nutritifs. Influence relâchante bien prononcée. Digestion difficile.	Tempéraments sanguins et bilieux.
FIBREUX.	Eminemment nutritifs. Influence excitante. Digestion assez facile.	Base de la bonne nourriture. Tempérament lymphatique ; constitution faible.
TONIQUES.	Qualité nutritive en rapport avec la nature chimique de l'aliment. Influence tonique. Digestion plus parfaite.	Enfance ; vieillesse ; grands travaux musculaires.

CHAPITRE II.

DES BOISSONS EN GÉNÉRAL ; DE L'EAU, SOUS LE RAPPORT HYGIÉNIQUE ; DES CARACTÈRES DES BONNES EAUX ; — ABUS ET DANGERS DES BOISSONS FROIDES, DANS QUELQUES CIRCONSTANCES. — INFLUENCE DES BONNES EAUX SUR LA SANTÉ DES POPULATIONS. — DE QUELQUES BOISSONS AQUEUSES ET STIMULANTES ; DU CAFÉ, DU THÉ. — DES BOISSONS ALCOOLIQUES, DE LEUR UTILITÉ ET DE LEUR ABUS. — DE L'IVROGNERIE.

L'hygiène détermine l'usage des boissons, comme celui des aliments. Le besoin de boire et celui de manger, ayant un même but, la nutrition, et s'annonçant par deux sensations analogues, la faim et la soif, devaient être satisfaits, d'après le même principe. Il s'agit toujours, en effet, de tenir les forces vitales dans la meilleure harmonie, et le jeu des fonctions dans l'activité moyenne, qui constitue l'état sain. La soif et la faim, ont été mises par quelques auteurs, au nombre des sens.

ARTICLE I. — *De l'eau, sous le rapport hygiénique.*

De l'eau en général. — Tous les corps organisés, ont besoin d'admettre de l'eau immédiatement dans leur substance. Aussi, ce liquide a-t-il été considéré par quelques physiciens, comme l'aliment par excellence, l'aliment primordial. Telle était l'opinion de Thalès, de Vanhelmont, de Boyle, d'Eller, de Rumford. Nulle part, dit Burdach, le caractère de généralité de la matière, résultant de la combinaison d'éléments opposés, en un tout indifférent, ne s'exprime d'une manière plus parfaite, que dans l'eau. L'eau, dépourvue de couleur, d'odeur et de saveur, admet en elle les substances les plus diverses, qui y disparaissent, quant à la forme, sans subir de changement dans leur essence, tout comme elle-même disparaît, sans perdre ses propriétés, quand elle entre dans les corps solides, à l'état de cristalisation, ou à l'état gazeux, en forme de vapeurs (1). Les effets de l'eau de bonne qualité, sont, en général, bienfaisants. L'eau pure et fraîche, humecte, désaltère et rafraîchit; elle donne du ton à l'estomac, et de-là, à tout le système; elle aide la digestion, fournit un véhicule nécessaire aux humeurs, dissout les matières excrémentielles, et les entraîne avec elle, hors du corps. Les buveurs d'eau, mangent ordinairement beaucoup, digèrent bien, et parviennent à une grande vieillesse, exempts des infirmités, auxquelles sont sujets les autres hommes. L'usage de cette boisson, que la nature à destinée aux besoins des hommes et des animaux, convient à tous les âges, à toutes les constitutions; elle possède la plupart des vertus médicales, selon les divers degrés de température qu'on lui donne; ce qui lui a mérité le nom de *panacée*, de ce remède universel, que l'on a toujours si ardemment cherché, et que l'on n'a jamais découvert.

(1) *Traité de physiologie*, t. XI, p. 397.

L'eau destinée à la boisson, doit être incolore, claire, limpide, inodore; il faut qu'elle ait une saveur fraîche, et que la dissolution de savon n'y forme qu'un précipité léger. Si une eau, destinée aux usages domestiques, présente une nuance de coloration, c'est un signe certain, qu'elle contient en solution, quelque substance étrangère, et particulièrement une matière organique. Une eau de cette nature, est essentiellement mauvaise, et doit être rejetée. Toute saveur, excepté la saveur piquante, peut suffire pour faire rejeter une eau réputée potable. La température de l'eau potable, est une des conditions capitales : les meilleures eaux, dit Hippocrate, sont chaudes en hiver, et froides en été. La nature, dont l'admirable instinct, est un si bon guide à consulter, quand il s'agit d'apprécier l'influence des agents externes, sur l'organisme, nous indique cette utilité des boissons tempérées, durant l'hiver, par la préférence que nos organes leur accordent, sur les boissons glacées. Sous ce rapport, les eaux de source, qui paraissent chaudes en hiver, parce que leur température invariable, en toute saison, se trouve en hiver, de quinze à vingt degrés environ, plus élevée, que celle de l'atmosphère, ont de grands avantages.

Rien n'est plus nuisible, au contraire, durant les chaleurs, que l'usage d'une eau, se rapprochant trop de la température de l'atmosphère, et paraissant tiède, quand on la boit. Son ingestion, dans l'estomac, n'est point accompagnée, comme celle de l'eau froide, de ce sentiment agréable de fraîcheur générale, de cette action tonique et restauratrice, qui ranime instantanément les forces, et rend le corps apte à un nouvel exercice. Par l'action incessante de cette cause d'asthénie, dit le docteur Dupasquier, l'estomac tombe de plus en plus, dans un état de relâchement, ou d'atonie, qui se réfléchit sur tous les organes. Les digestions, sont d'abord, lentes et pénibles, puis laborieuses et incomplètes. C'est alors que l'excitation, résultant de la présence des aliments incomplètement altérés, par les sucs gastriques et biliaires, détermine des inflammations locales, en même temps que le sang s'altère, perd sa force plastique, devient séreux, fluide, et s'appauvrit. De là, la plupart des maladies dangereuses, que l'on observe durant l'été, comme les diarrhées, les dyssenteries, les engorgements du foie, les jaunisses, le choléra-morbus accidentel, les gastro-entérites de toutes les nuances, et surtout, les fièvres graves, comme la fièvre adynamique ou putride, et la fièvre typhoïde. Nul doute, que ces maladies, que l'on voit surtout régner dans les mois de juillet et d'août, ne fussent beaucoup moins fréquentes, et peut-être même, très-rares si le peuple avait la prudence de s'abstenir des boissons aqueuses entre les repas, ou du moins de n'en boire qu'en petite quantité. Or, rien ne peut mieux conduire à ce but, que l'usage d'une eau très fraîche, qui est elle-même fortifiante, et dont il suffit de boire une seule verrée, pour appaiser instantanément la soif, et procurer une fraîcheur générale (1).

(1) *Des eaux de source et de rivière, comparées, sous le double rapport hygiénique et industriel*, p. 84. 1840.

De toutes les eaux, l'eau de puits, après celle qui provient de la fonte des neiges, est la plus insalubre. Elle doit cette propriété à sa stagnation, qui la rend moins aérée, ce qui fait, qu'elle se sature des matières étrangères, qu'elle trouve dans le sol (sulfate de chaux). L'eau de pluie, est la meilleure que l'on puisse rencontrer; mais sa conservation est difficile. Les eaux de source et de rivière, doivent donc se disputer la préférence. Celle-ci, comme nous allons le voir bientôt, au sujet de la ville de Lyon, est subordonnée à certains éléments, tirés de la localité. Tantôt, dans cette dernière, les eaux de sources prévaudront sur celles des rivières; tantôt, l'on verra celles-là, surchargées d'une trop grande quantité de sels, rester bien inférieures, pour les qualités hygiéniques, à celles qui coulent rapidement sur un fond rocailleux ou un lit de sable. C'est à l'expérience directe à prononcer.

Abus et dangers des boissons froides, dans quelques circonstances.

L'eau, bue avec excès, affaiblit les fonctions digestives; elle modifie la composition des fluides, surtout, celle du sang, elle fatigue les reins en les contraignant à une sécrétion excessive. On a toujours tort de boire plusieurs verrées, coup sur coup; car, on soutire alors avec trop de rapidité, une grande quantité de calorique aux organes intérieurs, et leurs fonctions peuvent en être troublées. Il ne convient pas non plus, de boire trop copieusement, pendant le repas; cela a l'inconvénient de délayer à l'excès, les aliments, et de déranger la digestion, en empêchant les phénomènes chimiques qui doivent s'y opérer.

Est-il dangereux d'ingérer des boissons froides, lorsque le corps est en sueur? Le vulgaire répondra, sans doute, d'une manière affirmative; mais le médecin doit établir une distinction. Les boissons froides sont funestes, lorsque la sueur est provoquée par un violent exercice, mais, non, lorsqu'elle est entretenue par une température élevée. Tout le monde ne sait-il pas, en effet, que l'on peut boire froid, prendre des glaces, quand la sueur est provoquée par la chaleur de l'été, ou lorsqu'on est dans un bal, où la foule se presse, tandis qu'on court des dangers sérieux, en faisant les mêmes choses, quand la chaleur du corps résulte des efforts et de la fatigue? Cette distinction importante, et sur laquelle les hydrothérapistes, ont spécialement fixé l'attention, tient à la différence d'effets physiologiques, produits dans l'une et l'autre circonstance. Dans l'exercice violent, comme dans la course, par exemple, le sang s'accumule, par les contractions générales des muscles, dans les organes intérieurs; les poumons s'engorgent, le cœur se distend, ainsi que le foie et la rate; le cerveau, lui-même, s'injecte, et la congestion est imminente. Voilà donc, tous les organes gorgés de sang, et préparés, en quelque sorte, au développement de l'inflammation. Il ne faudra, pour amener ce dernier résultat, qu'un refroidissement subit, de la peau, ou de la membrane muqueuse intestinale. Le sang qu'elles contiennent, étant à son tour, refoulé vers les organes profonds, les globules, pressés en trop grand nombre, dans les vaisseaux capillaires, sont arrêtés dans leur marche, et la phlegmasie éclate (1).

Il n'en est point ainsi quant, le corps, étant en repos, la sueur succède à une température élevée. Comme il n'y a point alors de mouvements congestifs à l'intérieur, l'introduction d'un air frais dans les poumons, ou d'un liquide froid dans l'estomac, peut alors impunément refouler le sang vers les organes profonds, et cet effet sera sans inconvénient, puisque le fluide déplacé est en trop petite quantité pour occasionner une phlegmasie dans des tissus sains, dont les vaisseaux ne sont pas distendus par un engorgement accidentel.

Il est un usage qui tend de plus en plus à s'établir en France et que l'hygiéniste ne saurait trop blâmer : c'est l'usage où l'on est de prendre des glaces à la fin du repas. L'action du froid, dit Lorry, se rapporte toujours à une espèce d'engourdissement et d'inaction, par conséquent quelque passager que soit le froid que procurent les glaces, il suspend ou ralentit la digestion. Mais la coutume où l'on est en Italie de les prendre à différentes heures de la journée, loin des repas, est un usage salutaire qui donne de la force aux solides, au sang un principe de condensation, et qui retarde, sur le corps, les effets de la chaleur (2).

(1) Scoutetten. *De l'eau, sous le rapport hygiénique et médical*, etc., p. 277.

(2) *Essai sur l'usage des aliments*, t. II, p. 296.

L'usage de l'eau trouve une application précieuse dans l'hygiène morale ; elle est alors un véritable sédatif des mouvements passionnels. La conservation de la santé exige souvent que nous cherchions à calmer l'excitation interne, provoquée par les aliments, les boissons alcooliques, ou seulement par les émotions morales. Afin de la diminuer, et aussi pour maintenir à l'état normal les éléments du sang, il est utile de boire plusieurs verres d'eau fraîche dans la journée. En adoptant cette habitude salutaire, il faut prendre garde à l'exagération dont les résultats sont toujours fâcheux. Un homme habituellement enclin à la colère, d'un tempérament sec et bilieux, fera bien d'introduire dans son hygiène l'habitude de boire, le matin à jeûn, un à deux verres d'eau fraîche, et de faire de l'exercice immédiatement. Ce moyen, bien simple, a eu quelquefois des résultats surprenants pour modifier le caractère, mais il est important de n'user de cette pratique que lorsqu'un certain temps s'est écoulé, après l'explosion d'un accès d'emportement. La brusque repercussion, produite par de l'eau froide, sur les organes intérieurs, peut alors amener les mêmes effets que nous avons signalés, en parlant de l'exercice violent ; en outre, il peut arriver, ce qui est assez fréquent, que les voies biliaires, se contractant spasmodiquement, retiennent l'écoulement de la bile que la colère avait provoqué : de là l'ictère (1).

Ce que nous venons de dire de l'eau, substance

(1) Cons. Hoffmann. *De aquâ post iram venen*, *op. omn.* 11, p. 101.

qui, comme l'air atmosphérique, pénètre tous nos pores, délaye nos humeurs jusque dans leurs parties les plus secrètes, doit faire suffisamment pressentir l'intérêt puissant qui s'attache à la question des fournitures d'eau potable, parmi les grandes agglomérations d'hommes dans les grandes villes. La vigueur et la santé des populations en dépendent. L'hygiéniste peut affirmer, sans crainte d'être démenti, que, toutes choses restant égales, d'ailleurs, dans une grande cité où l'on aura fait parvenir des eaux meilleures que celles qu'elle possédait auparavant, au bout de quelques années, l'on verra son état sanitaire s'améliorer, les affections constitutionnelles et diathésiques, y diminuer, et le chiffre de la mortalité s'abaisser sensiblement. Un bon modificateur comme l'eau, peut contrebalancer l'action d'autres modificateurs qui restent mauvais. Maintenant, les eaux de source sont-elles préférables aux eaux de rivière? C'est une question qui ne doit point rester indécise. Mais, comme l'observe M. Dupasquier, il y a de bonnes et de mauvaises eaux de source, de bonnes et de mauvaises eaux de rivière. Or, du moment où l'on ne peut comparer d'une manière générale les eaux de source et les eaux de rivière, et qu'il est, par conséquent, impossible d'établir *a priori*, un choix entre ces deux espèces d'eau potable, ce n'est que par l'étude particulière de celles entre lesquelles on peut choisir, qu'il est possible d'arriver à une solution raisonnable de la question de préférence (1).

(1) Dupasquier. *Ouv. cit.*, p 65.

Celle-ci est actuellement pendante, dans le sein de l'administration municipale de la ville de Lyon, et les formes que la discussion a prises, les faits nombreux qu'elle a fait éclore, ont donné à cette question, d'un intérêt tout local d'abord, les proportions assignées à un intérêt général. Les eaux du Rhône et celles de plusieurs sources de la rive gauche de la Saône, sont en présence. Or, il résulte d'analyses chimiques comparatives : 1° que l'eau des quatre sources est plus aérée, et doit être plus digestive que celle du Rhône ; qu'elle contient environ six fois plus d'acide carbonique durant l'été ; 2° que la quantité de carbonate de chaux (variable dans l'eau du Rhône), est, dans tous les temps, plus considérable dans l'eau des quatre sources ; 3° que la condition de l'eau de ces dernières, relativement aux matières organiques, est nécessairement préférable à celle de l'eau du Rhône, puisque cette dernière entraîne, dans ses temps de crue, toutes les impuretés, toutes les matières putrides des mares et des fossés qui avoisinent le fleuve ; 4° que l'eau des quatre sources est invariable dans sa température, tandis que celle du Rhône ne l'est pas (1). Devant ces assertions de la science, il est difficile de ne pas prendre un parti, et de ne pas se prononcer en faveur des eaux de source. Ceci devient presque un devoir pour l'hygiéniste, lorsqu'il compare ces résultats de l'observation purement scientifique avec les nécessités locales.

« Chez les populations, comme la nôtre, dit M. Terme, maire de Lyon, dans son beau rapport, où

(1) Dupasquier. *Ouv. cit.*; p. 204 et suiv.

la nourriture n'est pas assez souvent composée de substances animales, de substances qui contiennent de la chaux en quantité suffisante, pour maintenir l'intégrité du corps humain, soumis par la nature, à une loi d'absorption et de résorption incessantes, on remarque des scrofules nombreux, caractérisés surtout, par le ramollissement des os, conséquence de la privation du principe calcaire. Pour ces populations, des eaux, formées en très-grande partie, du produit de la fonte des neiges, sont insuffisamment chargées de carbonate de chaux, car, le carbonate de chaux, fournit à l'organisation un élément qui lui est nécessaire, soit pour la formation des os, chez l'enfant, soit pour le développement et l'entretien de ces mêmes os chez l'adulte. Je pense donc, que les eaux de source, qui contiennent une quantité modérée de carbonate de chaux, offrent aux populations, dont la nourriture est plus végétale qu'animale, l'élément le plus nécessaire, pour satisfaire à la grande loi du renouvellement continuel de la matière, renouvellement, qui a fait dire à Cuvier, que, dans les corps organiques, la forme est plus persistante que la substance(1). »

Parmi les influences hygiéniques, qui, à certaines époques de notre histoire, entretenaient ces cruelles épidémies, dans lesquelles, l'altération du sang, paraît jouer un si grand rôle, les mauvaises qualités des eaux, occupaient le premier rang. Les

(1) *Des eaux potables à distribuer pour l'usage des particuliers et le service public.* Rapport présenté au Conseil municipal. Lyon, 1843, in-4°, p. 161.

hommes, étrangers à la pratique de la médecine, en étaient eux-mêmes frappés. Quand le savant Erasme quitta l'Angleterre, il écrivit un éloge sur l'hospitalité, et la grande attention, qu'on avait eues pour lui à Londres, déplorant en même temps, le malheur des habitants, exposés alors au retour régulier d'une fièvre maligne qui, commençant tous les printemps, exerçait sa fureur tout l'été. Cette fièvre, qui faisait périr une grande partie du peuple, était due, suivant Erasme, à la disette d'eau : celle-ci, dit-il, manque aux habitants, il faut aller la chercher à une grande distance de la ville ; l'eau de rivière est apportée sur le dos, et elle est si chère, que les pauvres, ne peuvent s'en procurer assez pour se laver et tenir leurs maisons propres (1).

ARTICLE II. — *Des boissons excitantes, fermentées et alcooliques.*

1o Du café et du thé, de leurs avantages et de leur abus.

On ne peut se dispenser, en traitant de l'hygiène de la famille, de discourir un peu sur deux boissons qui sont d'un si fréquent usage dans son intérieur, et qui font les délices de la plupart de ses membres. Ne serait-ce pas les attrister, que de leur présenter de prime-abord, cette opinion, émise par des méde-

(1) Grant. *Recherches sur les fièvres*, t. II, p. 52.

cins du plus grand mérite, et dont la vérité nous paraît, en partie, assez fondée? C'est, surtout, à l'usage du café, qui est général de nos jours, que sont dues la plupart des apoplexies, et des affections soporeuses, qui sont plus fréquentes qu'autrefois. Le dernier terme de cette proposition, est exactement vrai; mais l'intempérance du café et du thé, peut-elle seule, expliquer la multiplication des affections apoplectiques? N'est-il pas plus rationnel, d'en rendre responsable l'ensemble même de notre état actuel de civilisation, qui tiraille en tous sens, le moral de l'homme, et le force d'appeler à son aide, pour centupler son action, divers genres de stimulus? Or, parmi ces stimulus, nous rencontrons les excès de table, les boissons spiritueuses, etc.; et l'on avouera, qu'en présence de ces derniers modificateurs, l'influence du café et du thé, est presque secondaire. Cependant, elle existe, et l'on doit la constater.

Le café excite l'action de l'estomac, des nerfs, et porte son impression sur le système de la circulation, car, il accélère le mouvement du sang, et les sécrétions. Il éloigne le sommeil, et favorise la dissolution des aliments dans le suc gastrique. Ses bons effets ne se bornent pas là; ils s'étendent à l'âme; en effet, il donne de la sérénité à l'esprit, il électrise; il excite les fonctions animales, met en jeu les ressorts de la mémoire, échauffe l'imagination, et fait jaillir la pensée (Tourtelle). Il peut convenir à quelques hommes de lettres, aux personnes qui ont beaucoup d'embonpoint, aux constitutions lâches et phlegmatiques, aux personnes affectées d'asthme humide; mais, dit Lorry, les gens que l'exercice de l'esprit a desséchés, doivent regarder cette liqueur, comme un véritable poison. Comme il agace, irrite le genre nerveux, et augmente sa mobilité, il est contraire aux femmes hystériques.

Le thé, à doses modérées, particulièrement quand on n'en a pas contracté l'habitude, stimule doucement l'estomac, et le tube intestinal. Cette stimulation accélère le travail de la digestion, et facilite celle qui est laborieuse. L'action de cette substance, prise à haute dose, s'étend beaucoup plus loin. Elle excite, non-seulement le canal intestinal, mais, soit par réaction, soit par sympathie, la stimulation rayonne rapidement, du centre à la périphérie, va réveiller les sens engourdis, stimuler la peau et les muqueuses, et ranimer la langeur de l'ensemble des fonctions. L'âme, elle-même, ressent le contre-coup de ces impressions internes, car le thé a aussi le don d'exalter l'intelligence et le sentiment. L'instinct vital des peuples leur sert merveilleusement, dans le sens, comme, sous d'autres rapports. Quels sont ceux, en effet, qui ont pris presque seuls en Europe, l'habitude presque extravagante, de cette infusion? Ce ne sont pas les Français, encore moins les Italiens et les Espagnols, mais ce sont les Anglais et les Hollandais; deux nations plongées perpétuellement dans une atmosphère épaisse, froide et humide, dont les chairs sont molles et flasques, le caractère, lourd et flegmatique. Les Anglais et les Hollandais, ne pourraient se passer de l'usage d'une infusion de ce genre, et si elle leur manquait, ils y suppléeraient, par un autre agent; l'infusion du thé, dont ils s'abreuvent, s'accomode parfaitement, et avec leurs aliments, et avec leurs constitutions. Elle tend à soutenir les forces digestives, à pousser à la peau, et remplit à l'égard de l'individu, l'office de principe digestif, et de stimulant général. Les circonstances, où les peuples ont coutume de faire usage du thé, sont bien d'accord avec l'idée que nous nous formons de ses propriétés. Ce n'est point quand ils ont faim, et l'estomac vide, qu'ils prennent du thé, mais quand ils ont bien dîné, alors que l'estomac, repus, a besoin de secours pour digérer.

Depuis quelque temps, de singulières idées ont été émises, touchant *l'action alimentaire* du thé. Les savantes recherches d'un chimiste distingué, M. Péligot, sur les principes des divers thés, y ont donné lieu. En comparant les analyses de divers thés, avec celles faites du bouillon de la compagnie Hollandaise, M. Péligot a conclu, que le thé, riche en azote, non-seulement était un excitant, mais qu'il jouissait de propriétés nutritives; en sorte que, si les Anglais, par exemple, qui consomment annuellement, huit millions de kilogrammes de thé, se trouvent si bien de ce grand usage, c'est qu'ils y puisent des matériaux nutritifs, indépendamment de sa vertu stimulante. Mais ici, la chimie ne peut infirmer les résultats de l'expérience, de l'observation médicale. Tout le monde peut d'ailleurs, éprouver, que l'ingestion du thé, au lieu de produire l'action immédiate des matières nutritives, nous voulons parler de cette sensation de bien-être, qui suit la prise de la moindre substance alimentaire, pince, titille, agace l'estomac à jeun, et détermine, à l'inverse, une sensation de vide, qu'on exprime énergiquement, en disant qu'il creuse. Ces expériences, nous le répétons, exécutées directement sur les sujets vivants, résolvent complètement la question.

En balançant les avantages et les inconvénients de ces deux infusions de plantes exotiques, on trouve les premiers bien minimes, et les seconds bien graves. Une sage hygiène, introduite dans l'économie de la famille, l'intérêt bien entendu de celle-ci, doit, tôt ou tard, amener la suppression d'une habitude, qui ne peut être considérée que comme un excès, dans les climats tempérés. Que le thé et le café demeurent, à des doses modérées toutefois, l'adjuvant de ceux qui digèrent sous le ciel brumeux de Londres ou de Rotterdam; mais qu'une fatale imitation ne s'empare point des habitants d'un climat plus doux; que la famille écarte à jamais des lèvres de ses enfants, ces breuvages funestes, auxquels la surexcitation nerveuse paye un si large tribut!

Nous ne devons point oublier de dire que, depuis quelque temps, certains industriels se sont rendus coupables d'un nouveau méfait, par la falsification du thé. Des thés avariés et vendus à vil prix ont été remis dans le commerce, après avoir été rectifiés par des procédés dangereux pour la santé publique; des thés noirs ont été ramenés à l'état de thés verts, par l'emploi de sels vénéneux (1). Ainsi, cette substance précieuse, que la Chine nous livre parfaitement pure, et qui a franchi plusieurs milliers de

(1) *Gazette médicale de Paris*, t. XII, p. 151.

lieues maritimes, se détériore entre les mains de nos industriels, et compromettra l'existence des consommateurs!

2° Des boissons fermentées (vin, bière, cidre), de leur utilité et de leur abus.

Du vin. L'usage du vin est bon en lui-même, et c'est à tort que quelques partisans de la vie abstème condamnent sévèrement son usage. On doit en user modérément : les enfants, les jeunes gens, les femmes, les sanguins, les bilieux et les atrabilaires, les personnes dont le genre nerveux est très-irritable et sensible, doivent peu en boire; mais il doit être donné en plus grande quantité aux hommes qui fatiguent beaucoup, aux vieillards, aux pituiteux, aux infirmes, durant les temps humides et dans les lieux bas et marécageux. Pris modérément, il nourrit, relève les forces, augmente l'énergie du principe vital, accélère le mouvement progressif du sang et des humeurs, détermine l'action du sang à la circonférence; il possède, en un mot, toutes les qualités propres à maintenir la santé et à prévenir beaucoup de maladies (1).

Sous le point de vue moral, l'usage modéré du vin est louable. Cette assertion, qui pourra surprendre tout d'abord quelque casuiste plus sévère qu'éclairé, est pourtant fondée sur la raison et sur

(1) Les médecins et les moralistes de l'antiquité sont unanimes pour louer l'usage du vin. Voir Plutarque, *OEuvres morales*, *préceptes pour conserver la santé*. — Arétée. *De morbor. acut. curat*, lib. I, cap. I.

les données prises dans la nature de l'homme. Il est certain que ce dernier a besoin quelquefois de rasséréner son imagination, de déplacer brusquement l'assiette de son moral, si nous pouvons nous exprimer de la sorte; la condition de son bonheur le veut ainsi. Or, rien ne peut mieux contribuer à cet effet qu'une dose modérée d'un excitant spiritueux.

« Lorsqu'il arrive quelque malheur à un Européen, dit judicieusement Montesquieu, il n'a d'autre ressource que la lecture d'un philosophe qu'on appèle Sénèque; mais les Asiatiques, plus sensés qu'eux et meilleurs physiciens, en cela, prennent des breuvages capables de rendre l'homme gai et de charmer le souvenir de ses peines..... C'est se moquer, que de vouloir adoucir un mal par la considération que l'on est né misérable : il vaut bien mieux enlever l'esprit hors de ses réflexions et traiter l'homme comme sensible, au lieu de le traiter comme raisonnable (1). » Nous avons vu, d'ailleurs (v. p. 360), que la nature physique et morale de l'homme comportait un régime diététique modérément excitant; l'abus, en cela, est ce qu'on doit éviter. On peut dire qu'en France, particulièrement, l'usage du vin peut et doit entrer, avec le pain et la viande, dans les éléments qui constituent la bonne nourriture. Les vins de ce pays jouissent presque tous d'une saveur délicieuse, d'une propriété tonique, portée à un haut degré, d'une digestibilité supérieure à celle des vins des autres contrées (2).

(1) *Lettres Persanes*, XXXI.
(2) Londe. *Ouv. cit.*, t. II, p. 205.

L'abstinence volontaire et raisonnée du vin à l'heure des repas, est souvent, surtout chez les femmes, une véritable infraction à l'hygiène. Depuis que nous nous livrons à la pratique de l'art de guérir, nous avons vu beaucoup de celles-ci, retenues par la fausse crainte d'irriter leur estomac, d'exciter leurs nerfs, s'asservir à un régime scrupuleux, et ne boire que de l'eau pure pendant plusieurs années. Mais, loin de prospérer sous l'influence de ces prétendues règles diététiques, leur santé semblait décliner de plus en plus; les digestions étaient difficiles, douloureuses, le système nerveux de plus en plus troublé; elles n'en persistaient que plus ardemment dans leur propre dessein; c'est avec beaucoup de peine que nous parvenions à les dissuader et à les amener, peu à peu, à rougir leur eau. A mesure qu'elles s'astreignaient à boire des doses médiocres de vin, leur santé s'améliorait sensiblement, elles voyaient, peu à peu, disparaître leurs maux d'estomac, et tout leur système, en un mot, semblait récupérer une nouvelle vigueur; ceci s'adresse, surtout, aux femmes qui habitent les grandes villes et qui font peu d'exercice. La diète lactée, à laquelle une sorte de bon ton, et aussi quelques préjugés médicaux, les assujétissent, leur est infiniment préjudiciable; c'est à cela qu'elles doivent attribuer, en partie, ces pâles couleurs, ces flux leucorrhéiques interminables. L'hygiène intérieure de la famille est si mal entendue, à l'égard du vin, que ce sont souvent les personnes qui devraient le plus s'en abstenir, qui en font usage. Ainsi, on voit des hommes sanguins, ayant un grand fond de vigueur organique, prédisposés aux congestions sanguines, boire à longs traits des boissons fermentées, tandis qu'à leurs côtés des femelettes énervées, des enfants pâles et à demi-scrofuleux, redoutent de porter à leurs lèvres quelques gouttes de ces mêmes breuvages; il est facile de comprendre que c'est l'inverse qui devrait avoir lieu. Des doses modérées d'un vin de bonne qualité, ont pour effet, par leur propriété tonique et stimulante, de mettre à l'abri des besoins d'autres stimulations; de ne point faire abuser des liqueurs spiritueuses. C'est un fait sur lequel nous reviendrons, en traitant de l'ivrognerie. Ici, quelques réflexions nous sont suggérées sur la différence de régime alimentaire que suivent les habitants des villes, et ceux des campagnes, et sur les variétés qui en résultent touchant le caractère et les manifestations de l'esprit.

Chacun a déjà fait, sans doute, la réflexion, que le régime ordinaires des hommes, principalement dans les villes, est un régime excitant. En effet, dans tous les mets, la matière nourricière est associée à des épices, à des assaisonnements stimulants: de plus, on prend habituellement du vin et des liqueurs fermentées, spiritueuses, etc. C'est, sans doute, à l'action continuelle d'une nourriture excitante, que l'on doit surtout rapporter l'état physique et moral, qui caractérise les citadins, cette vivacité dans les mouvements, cette promptitude dans les déterminations, cette agitation, cette mobilité, que l'on ne trouve pas dans l'homme des champs, qui se nourrit de légumes, de farineux. C'est ce qui rend compte, aussi, d'un degré de perversion de la sensibilité morale, plus fréquent dans les grandes villes que dans les campagnes; dans les premières, l'organisation sus-stimulée, est à la recherche des impressions physiques et morales, qui peuvent le plus l'émouvoir. La même raison, dit l'hygiéniste Barbier, qui fait que le vin, les liqueurs, alcooliques, le café, le tabac, nous plaisent, expliquera pourquoi les livres de contes, les romans, les drames, sont si courus.

Il est triste de le dire, mais il y a, dans les éléments de notre civilisation actuelle, dans le travail excessif qu'occasionnent les affaires publiques, le déploiement de l'industrie, quelque chose qui pousse l'homme à abuser des excitants qui tiennent toujours en un éveil factice, les puissances de son intelligence. Ceci devient un véritable gaspillage de la vie. Le travail excessif, *l'ower-working*, est une maladie que l'Angleterre a inoculée à l'Europe. Les membres des communes, donnent le jour à leurs affaires privées, afin de consacrer la nuit à la discussion des affaires publiques; ajoutez à cela, l'étude, la correspondance, etc. Un chef de parti, est continuellement sur la brèche, prodiguant ses forces, tant qu'elles durent, et à chaque instant. De-là, peut-être, ce besoin de stimulant que Pitt, Fox, Sheridan et Byron, ont éprouvé bien avant les ouvriers de Manchester. « L'extrême excitation, dit le docteur Farr, qui aboutit fréquemment à l'ivrognerie, en Angleterre, dans toutes les classes de la société, n'est que le résultat du système Anglais, qui porte tout à l'excès. Ce système, est lui-même la conséquence de la liberté politique qui excite les hommes à déployer les plus grands efforts physiques et la plus grande énergie d'esprit, sans observer le repos quotidien, ni le repos hebdomadaire, que Dieu lui-même a prescrit, pour rétablir l'équilibre dans la circulation. Puis, lorsque la circulation a été habituellement accélérée, par une contention inconsidérée, de corps et d'esprit, il devient nécessaire d'appeler à son aide, les stimulants, pour ranimer les forces qui s'épuisent. Voilà ce qui a tué le Démosthène Anglais, et le sénateur qui l'avait salué de ce titre le premier (1). » Faut-il s'étonner, à présent, si, comme nous l'avons vu, (v. p. 150, 157.) la durée moyenne, de la vie humaine, dans les grandes cités, est abrégée, si l'homme ne tire pas de son existence, tout le parti qu'elle peut donner! Mais revenons aux boissons fermentées.

Les vins ont des qualités particulières, qui impressionnent diversement l'organisme, selon le cru où on les récolte, et leur coloration. Ainsi, on sait généralement que les vins cueillis dans les régions méridionales, excitent davantage que les vins du centre parce qu'ils contiennent plus d'alcool. Les vins blancs, sont aussi plus excitants; et, comme ils sont dépourvus de cette matière colorante résineuse, qui exerce une action tonique sur l'économie, ils ne peuvent servir de boisson usuelle; les *vins doux*, riches en principes mucoso-sucrés, ne peuvent être aussi que d'un usage exceptionel; ils occasionnent des dérangements de digestion. Le bon vin, considéré hygiéniquement, est donc celui qui est en même temps tonique et excitant (Bordeaux, Bour-

(1) *Inquiry into drunkness*. London, 1839.

gogne, etc.), dans lequel les qualités stimulantes n'excèdent point les propriétés corroborantes. Il n'est point nécessaire, pour cela, qu'un vin offre des qualités savoureuses, si appréciées des gourmets; il est, en France, comme nous en avons déjà fait la remarque, une foule de lieux, qui fournissent une liqueur irréprochable, au point de vue de l'hygiène. Voici, d'ailleurs, l'énumération des vins renommés classés, d'après leurs propriétés physiologiques, et leur impression sur le sens du goût.

On distingue parmi les différentes espèces de vin, selon leur principe dominant :

1° Les *acidules* : tels que les petits vins, le Champagne mousseux, le vin blanc d'Aï, d'Epernay, du Rhin, de la Moselle, la clairette de Limous;

2° Les *doux* : le vin cuit, le vin de paille, l'Alicante, le Madère doux, le Malaga, le vin de Chypre, de Grenache, de Calabre, la Clairette de Die, le Picardan;

3° Les *amers* : le Volnay, le Beaune, le Pomar, et presque tous les vins de Bourgogne, Clos-Vougeot, Chambertin, Nuits, Meursault, Côte-Rotie;

4° Les *aromatiques* : le muscat, de Frontignan, de Malvoisie, de Rivesalte, Lunel, Béziers, Montbazin;

5° Les *astringents* : le Bordeaux rouge, le Madère sec, le Sauterne, les vins de Grave, de Hongrie;

6° Les *spiritueux* : les vins de l'Hermitage, de Château-Neuf du Pape, Xérès, le vin de la côte Saint-André, les vins de Roussillon, tels que Coullioure et Bagnols, les vins de Rota, de Porto.

Comparées au vin, les autres boissons fermentées,

dont on fait usage dans beaucoup de pays, telles que le cidre et la bière, sont bien inférieures, par leurs qualités hygiéniques. Ces deux liqueurs sont dépourvues, de cette matière résineuse, de cet arôme, qui est le principe corroborant du vin, comme l'osmasôme est celui de la viande. On peut dire que chez les peuples qui ne récoltent pas de vin, et qui le suppléent par d'autres boissons, il manque quelque chose d'essentiel à leur régime alimentaire. Ils le sentent tellement, qu'ils font un appel aux spiritueux, pour se sentir vivre. Nous allons bientôt voir d'ailleurs, qu'il y a une sorte de rapport entre l'abus que l'homme fait de ces derniers, et la pénurie du vin, ce cordial et cet excitant naturel.

Des estaminets. — Avant de parler de l'ivrognerie, qu'on doit considérer comme le suprême abus des boissons spiritueuses, disons un mot de l'influence des *estaminets*, où tant de jeunes gens passent leur vie. Il est certain, que dans cette atmosphère particulière, au sein de cette âcre fumée, par cette incessante ingurgitation de flots de bière, se puisent des éléments de dépravation de la vie nerveuse. Un observateur distingué, M. Lallemand de Montpellier, ne doute pas de l'influence pernicieuse des estaminets, sur les fonctions génitales. Les nombreuses consultations que je reçois, dit-il, de tous les pays où les jeunes gens ne connaissent pas d'autres lieux de réunion, me confirment tous les jours dans cette opinion. Il attribue beaucoup de pollutions diurnes, à l'usage du tabac et de la bière (1).

(1) *Des pertes séminales involontaires*, t. II, p. 9.

3° Des boissons alcooliques spiritueuses.

De l'eau-de-vie, des liqueurs, de l'ivrognerie. — L'abus des stimulants alcooliques, conduit par une pente insensible à l'ivrognerie. Chaque jour l'excitation passagère que détermine l'acool devient moindre, et chaque jour aussi le buveur augmente les doses du fatal liquide. Et, chose remarquable, les progrès de l'ivrognerie deviennent si effrayants, qu'au degré le plus avancé, l'alcool à 36° n'est plus capable d'exciter les ivrognes; on en a vu qui allaient jusqu'à boire de l'eau de cologne, de l'acide nitrique étendu. Villaret, raconte une pratique que mettait en usage Charles-le-Mauvais, et qui prouve jusqu'à quel degré d'aberration l'ivrognerie peut conduire. Ce roi de Navarre s'était adonné à tous les vices; les excès de débauche auxquels il se livrait fréquemment, l'avaient accablé de la faiblesse et des infirmités d'une vieillesse prématurée. Pour ranimer l'activité de son sang glacé, il était dans l'usage de se faire envelopper dans un drap imbibé d'esprit de vin, parce qu'il avait éprouvé plusieurs fois que cet expédient réparait sa vigueur épuisée. (1)

L'ivresse a flétri de bien beaux génies, et les a placés souvent à une bien grande distance de leur point de départ. Un des exemples les plus frappants que fournisse l'histoire moderne, est celui du prétendant Charles-Edouard, fils de Jacques second,

(1) *Histoire de France*, t. II, p. 411.

roi d'Angleterre. Il est certain, et généralement reconnu que l'aventureux, le galant, le brillant Charles, ce chef d'une race de valeur antique, dont les vertus chevaleresques sont mortes avec lui, eut recours, dans les dernières années, aux ignobles habitudes de l'ivresse, dans laquelle les hommes de la plus basse condition cherchent à noyer le souvenir de leur chagrin et de leurs misères. Il tomba dans la situation la plus abjecte et il perdit bientôt l'amitié des fidèles compagnons qui s'étaient le plus constamment dévoués à ses malheurs; il ne fut plus entouré que d'hommes de l'âme la plus basse, sans égards eux-mêmes pour cette dignité que le prince n'était plus capable de maintenir. Ce fut ainsi, au milieu de ces nuages, dit Walter-Scott, que s'éteignit, à la fin, le flambeau qui, autrefois, brilla sur la Grande-Bretagne avec un si terrible éclat, et qui, enfin, fut étouffé sous ses propres cendres; à peine en resta-t-il un souvenir; à peine sa disparition fut-elle remarquée!

C'est particulièrement l'abus des liqueurs fortes (eaux de vie, rhum, kirsch-wasser), qui consume les forces de la vie, et amène une vieillesse prématurée. Ceux qui en font habituellement usage, sont dans un état fébrile constant; les tissus de leur estomac s'épaississent et se désorganisent bien vite. D'après des relevés statistiques assez nombreux, faits à l'Hôtel-Dieu de Lyon, nous avons reconnu que les cancers, siégeant dans la première portion de l'appareil digestif (estomac, foie duodénum, pancréas), attaquaient principalement les buveurs d'eau-de-vie, à jeun. Cette habitude agit de la même manière sur les autres organes, elle émousse la sensibilité générale, et produit ce qu'on appelle *l'abrutissement physique et moral*.

On a signalé, il y a plusieurs années, un effet particulier de l'abus des spiritueux. Lorsque, par suite de la débilité des organes, ces boissons ne sont pas entièrement décomposées, elles passent dans les fluides, et sont rejetées par les excrétoires, surtout par la transpiration insensible. La matière perspirable en est quelquefois tellement chargée, qu'elle met le corps dans une atmosphère inflammable, et qu'une bougie allumée peut l'exposer à une combustion rapide. C'est, du moins, ainsi, qu'on explique *les combustions humaines spontanées*, qui ne peuvent être attribuées à aucune autre cause apparente.

L'abus des alcooliques, joint à la multiplicité des arts sédentaires, pratiqués dans les lieux les plus malsains, est, dans Paris, l'une des principales causes de la ruine de l'espèce (Londe). Ainsi, à part les habitants des climats très-froids, très-humides ou très-chauds, qui ont besoin de lutter contre des causes débilitantes, toutes les autres personnes doivent s'abstenir absolument, et dans toutes les circonstances, des liqueurs spiritueuses. L'hygiène ne peut tenir un autre langage, concernant un modificateur aussi pernicieux, et dont l'utilité relative, avec notre manière habituelle de vivre, n'est jamais bien prouvée. Est-il sûr, par exemple, qu'une petite quantité de liqueur alcoolique, à la suite d'un repas abondant, facilite la digestion? Nous avons vu plus haut (v. p. 295), à quoi servent certaines précautions, ou plutôt certains préjugés, dans un temps d'épidémie;

parmi ceux-ci, la pratique consistant à ingérer, à jeun, une dose de liqueur alcoolique, est complètement illusoire. On doit donc louer les efforts qu'on tente de nos jours, pour extirper l'abus des boissons spiritueuses parmi les populations : mais suit-on, à cet égard, une voie bien rationnelle? Nous ne nierons point l'influence salutaire des *Sociétés de tempérance;* mais il nous semble, toutefois, qu'on s'exagère généralement leur importance, et surtout la persistance de leurs résultats, et il ne faut point oublier, en outre, que dans la plupart des cas, ce système n'est pas praticable, car la suppression brusque d'une affection chronique (et l'ivrognerie en est une), peut déterminer d'autres maladies excessivement graves. Eh! d'ailleurs, puisque nous avons prouvé que l'organisme de l'homme avait besoin d'un excitant naturel (vin), il faudrait pouvoir en donner aux adeptes des sociétés de tempérance. Cette modification, apportée à leur hygiène, les ferait résister à la recherche des stimulations spiritueuses, d'une manière bien plus efficace que tous les préceptes moraux, toutes les considérations des nouveaux apôtres du *teetotolisme*.

Il est donc une cause toute politique, qui aurait bien une autre portée : c'est la diminution, ou mieux encore la suppression de l'impôt qui pèse sur le vin. En mettant ainsi à la disposition du plus grand nombre, et des classes ouvrières surtout, une liqueur de première nécessité, indispensable pour la santé et le bonheur, on ne les contraindrait pas à rechercher des joies dans une liqueur ardente et corrosive. L'ivresse de la misère, en effet, celle qui abrutit, ne s'obtient pas avec le vin, mais avec de l'eau-de-vie, et il est digne de remarquer, qu'à Paris, la consommation de l'eau-de-vie augmente dans une proportion beaucoup plus grande que celle du vin. En 1836, la consommation du vin était de 922,363 hectolitres, celle de l'eau-de-vie, de 36,441 hectolitres; en 1838, la consommation du vin s'est élevée faiblement à 950,912 hectolitres, tandis que celle de l'eau-de-vie a sensiblement augmenté, puisqu'elle a été de 42,785 hectolitres. En 1836, la consommation du vin était à celle de l'eau-de-vie comme 25, 31 est à 1; en 1838, elle n'était plus que dans le rapport de 22,24 à 1. Ce résultat est grave, et si la progression continuait, l'eau-de-vie aurait bientôt remplacé le vin, dans le régime des classes inférieures (1). L'ivresse de l'eau-de-vie concentre beaucoup plus ses effets que celle produite par une autre boisson, la bière, par exemple. Elle ne produit pas autant de stupidité, elle excite les passions, rend violent et plus capable d'exécuter les crimes.

Il est certain que, si les buveurs de *gin* de Liverpool et de Manchester pouvaient, chaque jour, se réconforter avec un vin naturel, ils sentiraient moins l'aiguillon qui les pousse irrésistiblement à demander à l'ivresse, des rêves impurs, à la débauche, des distractions. Soyez sûr que là, où pèse, pour la population, l'interdiction du vin, que cette interdiction soit imposée par des motifs religieux, ou par des motifs pécuniaires, l'industrie s'éveille pour suppléer à cette privation par quelque excitant spiritueux.

(1) E. Buret. *De la misère en France et en Angleterre*, t. 1, p. 430.

L'Indien s'enivre avec le *hayshysh;* le Mahométan trouble son cerveau par les vapeurs de l'opium. Nous verrons, plus tard, en traitant de l'hygiène comparée des religions, que la défense du vin, faite par le Coran, a été une faute grave de la part du fondateur de l'Islamisme.

La trop grande cherté du vin produit encore un résultat bien plus funeste ; c'est sa sophistication. Que dire, en présence des faits révélés au sujet de la sophistication des vins ! Nous ne parlons pas de l'imitation des vins étrangers, avec nos vins du Midi, ni des coupages et mélanges, parfois avantageux, pour corriger les propriétés des vins de crû médiocre ; mais on introduit dans les vins des corps étrangers, on fabrique des vins artificiels, on fait des préparations vraiment dégoûtantes, même alors qu'elles ne menacent pas la santé. Paris est le lieu, où la sophistication s'exerce sur la plus grande échelle, et produit les effets les plus désastreux. La majeure partie du vin consommé par le peuple de Paris, est de l'eau fermentée sur des corps sucrés, tels que sirop de fécule et de raisin, fruits secs, sucre brut, etc., avec addition d'alcool, de vinaigre, d'acide tartrique, et une neuvième ou dixième partie de gros vin du Midi. Les *baquetures*, c'est-à-dire les restants d'eau et de vin, recueillis sur les comptoirs, sont remises au cuvage chez les débitants, et comme, au mépris des prescriptions de police, l'étain des comptoirs n'est presque jamais au titre, ces résidus dégoûtants, imprégnés de sels saturnins, et souvent de matières animales qui ont servi au collage des vins, mêlent, à la masse des liquides en fermentation, des éléments nuisibles pour ceux qui en font usage. On n'en finirait pas, à mentionner toutes les manœuvres du génie sophisticateur, opérant sur les boissons ; les sophistications sur le vin seulement sont estimées, pour Paris, à 160,000 hectolitres par an !.... (1) Et ce système de fraude, s'applique avec le même cynisme, à toutes les matières alimentaires, à tout ce qui concerne la subsistance, le vêtement, la chaussure, etc. ; les denrées les plus nécessaires à la vie sont celles qui exercent le plus le talent des empoisonneurs patentés ; c'est à Paris, surtout, que l'on peut dire, à présent, de toute nourriture :

Rien n'est plus commun que le nom,
Rien n'est plus rare que la chose (2).

Nous ne pouvons mieux terminer le paragraphe, relatif aux liqueurs spiritueuses, qu'en citant une page fort intéressante d'un de nos médecins philosophes, Zimmermann :

« Le monde, dit-il, est rempli de préjugés funestes, au sujet des liqueurs spiritueuses. On m'a soutenu en Suisse que le kirsch-wasser est rafraîchissant ; j'ai cru devoir répondre que, selon le peuple et les Indiens, le poivre rafraîchit, et qu'un sophiste a dit que le feu est froid et la neige est chaude. Pecquet, l'illustre médecin auteur de la découverte du réservoir des vaisseaux chylifères,

(1) Les vins falsifiés, entrent pour un tiers dans la consommation totale.

(2) *Gazette médicale de Paris*, 1844, p. 151.

prétendit qu'il ne fallait pas d'exercice pour faire la digestion, mais quelque boisson spiritùeuse : il conseilla donc de boire un petit verre d'eau-de-vie après le repas, et le fit lui-même. Il sembla bien s'en trouver pendant quelque temps; mais, à la fin, son estomac et ses intestins en furent tellement raccornis, qu'ils ne laissaient plus passer que de l'eau-de-vie. Pecquet fut obligé de quitter son emploi, et devint bientôt la victime de sa folie.

« Non-seulement les boissons ne facilitent pas la digestion, elle y font, au contraire, un très grand obstacle, elles semblent d'abord fortifier, mais bientôt elles causent une inertie qui devient générale. On ne dira jamais non plus que l'ivrognerie soit l'antidote de la gourmandise. On emploie les boissons spiritueuses contre les flatuosités : elles semblent, en effet, les faire cesser pour peu de temps, mais les vents reparaissent bientôt. Au lieu d'attaquer la cause de ces flatuosités, on se borne à en arrêter les effets, et l'on augmente cette cause, en suspendant ces effets pour un instant. Comme les flatuosités viennent de la faiblesse des viscères, le mal devient encore plus grand après l'usage de ces médicaments absurdes qui laissent un relâchement plus considérable. J'ai connu un homme hypochondriaque, qui buvait, tous les soirs, un petit verre d'eau-de-vie de France, pour obvier à ces flatuosités; mais son mal en augmenta de jour en jour : les flatuosités furent suivies de très grands vertiges; il augmenta la dose de son eau-de-vie; il fut frappé d'apoplexie et mourut à la fleur de son âge.

« J'ai connu un autre homme attaqué de la même

maladie, et dont l'épouse avait quelquefois une humeur assez fantasque, il crut pouvoir se mettre au-dessus de ces boutades de son épouse, en buvant chaque fois que cela arrivait, un petit coup d'eau-de-vie, disait-il : mais comme les bizarreries de cette femme revenaient souvent, il augmenta sa maladie à mesure qu'il buvait. Il se sentit enfin, après tant de récidives, des anxiétés extrêmes ; il eut des diarrhées très violentes, et tomba enfin dans un affreux désespoir, toutes les fois qu'il plaisait à l'aimable épouse de pousser un peu loin ses singularités (1). »

Nous avons vu plus haut, en parlant des sociétés de tempérance, qui ont pour but de purger les populations des habitudes d'ivrognerie, que leur but, jusqu'à ce jour, était difficilement atteint. En proscrivant l'usage des boissons fermentées, d'une manière absolue, elles méconnaissent un besoin primordial de l'économie humaine. On rapporte que Lycurgue, voyant l'inutilité de ses prescriptions législatives, pour inspirer à son peuple le dégoût du vin, ordonna d'arracher toutes les vignes. Le bon sens de Plutarque reproche cette faute à ce législateur. « Il eût mieux fait, dit-il, de laisser croître les vignes, mais d'en approcher les nymphes, c'est-à-dire d'ordonner le mélange de l'eau avec le vin, et ainsi, il aurait contenu la fougue de Bacchus, à l'aide d'une divinité plus sage. » En général, il faut demeurer bien convaincu, que pour arriver efficacement à l'extirpation des habitudes d'ivrognerie des masses, il faut modifier, avant tout, leur régime

(1) *De l'Expérience en médecine*, t. III, p. 99 et suiv., in-12.

alimentaire, rendre celui-ci plus substantiel et plus salubre. Le peuple a toujours eu de la tendance à éluder même les prescriptions religieuses, qui lui enjoignaient de s'abstenir du vin. C'est ainsi que l'usage de l'opium, chez les Turcs, et le *bouang* ou *pust*, que l'on prépare en Perse, font que les mahométans n'ont rien gagné à la proscription du vin parmi eux.

Il est plus facile d'agir sur un individu isolément, et qui est sous l'empire des habitudes d'ivrognerie. Après avoir diminué chaque jour la quantité des liqueurs alcooliques qu'il consomme, il est utile de créer, autour de lui, de puissantes diversions. S'il est astreint à une vie sédentaire, on lui recommandera l'exercice, les voyages, quelques distractions honnêtes. Son alimentation sera douce ; l'abus des épiceries porte à l'ivrognerie. Quand ces moyens restaient insuffisants, on a vu quelquefois le développement d'une passion antagoniste, avoir les plus salutaires effets, mais cette médication rentre dans le domaine de l'hygiène morale (1).

Nous avons renvoyé, à la fin de cette section, quelques courtes remarques qui nous restent à faire sur les ustensiles de cuisine. Tout le monde est convaincu de la nocuité des vases de zinc et de plomb, qui doivent être complètement rejetés de l'intérieur des familles. *L'argile*, *l'étain*, *l'argent*, *le fer et le*

(1) Les liqueurs de table proprement dites n'étant autre chose que de l'eau-de-vie dans laquelle on a fait macérer quelques aromates, et où l'on dissout du sucre, n'ont pas de propriétés sensiblement différentes des alcooliques dont elles partagent presque les inconvénients. Il est donc sage de s'en abstenir.

cuivre, sont les matériaux le plus communément employés pour la confection des vases culinaires. On doit savoir qu'il est dangereux de faire bouillir, dans des vases d'argile, une matière acide; le vernis composé d'oxide de plomb étant dissout, peut donner lieu à des empoisonnements. On ne doit jamais non plus laisser séjourner trop longtemps dans des vases *d'étain*, des aliments acides, salés ou albumineux. Nous n'avons pas besoin de parler des précautions qu'exigent les ustensiles de cuivre, pour leur entretien. Il serait à désirer qu'on renonçât à l'usage des robinets de même métal, adaptés aux tonneaux qui contiennent le vin, le cidre et le vinaigre. Tous les autres détails sont du ressort de l'*hygiène publique*.

SECTION III.

Des exercices, du repos & des choses qui s'appliquent à la surface du corps.

CHAPITRE I.

DES EXERCICES EN GÉNÉRAL. — DES EXERCICES ACTIFS; DE LA PROMENADE, DE LA COURSE, DES JEUX. — EXERCICES PASSIFS, OU GESTATIONS; ÉQUITATION, VOITURE, NAVIGATION. — EXERCICES RAISONNÉS OU GYMNASTIQUES; DE LEURS AVANTAGES, DE LEURS DANGERS. — DU REPOS, DU SOMMEIL.

L'exercice est un modificateur si bienfaisant, il a tant de puissance pour consolider la santé, qu'on ne doit point s'étonner si, dans l'antiquité, une secte importante de médecins, fit, de cet agent seul, le fondement de l'art de guérir. Le père des médecins gymnasiarques, Hérodicus, se passionna pour les exercices, parce qu'il leur dut, au rapport de Plutarque, le rétablissement de sa santé chancelante. Et ce qui prouve jusqu'à quel degré parvinrent les succès de son école, et son prosélytisme, c'est le reproche que lui adressait Platon. Ce philosophe s'indignait de voir tant de personnes s'attacher aux pas d'Hérodicus, et apporter un trop grand soin à donner de l'agilité à leurs membres, de la vigueur à leur constitution : il blâmait l'inventeur de la médecine gymnastique, d'entretenir des santés trop florissantes, d'avoir pour adeptes des hommes insoucieux de tout autre chose que de leur bien-être corporel. Au point de vue du développement moral de l'homme, Platon avait raison; mais, en même-temps, il faisait indirectement le plus grand éloge des pratiques d'Hérodicus, puisqu'elles étaient capables de produire[1] de tels résultats.

Il ne faut point tomber, comme nous l'avons déjà remarqué, dans les excès de l'antiquité, mais nous devons attribuer, dans les temps modernes, une plus large part, que nous ne le faisons, aux exercices du corps. La civilisation actuelle, en poussant les hommes de plus en plus dans la voie des grandes affaires, et des travaux de tête assidus; en plongeant les femmes du monde dans l'inaction, nous éloigne de plus en plus des salutaires pratiques des anciens.

C'est au défaut d'exercice que les personnes riches, qui ont le triste privilége de ne rien faire, doivent une grande partie de leurs maux. Pour combattre l'ennui qui les dévore, pour rappeler la sensation d'appétit éteinte en elles, elles abusent des excitants alcooliques et des mets épicés; elles exaltent leur imagination par des lectures passionnées ou des plaisirs énervants. Ce qui constitue la santé, c'est la libre circulation et l'égale répartition des forces et des humeurs. Or, l'inaction, l'oisiveté, rend les humeurs stagnantes, concentre les forces nerveuses, diminue les sécrétions, et particulièrement celle de la peau. Il ne faut point être étonné, après cela, si les obstructions, les lésions organiques diverses, sont si communes parmi les personnes qui mènent une vie oisive et casanière ; et si les maux de nerfs, l'hypochondrie, l'hystérie, toutes les formes de vapeurs, sont le partage ordinaire des enfants de l'abondance et de la mollesse. Le trop long repos arrête le mouvement dépuratoire de l'économie.

Nous divisons les exercices en trois ordres : 1° les *exercices actifs, la promenade, le saut, l'escrime*, etc. ; 2° *exercices passifs, ou gestations ;* 3° *exercices raisonnés*, ou *gymnastique* proprement dite.

ARTICLE I. *Des exercices actifs ou spontanés. — De la promenade, de la course, des jeux, etc. — Des gestations.*

On peut avancer, comme une proposition générale, qu'un exercice étant modéré, augmente l'action organique, rend la digestion des aliments plus parfaite, la circulation plus active, les excrétions plus régulières ; les mouvements respiratoires augmentent également de fréquence ; la chaleur animale atteint quelques degrés de plus. Enfin, chose remarquable, les exercices actifs ont pour effet de faciliter une plus égale répartition des molécules organiques ; sous leur influence, la nutrition se fait mieux, les systèmes musculaires et osseux prennent de l'ampleur. Ces premiers effets physiologiques entretiennent, dans tout le système, une sorte d'équilibre des mouvements vitaux ; l'influence nerveuse se pondère mieux, les passions se calment, le travail de la pensée est moins actif.

De la promenade. — De tous les exercices, la

marche est le plus simple, le plus facile à mettre en usage, et disons-le aussi, le plus fructueux. Une personne qui s'y astreint chaque jour, remplit une des conditions importantes d'une vie hygiénique et régulière. La promenade matinale est la plus avantageuse, premièrement, parce que l'air qu'on y respire est plus pur, et en second lieu, parce que cet exercice suit le sommeil. Les grands maîtres de l'art, ont unanimement vanté les promenades matinales. D'après Hippocrate, Sanctorius et Gorter, l'exercice, qui suit le sommeil, a pour résultat de perfectionner ce que les anciens appelaient très-judicieusement la coction des matières alimentaires (coction qui se fait principalement pendant le sommeil), en déterminant l'expulsion des matières qui ont été admises dans le sang, et qui doivent en être éliminées.

L'exercice de la promenade n'a pas toujours de bons effets chez certains malades, et il est important de le connaître. Les promenades solitaires sont souvent pour les individus hypochondriaques, et d'une complexion mélancolique, une occasion de se livrer à tout le vide de leur âme, à cette intempérance d'idées qui les charment, et fatiguent les ressorts de leur esprit, et aux extatiques visions dont ils se repaissent. De sorte que le fruit, que l'on retire de cette espèce d'exercice, est d'en revenir la tête et les jambes excédées, pour retomber dans une inertie pire que celle dont on voulait, par là, se garantir. Il ne faut point aussi que l'exercice de la promenade, soit l'objet d'un calcul trop scrupuleux, ni s'occuper la montre en main. Il vaut mieux consulter son goût actuel, ou plutôt l'instinct, dont l'impulsion est toujours sûre, que les idées chimériques d'ordre et de régularité, auxquelles certaines personnes se soumettent trop servilement (1).

Pour tirer de la promenade le parti le plus avantageux, dans la belle saison, il faut avoir égard aux sites et au temps de la journée. La physiologie végétale fournit aisément la raison de ces préférences, qui ne sont point vaines.

Ainsi, une promenade faite au sein d'une riche végétation, le matin ou dans le cours de la journée, met l'appareil respiratoire en contact avec un air plus pur, plus oxygéné. La lumière, comme nous l'avons vu déjà (p. 313), décompose l'acide carbonique, et isole une fraction d'oxygène. Pendant la nuit, et aussitôt que le soleil a dépassé l'horizon, un phénomène contraire a lieu : les parties vertes des plantes absorbent le gaz oxygène de l'air et en transforment une partie en acide carbonique. On peut tirer encore de ces faits une conséquence importante pour les habitations de la campagne, c'est qu'il est nuisible de laisser ouvertes, après le coucher du soleil, les fenêtres des appartements dominés par de grands massifs d'arbres. Il est prudent, pour les gens du monde, les hommes de lettres, qui sont d'une constitution délicate, et toutes les personnes qui mènent une vie peu active, de ne pas trop s'exposer aux premiers rayons du soleil, et de ne pas céder entièrement à l'attrait des premiers jours printaniers.

(1) Roussel. *Syst. phys. et mor. de la femme*, p. 97.

Nous n'avons rien de bien particulier à dire de *la course et du saut*. Dans la première, tous les appareils organiques sont ébranlés par des succussions rapides et mécaniques, la respiration est précipitée. Par la nature de ses effets physiologiques, qui développent surtout l'hématose, elle convient particulièrement aux jeunes gens lymphatiques, pendant le temps qu'ils restent enchaînés aux travaux de la scholarité. Nous en dirons autant des sauts. Nous renvoyons à la page 394, pour certaines précautions importantes qui sont à prendre, pendant qu'on se livre à ces exercices violents. Comme nous rangeons *la danse*, *l'escrime*, *la chasse* parmi les exercices raisonnés, nous nous proposons d'en parler à l'article suivant.

Les exercices actifs deviennent, dans une foule de circonstances, une puissante ressource thérapeutique, en prêtant leur appui aux agents de la matière médicale, ou remèdes proprement dits. Dans les maladies du genre atonique, les scrofules, les écoulements muqueux, la dégénérescence scorbutique des humeurs, la marche, la course, exercent l'action la plus favorable, en stimulant toutes les parties vivantes, en fortifiant la fibre par une sorte d'ébranlement mécanique. C'est vainement que vous insisterez sur les toniques et les ferrugineux, chez cette jeune fille exsangue, qui languit sur une chaise longue. Cet état d'inertie, entretenu par une croissance orageuse, n'a pas de meilleur remède que les exercices actifs, au grand air. Dans les affections nerveuses, l'exercice journalier du corps imprime à la machine un degré de stabilité, la rend moins sujette aux mouvements irréguliers, qui déterminent des accidents spasmodiques. Nous avons déjà vu, en traitant des sexes, combien son action était salutaire dans les maladies vaporeuses. (V. p. 90.)

Mais, il en est de ce modificateur comme de tous les autres : il faut savoir en mesurer, en quelque sorte, la dose. N'avons-nous point distingué, plus haut, les effets salutaires du vin, pris avec modération, de l'ivresse qu'il occasionne, quand on abuse de cette liqueur? Les exercices outrés amènent la fatigue, ensuite l'épuisement : l'état d'agitation, que les contractions musculaires maintiendront dans le système vivant, ne permettra pas à l'assimilation de réparer les pertes. L'exercice, poussé jusqu'à la sueur, est un des plus puissants moyens pour dissiper un excès d'embonpoint, lorsque, en même temps, on donne des aliments peu nourrissants. C'est à l'aide de ce régime médicinal, que Galien a fait maigrir en très-peu de temps un homme extrêmement chargé de graisse, et qu'il l'a ramené *ad mediocritatem carnis.* (*De sanitat. tuend.*, lib. 6.) En Angleterre, on connaît l'art de réduire promptement le poids des *jockeys*, que l'on destine à monter les chevaux pour les grandes courses. Pour cela, on les oblige à porter des vêtements lourds et épais, et à faire des exercices assez violents, pour maintenir toujours une abondante transpiration : on provoque même la sueur par l'action d'une chaleur extérieure, comme celle d'un grand feu, d'une étuve, etc. On ne leur donne que peu de nourriture ; on les purge plusieurs fois. A l'aide de ces moyens réunis, on parvient, en huit ou dix jours, à les diminuer de vingt à vingt-cinq livres, et quelquefois davantage (1).

Haller a vu des voyageurs périr de fièvres putrides, à la suite de marches forcées, pendant une seule journée (2). Le charbon, la pustule maligne sévissent, comme on le sait, sur les animaux surmenés, excédés par la marche.

Ici, nous placerons une remarque dont la valeur sera facilement comprise. De même que nous avons vu, pour les localités (voyez pag. 319), l'utilité qu'il y avait à en subordonner le choix à l'état sanitaire de l'individu, de même, faut-il se guider, pour la préférence à donner à une profession, sur sa nature, mise en regard des besoins physiologiques de celui qui doit l'embrasser. Ainsi, est-elle sédentaire? oblige-t-elle à des exercices journaliers? est-elle, sous ce rapport, d'une nature mixte? Telles sont les questions qu'il est de toute importance de résoudre, pour le bonheur de l'individu, pour sa réussite même. Il est des organisations qui, toute leur vie, ont besoin d'un repos modéré; d'autres, d'exercices journaliers. Leur nature sera donc violentée, si elles trouvent dans leur profession des nécessités qui les astreignent au contraire. Mais le choix des professions réclame encore, sous le rapport de l'hygiène morale, certaines précautions dont nous parlerons plus loin.

(1) *Biblioth. Britanniq.*, *Code de santé*, t. 44, p. 146.

(2) *Elem. phys. corp. hum.*, t. II, p. 84. *Sanguis putrescit a motu musculorum*, ajoute-t-il.

Des exercices passifs ou gestations.

Dans les exercices précédents, le corps se donne lui-même le mouvement par les contractions de ses muscles et le déplacement de ses membres. Dans les gestations, le corps reçoit l'impulsion d'une force étrangère, ses muscles, ses membres, restent en repos. Tandis que les exercices spontanés, stimulent toutes les parties vivantes, accélèrent le cours du sang, dans les gestations, telles que les courses en voiture, la navigation, etc., le corps ne dépense et ne perd rien de ses forces; c'est un changement renouvelé d'atmosphère, sans impression fâcheuse, qui donne une douce ventilation.

L'emploi des gestations convient aux personnes trop délicates pour supporter la fatigue que procurent les exercices actifs. C'est un moyen, d'ailleurs, de les amener par gradations, à ces derniers.

Les gestations comprennent l'*équitation* (*exercice mixte*, Londe), le mouvement *en voiture*, le *bercement*, la *navigation*.

Equitation. — Le bienfait de l'équitation consiste, principalement, en ce qu'elle exige l'exercice salutaire, et à l'air libre, d'un grand nombre de muscles; qu'elle fixe l'attention du cavalier, et le distrait, plus fortement, du souci des affaires; qu'enfin, par les secousses qu'elle imprime aux viscères de l'abdomen, elle facilite singulièrement le cours du sang.

Au rapport de J.-P. Franck, un grand nombre de malades, atteints de diverses affections nerveuses, venaient autrefois à Leyde, des pays les plus éloignés, pour consulter, comme un oracle, un médecin célèbre, accablé de travaux, et qui inspirait une grande confiance. Il avait l'habitude de monter tous les jours à cheval, pour réparer son esprit fatigué; il ordonnait à ses clients de le suivre en prenant le même exercice; il profitait de l'occasion pour leur donner ses consultations. Mais, comme il parlait fort peu, au bout d'un mois ou deux, les malades lui demandaient ce qu'il faudrait faire pour leur guérison, lorsqu'ils seraient de retour dans leur pays? « Ce que vous avez fait avec moi jusqu'à présent, et ce qui vous a déjà si bien réussi, » répondit l'oracle (1).

L'immortel Sydenham était également épris d'admiration pour l'exercice du cheval, qu'il recommandait dans beaucoup de maladies chroniques, entre autres dans la goutte et la consomption pulmonaire. Et certes, dit-il, j'ai souvent pensé qu'un homme qui connaîtrait un remède aussi efficace pour la goutte et pour la plupart des maladies chroniques, qu'est l'exercice du cheval longtemps continué, et qui voudrait en faire un secret, pourrait aisément gagner beaucoup de bien. Cet exercice, par les secousses redoublées qu'il cause aux poumons, et surtout aux viscères du bas-ventre, débarrasse le sang des humeurs excrémentielles qui y séjournaient, donne du ressort aux fibres, rétablit les fonctions des organes, ranime la chaleur naturelle, évacue par la transpiration, ou autrement, les

(1) *Médecine pratique*, t. I, p. 399.

sucs dégénérés, ou bien les rétablit dans leur premier état, dissipe les obstructions, ouvre tous les couloirs, et enfin, par le mouvement continuel qu'il cause au sang, le renouvelle, pour ainsi dire, et lui donne une vigueur toute extraordinaire (1).

L'équitation modérée sera toujours un excellent moyen préservatif à recommander aux jeunes sujets, prédisposés à la phthisie; aux hypochondriaques, aux goutteux. Elle aura aussi de grands avantages dans toutes les maladies de longs cours, qui sont associées avec une complexion molle et inerte du corps. Mais, pour qu'elle devienne utile, il faut qu'elle soit long-temps continuée, que son action sur la machine animale, devienne constante et comme permanente. En général, on se lasse trop vîte, dans le monde, des prescriptions des médecins, surtout lorsqu'elles ont trait à l'hygiène; on ne sait point assez que l'homme qui prescrit le moins de remèdes, et insiste davantage sur l'hygiène, est, d'ordinaire, le plus habile et le plus heureux.

Sydenham parle d'un prélat d'Angleterre, qu'il parvint à guérir d'une affection mortelle, par l'équitation prolongée; et il ajoute, à la fin de cette cure remarquable : si le malade n'avait été *homme de grand sens et de grand esprit*, jamais il n'aurait seulement voulu entreprendre un pareil exercice.

Ce sont surtout les gens de lettres, les personnes sédentaires, qui trouveront, dans l'équitation, un moyen propre à opposer aux dangers de leur manière de vivre; elle donnera de l'ampliation à leurs

(1) Sydenham. *Op. omn.*, t. II, p. 302.

poumons, et reposera leur cerveau. Il ne faut point oublier que ce mode de gestation, si utile dans la majorité des cas, devient dangereux pour les personnes qui ont une susceptibilité des organes urinaires. L'équitation immodérée expose aux hernies, aux hémorrhoïdes, aux rétentions d'urine. L'exercice de *la voiture* n'a des effets signalés que chez les convalescents, les individus trop faibles pour produire d'eux-mêmes des mouvements. Nous nous sommes déjà occupés de *la navigation*, au sujet des climats et des voyages (v. p. 344); ses effets doivent être moins attribués à l'exercice proprement dit, qu'à des circonstances spéciales, telles que l'atmosphère marine, etc. Nous devons ici, dire quelques mots du *bercement* des jeunes enfants, exercice qui, par sa nature, rentre dans *les gestations*. Les mères de famille peuvent, à cet égard, faire peu de cas des prohibitions des frondeurs de tous les usages populaires. Le bercement, en renouvelant l'air, en secouant modérément toutes les parties, produit, la chose n'est pas douteuse, sur les organes de l'enfant, des impressions salutaires. En outre, c'est un puissant moyen de distraire l'enfant qui souffre, de calmer son système nerveux. « En procurant, dit très-bien de Sèze, une sensation douce, continue et uniforme, il provoque l'enfant au sommeil, et change, par là, sa situation inquiète, en une situation d'inertie et d'indifférence » (1).

(1) *Recherches sur la sensibilité*, p. 187.

ARTICLE II. — *Des exercices raisonnés ou de la gymnastique. De leurs avantages et de leurs abus.*

La gymnastique est l'art de régler les mouvements du corps, de manière à développer ses forces, à augmenter son agilité, sa souplesse, sa stabilité; à entretenir ou rétablir la santé; à servir enfin au développement des facultés, tant physiques que morales. Le savant Kurt-Sprengel pense, en effet, que l'éducation et la manière de vivre des Grecs, en même temps qu'elles eurent une influence très-importante sur le développement du corps, contribuèrent au perfectionnement des facultés de l'esprit (1). Nous allons passer en revue, d'une manière succincte, chacun des exercices systématisés ou gymnastiques.

La danse. — Elle a pour éléments la course et le saut, et emploie, par conséquent, les membres inférieurs. Les articulations de ces derniers sont alternativement ployées et redressées, d'une manière rapide. Par les succussions qu'elle produit sur les organes du bas-ventre, elle est très-propre à développer le système utérin, chez les jeunes filles. Mais, telle qu'on la pratique de nos jours, elle est plutôt nuisible qu'utile, comme nous en avons fait déjà la remarque, en traitant de la puberté chez les femmes (v. p. 116). Il ne faut point exécuter la danse, immédiatement après le repas, ni la prolonger pendant des nuits entières, au sein d'une atmosphère

(1) *Histoire de la médecine*, t. I, p. 206.

viciée par les bougies des luminaires, et le nombre des danseurs. Il ne faut point aussi qu'elle fournisse un aliment à un autre genre de corruption, la corruption morale.

L'escrime. — C'est un des exercices qui mettent le plus vivement en jeu un grand nombre de muscles. Celui qui fait des armes, se porte en avant et en arrière, avec une grande vivacité; il communique sans cesse à son corps des secousses violentes qui retentissent dans toutes ses parties. Cet exercice, en même temps qu'il développe les muscles des membres, donne, aussi, une remarquable extension à la cavité de la poitrine. Il convient donc particulièrement aux jeunes gens faibles, peu musclés, qui ont à redouter les atteintes d'une maladie thoracique. L'escrime, suivant une judicieuse observation du docteur Londe, n'est peut-être pas sans action sur certains sens externes, et sur certaines facultés cérébrales : il exige un coup-d'œil sûr, une détermination rapide, contribue peut-être à donner à certains hommes un juste sentiment de leurs forces.

Les jeux de balle, de paume, de volant, dans lesquels on est obligé de courir, de sauter, de donner de l'impulsion à un objet, développent, comme l'escrime, les muscles des extrémités supérieures, et ceux des membres inférieurs. On peut en tirer de nombreux avantages.

De la natation. — De tous les exercices qui font partie de l'éducation physique, la natation est, sans contredit, l'un des plus utiles. Il contribue le plus puissamment au développement du corps, à l'entretien et à l'accroissement des forces, et à la conservation de la santé. Si l'on considère cet exercice, sous le rapport de la propreté, il réunit tous les avantages des bains froids (voy. plus loin *hygiène de la peau*). Si on l'envisage comme moyen conservateur, il faut avouer que, de tous nos exercices, il n'y en a aucun qui donne à l'homme plus de confiance, plus de courage dans les circonstances périlleuses. Les différentes situations dans lesquelles se trouve le corps, en nageant, mettent en jeu tous les muscles des extrémités inférieures et supérieures, à la fois, particulièrement ceux des bras, de la poitrine. Nous recommandons spécialement l'exercice de la natation, aux jeunes gens qu'énervent des jouissances solitaires.

La lutte. — Elle développe les membres, fortifie les muscles. Cet exercice offre aussi l'avantage d'armer les jeunes gens de patience, de courage et de constance. Une longue expérience, et la pratique journalière, dit un habile gymnasiarque moderne, m'ont prouvé que, de tous les exercices du corps, la lutte, bien dirigée, est celui qui augmente le plus le courage, endurcit à la douleur, et accoutume les jeunes gens à la persévérance (1). Cet exercice convient particulièrement aux tempéraments lymphatiques, et ne saurait être exécuté après le repas.

Les jeux *palestriques*, ceux dits du *portique*, pratiqués dans les gymnases modernes, développent l'énergie musculaire, augmentent la force de la fibre motrice, en la rendant plus durable; ils perfection-

(1) Clias. *Gymnastique élémentaire*, p. 145. — 1819.

nent aussi la nutrition. On a fait, en outre, l'importante observation, qu'ils étendaient leur influence sur les sens, dont ils perfectionnent la justesse, et augmentent la force et la finesse. A ces effets si désirables, nous pouvons ajouter que la gymnastique corrige beaucoup de vices de conformation, qu'elle s'oppose puissamment à la fausse direction que peuvent prendre, soit la colonne épinière, soit les os des extrémités. Elle devient le modificateur le plus propre à réformer la constitution proprement dite (v. p. 172); car, pour répondre à son objet final, l'art cherche à établir l'harmonie entre les forces locomotrices, en perfectionnant sans cesse les parties les plus faibles. Elle sert de correctif, chez les enfants qui ont une inclination toute particulière à se servir des membres, qui répondent le plus activement à leur volonté; ce qui concourt encore à amener une inégale répartition des forces.

Lorsqu'on a pour but d'appliquer les ressources de la gymnastique, contre une prédisposition à la phthisie pulmonaire, il faut particulièrement insister sur les exercices qui donnent du développement aux muscles de la poitrine et aux membres supérieurs (*corde à nœuds; échelle renversée par son revers, progression par les mains sur la barre transversale, planche à chevilles, tremplin vertical, etc.*). Nous avons déjà parlé (v. p. 176) de l'exercice particulier des organes pulmonaires; nous devons y revenir en ce lieu. Puisque les poumons sont les organes menacés, il faut tâcher de leur appliquer plus spécialement les effets d'une gymnastique qui rende les inspirations plus fréquentes, plus profondes. Leur faiblesse peut se corriger par l'habitude de lire tous les jours, à haute voix, pendant quelques quarts-d'heure souvent répétés dans la journée, et surtout par la musique vocale. Il existe cependant, dans le monde, un préjugé qui défend le chant aux personnes qui ont l'organe de la voix faible, et la poitrine délicate; l'expérience journalière prouve le contraire. Je tiens, dit Baumes, de plusieurs personnes qui ont vu, dans des couvents, de jeunes pensionnaires très-délicates, menacées de pulmonie, dont la vie paraissait prête à s'éteindre, et dont la constitution a changé, en s'adonnant à la musique vocale (1). La *déclamation,* qui exerce encore directement l'appareil respiratoire, agit aussi secondairement sur toutes les parties du corps. Le jeu plus étendu du diaphragme, imprime aux viscères abdominaux des secousses continuelles qui animent leur vitalité. Cet effet est surtout sensible sur l'appareil digestif: aussi, Celse conseille-t-il la lecture à haute voix, dans les digestions lentes et pénibles. Les passions expansives, qui provoquent le rire, produisent des effets analogues, comme nous le constaterons plus tard.

Après avoir loué les exercices, nous devons, ce qui n'est pas la tâche la moins importante, signaler les abus qu'on en fait journellement.

(1) *De la phthisie pulmonaire*, t. I, p. 162.

Abus et dangers des exercices gymnastiques dans certaines circonstances.

Plus d'une fois déjà, dans le cours de cet ouvrage, nous avons eu l'occasion de nous élever contre l'abus qu'on était malheureusement disposé à faire des meilleurs matériaux de l'hygiène. Loin d'être alors une science éminemment conservatrice et perfective, elle se détourne de son but primitif, et dispense le mal au lieu du bien. Ainsi, la gymnastique est un modificateur qu'il faut bien se garder d'employer sans discernement; autant elle est capable, maintenue dans de sages limites, d'opérer de salutaires résultats, pour l'amélioration de l'espèce humaine, autant elle peut être funeste, si on s'en sert comme d'un instrument banal, si on confond, dans nos gymnases modernes, les tempéraments, les idio-syncrasies, sans raisonner, à un point de vue médical sévère, les dispositions favorables, ou contraires des sujets que l'on soumet à ces exercices violents.

Appliquée à l'éducation des jeunes personnes, la gymnastique ne doit être qu'un moyen exceptionnel, exigé par des circonstances particulières de santé(1). Dans le sexe féminin, en un mot, les exercices gymnastiques ne doivent intervenir que comme moyens curatifs. Chez les garçons, au contraire, la gymnastique peut entrer, d'une manière moins limitée, dans

(1) Le docteur Tissot, de Lyon, médecin de plusieurs pensionnats de jeunes personnes, nous a dit avoir eu souvent l'occasion de constater de nombreux accidents, survenus à la suite d'une fausse application de la gymnastique.

le régime hygiénique qu'on associe à leur éducation. Nous verrons, toutefois, dans un instant, qu'on doit écarter, avec soin, quelques-uns de ces derniers, de l'entrée des gymnases.

On ne doit point soumettre indistinctement, avons-nous dit, les jeunes sujets du sexe aux exercices gymnastiques ; bien plus, c'est, en quelque sorte, faire violence à la nature physiologique de la femme, c'est enrayer la marche de certains de ses développements normaux, que de forcer la croissance et l'ampliation des systèmes locomoteurs. La femme n'est organisée, ni sous le rapport physique, ni sous le rapport moral, pour les travaux pénibles, pour les exercices violents. Chez elle, la vie intérieure prédomine, tandis que, chez l'homme, la vie animale extérieure, ou le mouvement musculaire, a plus d'énergie. Selon Sœmmering, le cerveau de la femme est plus pesant, proportionnellement au reste du corps, que celui de l'homme ; tandis que, chez celui-ci, la sensualité, la masse matérielle, chair et os, font opposition plus forte au point central de la vie intérieure. On ne doit jamais perdre de vue ces caractères physiologiques, dans l'hygiène et dans l'éducation de la femme, et le degré de mollesse inhérent à son organisme. Celui-ci ne jouit jamais mieux de toute la plénitude de ses droits, que, lorsqu'à une sensibilité modérée, il joint de la souplesse. Une certaine faiblesse, dit Roussel, doit être l'effet combiné de cette dernière disposition, unie à des organes d'une médiocre masse. Plus sensible que robuste, plus mobile que capable de mouvoir, la femme possèdera donc toutes les qualités vitales, dans le degré le plus exquis, mais avec des forces physiques très-bornées; de manière que son existence consistera plus en sensations qu'en idées et en mouvements corporels (1). Qu'il faut craindre d'enlever, par une hygiène mal entendue, cette délicatesse innée au tempérament de la femme; qu'il faut craindre d'intervertir son sexe, en développant son organisme, dans le sens de la virilité! C'est cependant, à quoi tendent des exercices musculaires assidus, fondés sur l'art de la gymnastique. Si la jeune fille a déjà une constitution forte, si son tempérament est riche, vous l'amènerez infailliblement sur les limites de la constitution athlétique; vous donnerez à son système musculaire des saillies difformes; vous romprez le cours de mouvements vitaux intérieurs, dont les bénéfices s'exercent au profit de la vie sexuelle. Il est bien prouvé, en effet, que celle-ci est compromise, chez la femme, par un genre de vie, par des exercices qui ne sont pas appropriés à sa nature et à son type primordial.

Les femmes, livrées aux exercices les plus violents, endurcies par la fatigue, accoutumées au régime de vie le plus dur, cessent, pour ainsi dire, d'être femmes; elles perdent leurs menstrues, deviennent *hommasses*, et sont d'un tempérament beaucoup plus chaud que ce phlegmatique, élevé à l'ombre, dans le sein du repos et de l'oisiveté, nourri de viandes délicates, et couché sur le plus tendre duvet.

(1) Roussel. *Syst. phys. et mor. de la femme*, p. 28-29. — Hippocrate a dit : *mulierem rariore et molliore carne esse quàm virum censeo.* (*De morb. mulier.*, liv. I.)

On ne croirait pas que c'est un homme ; il a le teint pâle, la peau blanche, les yeux languissants ; quelquefois il paye, périodiquement, par les veines hémorrhoïdales, le même tribut que les femmes payent chaque mois (1). C'est ainsi que la perfectibilité organique mal dirigée, tend à une sorte d'interversion des sexes, comme nous l'avons vu (p. 85) tendre à une interversion des âges ; c'est là un fait capital qu'il ne faut jamais perdre de vue. Eh ! d'ailleurs, cette jeune fille, que vous livrez, pendant une série d'années, à des exercices qui, en développant particulièrement les membres supérieurs, agrandissent la sphère de la cavité thoracique, vous l'étreindrez plus tard, au moyen de corsets et de corps de baleine ; par conséquent, il arrivera un moment où vous opérerez sur son organisme une réaction contraire. C'est alors que ce brusque refoulement des viscères thoraciques, joint aux habitudes sédentaires que vous lui faites contracter, à la sortie du pensionnat, pourra amener les effets les plus funestes, et particulièrement le développement de la phthisie pulmonaire. En général, qu'on s'abstienne donc d'imposer les exercices du gymnase aux jeunes filles qui se développent bien, qui ont de belles formes, et une belle carnation ; la promenade et les jeux ordinaires leur suffisent.

Il n'en est pas de même de ces jeunes filles d'une

(1) Le Camus. *Médecine de l'esprit*, t. II, p. 325. — Stahl (*theor. med. ver.*) a aussi constaté le même fait ; cet illustre médecin, qui a le mieux approfondi la nature des affections hémorrhoïdales, a vu, chez certains sujets adonnés à la mollesse et à une vie efféminée, des hémorrhoïdes revenir périodiquement.

constitution débile, et d'un tempérament appauvri, chez qui on a à redouter les déformations causées par le rachitisme; elles exigent les secours de la gymnastique: chez celles-ci, on n'a pas à craindre que l'organisme dépasse le degré de vigueur normale départie à leur sexe, et les qualités physiologiques qui lui sont spécifiques. Les travaux gymnastiques imprimeront une heureuse impulsion aux forces de l'économie, les répartiront d'une manière uniforme, et donneront, ainsi, une excitation salutaire à un organisme menacé d'un arrêt de développement.

Quoique les jeunes garçons, par leur nature même, se trouvent fort bien d'un système d'éducation physique, qui développe en eux la force et l'agilité musculaire, qui endurcisse leurs corps, la physiologie veut, cependant, qu'on élimine des gymnases, certaines constitutions, certains tempéraments, certaines idiosyncrasies, dont la santé se trouverait infailliblement compromise, à la suite de ces exercices. Ainsi, les jeunes gens qui ont déjà une grande tendance à la pléthore, ceux qui sont anévrismatiques, ne pourraient se livrer à la gymnastique, sans courir de grands dangers. Il en est de même, mais à un autre point de vue que celui de la santé physique, de ceux qui sont prédisposés à la constitution athlétique, chez lesquels le système musculaire se dessine déjà vigoureusement; non-seulement, pour ceux-ci, la gymnastique n'est point nécessaire, mais elle produirait d'étranges aberrations (voy. p. 233). Qu'on aie soin, pareillement, de ne pas abuser des exercices qui augmentent démesurément la force matérielle, chez les jeunes sujets qui ont un caractère emporté, des instincts destructeurs : ce serait donner un nouvel essor à leurs mauvaises passions, et qui plus est, un instrument dangereux à celles-ci. L'éducation physique doit toujours se proportionner aux exigences de l'éducation morale, et on doit modifier la première, lorsque cela est nécessaire, pour entrer plus complètement dans le sens de la seconde. Or, rien n'est plus avéré que la coïncidence des instincts brutaux, des passions violentes, avec le tempérament athlétique; la conscience de leur force physique, triple l'audace des malfaiteurs. Pour se convaincre de cette vérité, il n'est besoin que de jeter un coup-d'œil sur les sujets appartenant aux classes dangereuses de la société. Les observations que j'ai faites plusieurs fois dans les différents bagnes du royaume, dit un physiologiste, m'ont convaincu que, presque tous les individus, condamnés pour homicide, sans préméditation, avaient les sens vifs et prompts à s'enflammer; ils avaient eu à redouter et à combattre, toute leur vie, l'impétuosité naturelle de leurs premiers mouvements; et loin d'avoir vécu dans des circonstances favorables à leur perfectionnement, ils s'étaient, au contraire, développés au milieu des impressions les plus capables d'affaiblir l'intelligence et de surexciter les penchants (1).

Telles sont les réflexions que nous devions associer aux éloges que nous avons donnés à la gymnastique. A présent, qu'on paraît bien convaincu de ses avantages, et qu'on se dispose à en faire une application générale à l'éducation, il est à craindre seulement

(1) Voisin. *De l'homme animal*, p. 242

qu'une sorte d'engouement, pour une chose bonne en soi, ne porte, comme cela est, malheureusement, trop naturel, à l'esprit humain, à l'exagérer, à en tirer plus qu'elle ne peut donner d'une manière légitime. Disons donc, que la gymnastique, pour porter des fruits vraiment salutaires, doit être, en tout point, subordonnée à l'esprit médical : c'est à celui-ci qu'il appartient de juger l'opportunité de ses applications, aussi bien que leurs dangers. Les exercices du gymnase, par leurs effets sur le corps humain, rentrent tout-à-fait dans le domaine de l'hygiène, et c'est fausser leurs applications, que de les laisser à l'empirisme. Dans tous les cas, ce serait un grand malheur si cette gymnastique artificielle, méthodique, portait à oublier la pratique de la gymnastique naturelle, consistant dans les jeux animés.

Aristote, comme Platon, adressait, de son temps, des reproches bien fondés aux pratiques abusives du gymnase. Ces gens-là, dit-il, qui livrent trop la jeunesse aux exercices du gymnase, et qui la laissent sans instruction sur des choses plus nécessaires, n'en font, à le bien dire, que de vils estafiers, bons, tout au plus, pour une des fonctions de la vie civile, mais fonction qui, si l'on consulte la raison, est la moindre de toutes.... Qu'il faille donc user de la gymnastique, et comment, c'est sur quoi l'on est d'accord. Mais, jusqu'à la puberté, ne pratiquez que des exercices légers, sans assujétir le corps à des excès de nourriture, ni à des travaux violents, de peur que cela n'arrête la croissance. La preuve que c'est, là, l'effet de ce régime forcé, c'est qu'entre ceux qui ont remporté le prix aux jeux olympiques, dans leur jeunesse, à peine en trouverez-vous deux ou trois qui l'aient encore remporté dans un âge plus avancé. Pourquoi cela? parce que la violence des exercices, auxquels ils avaient été soumis, avait épuisé leur force et leur vigueur (1).

ARTICLE III. — *Quelques autres remarques particulières sur les exercices; du repos en général; du repos complet, ou du sommeil.*

Nous avons vu précédemment que l'exercice convient à tous les âges; l'enfance en a besoin pour se développer et s'affermir; la vieillesse, pour entretenir la souplesse de ses membres, attaqués par la rigidité sénile, et pour empêcher les *raptus* mortels qui s'opèrent alors sur le cerveau. A l'égard des enfants, la marche réclame quelques précautions particulières. En général, on ne doit point se presser de faire marcher les enfants; ce n'est qu'après le sevrage, vers le douzième mois, et lorsque les extrémités inférieures ont assez de forces pour soutenir le poids du corps, qu'on doit les y exercer. La meilleure méthode est de les soutenir par la main. On doit proscrire l'usage *des lisières*, d'une manière absolue. Il a l'inconvénient de faire pencher l'enfant, et de le rendre voûté, parce que, dans cette attitude, la poitrine devient le centre sur lequel porte le poids du corps : il en résulte que la poitrine rentre en dedans, et que la respiration devient gênée. Ce qui vaut mieux, c'est de leur laisser rece-

(1) *République*, t. III, liv. VIII, p. 167.

voir des leçons de la nature même, et de l'expérience; on les laisse se rouler par terre. Cet exercice, non seulement les fortifie, mais leur apprend encore à faire usage de leurs membres; ils commencent ainsi à marcher seuls, de bonne heure, sans avoir besoin de guides ni de maîtres (1). Après cela, dès que l'enfant peut marcher, il faut le laisser s'exercer lui-même au grand air, et se livrer aux mouvements et aux jeux de son âge.

Du repos. — Pour que les exercices soient favorables, il ne faut point qu'ils soient continus : ils supposent donc *le repos*. Ce dernier modificateur vient en aide à l'épuisement que déterminent les exercices actifs; il renouvelle l'excitabilité musculaire, favorise l'assimilation dans les divers tissus de l'économie. L'homme qui devient le plus robuste, est celui qui se livre à des exercices musculaires, exigeant un certain emploi de forces, mais suffisamment interrompus par des intervalles de repos.

Il est des constitutions qui ont besoin de plus de repos que d'autres : telles sont, en première ligne, les personnes douées d'une complexion sèche, bilieuse. L'inaction, en modérant la grande tension des fibres, en ralentissant le mouvement circulatoire, en diminuant les excrétions trop abondantes, tend à produire plus de développement dans le système cellulaire, à rendre plus humide le tissu des organes, à modérer une sensibilité devenue trop vive, à opérer enfin une transmutation profonde, très-utile. Nous renvoyons, du reste, le lecteur aux

(1) Tourtelle. *Ouv. cit.*, t. II, p. 367.

conseils que nous avons donnés, à propos du tempérament bilieux (v. p. 211).

Le repos devient, dans une circonstance particulière de la vie des femmes, *les suites de couches*, une impérieuse nécessité, qu'elles ont, de nos jours, une trop grande tendance à enfreindre. Elles semblent ignorer que tous les organes du bas-ventre, après le travail de l'accouchement, se trouvent distendus, relachés outre-mesure; que les os même du bassin, au niveau de leurs articulations, sont soumis à un travail particulier de ramollissement, qui facilite l'expulsion de l'enfant. Or, rien n'est plus propre, que l'immobilité absolue, à établir et consolider ce grand travail de réparation. On a vu, quelquefois, des femmes, qui avaient eu l'imprudence de se lever prématurément, mourir dans l'espace de peu de jours (1). La complexion des femmes des grandes villes, chez lesquelles les parties sont dans un plus grand état de relâchement, les oblige, en général, à garder le repos complet, pendant quinze jours au moins. L'infraction à cette règle devient pour elles l'origine de relâchements de l'utérus, d'ulcérations, d'affections diverses, qui dégénèrent en squirrhe et en cancer.

Du sommeil ou repos complet.

Nous avons vu, en traitant de la santé, qu'un sommeil tranquille et réparateur, était un de ses at-

(1) Il se forme alors de vastes abcès dans les articulations du bassin. On doit à M. Nichet, accoucheur distingué de cette ville, des recherches intéressantes à cet égard.

tributs ; c'est aussi une de ses conditions. Le sommeil, comme on l'a dit, est une mort qui nous redonne la vie ; renfermé dans de justes bornes, il imprime une nouvelle énergie aux forces vitales, ranime l'activité des sens. Au sortir d'un sommeil doux et paisible, l'âme, suscitée de son assoupissement, agit, pense et se ressouvient, selon son bon plaisir; le corps est vif et agile. D'après Sanctorius, le sommeil, en facilitant la transpiration insensible, débarasse le corps de matériaux hétérogènes, qui ne séjourneraient point sans danger, dans les secrets couloirs de l'économie. C'est pendant le repos de la nuit, que les crises salutaires se déterminent.

La durée du sommeil a une grande influence sur l'organisme : s'il n'est pas assez long, la réparation qu'il doit effectuer, n'est pas complète, et à la longue, on s'épuise ; si, au contraire, il est trop prolongé, il hébète, il engourdit, soit parce que les organes ne sont pas suffisamment cultivés par l'exercice, soit parce que le mouvement propre qui constitue le sommeil, rend, par degrés, le système nerveux moins excitable. C'est ce qui nous rend raison de la manière d'agir sur le cerveau de certaines habitudes dites de *paresse* ; elles émoussent l'organe de l'entendement. Nous avons vu bien des jeunes gens, sortir du collége, pleins de vie, de sève intellectuelle et d'avenir, puis, se livrer avec délices aux douceurs d'une sieste prolongée, lorsque l'heure de l'indépendance avait sonné pour eux. Cette habitude, s'étant peu à peu enracinée chez eux, les a bientôt rendus méconnaissables. Ils sont tombés dans une sorte de paralysie morale, et leurs talents se sont évanouis. C'est pour cela que Platon disait qu'un trop long sommeil nuisait autant à l'âme qu'au corps.

Sa durée doit être réglée sur l'âge, le tempérament, le degré de santé, et la saison, etc. Les enfants, les jeunes gens et les femmes, doivent dormir davantage que les hommes de l'âge moyen. Les personnes qui ont beaucoup d'embonpoint (v. p. 220), celles qui sont douées d'un tempérament lymphatique, doivent veiller davantage que les individus nerveux, bilieux, etc. Plus on se fatigue, plus on a besoin de repos : il convient, en général, de faire moins d'exercice et de se livrer plus long-temps au sommeil, durant les constitutions chaudes et sèches, et moins dans celles qui sont froides et humides. « Le sommeil humecte et relâche le corps, et la veille le dessèche. » (Hippocrate.)

Nous avons vu (v. p. 270) que la chambre à coucher devait être vaste et bien aérée, ouverte pendant le jour. Nous ne nous étendrons point longuement sur la composition des lits, et les soins qu'ils réclament ; une bonne ménagère en sait plus que nous sur ce chapitre. Simplicité, propreté, telles sont les principales conditions que l'hygiène recommande. Remarquons, en passant, que la macrobiotique n'a point encore consigné dans ses annales, la vie d'un centenaire, qui ait habituellement couché sur des coussins de duvet. Nous nous sommes souvent bien trouvé, quelquefois, de faire reposer les jeunes enfants d'une complexion faible et délicate, sur de petits coussins de plantes aromatiques, de romarin ou de fougère. Il est essentiel d'accoutumer ceux-ci à dormir la tête très-légèrement couverte : cette excellente habitude est le moyen d'éviter les maux de gorge, de dents et d'yeux, qui ne manquent jamais de survenir chez les personnes qui ont contracté l'habitude de porter des bonnets de laine ou de coton.

Les lits mous et chauds excitent les organes génitaux, entretiennent des pollutions, exposent à l'accumulation et au trop long séjour des urines dans la vessie. L'usage des sommiers élastiques, qui tend à s'établir, nous paraît très-favorable; ils offrent au corps un plan incliné et résistant.

L'habitude de se lever de bonne heure indique une bonne santé, et contribue singulièrement à l'entretenir. Depuis que nous observons, nous avons toujours remarqué que les personnes qui s'offraient à nous comme types d'une santé vigoureuse et inaltérable, avaient, depuis longues années, l'habitude de se lever matin. Nous avons peu vu d'exceptions à cette règle. C'est ce qui nous engage à insister avec force, auprès des pères de famille, pour qu'ils inculquent cette habitude à leurs enfants.

La chaleur du lit et la position horizontale qu'on y garde, rendent les selles irrégulières. Locke conseille de solliciter, tous les matins, la nature à cette excrétion, soit qu'on en éprouve ou non le besoin; et cette habitude devient, avec le temps, une seconde nature : ce conseil est de la plus grande utilité. Puisque nous en sommes sur ce point, nous dirons, en passant, que c'est une très-mauvaise méthode que celle de recourir fréquemment aux purgatifs et aux lavements, pour prévenir la constipation, ou y remédier. L'action de ces moyens devient bientôt nulle;

la force contractile des intestins n'y répond plus.

Pour goûter de tous les bénéfices du sommeil, il faut n'éprouver aucune gêne dans le lit, et que le corps soit dans une position presque horizontale, excepté la tête, qu'il est bon d'avoir un peu élevée. On doit éviter de se découvrir en dormant; l'expérience justifie, chaque jour, cet axiôme de Sanctorius : « La transpiration est plus empêchée, lorsqu'en dormant, on se défait de ses couvertures, que lorsque, durant la veille, on se dépouille de ses habits. » C'est pendant le sommeil, en effet, que l'on contracte le plus facilement les rhumatismes et autres maladies, dues au froid humide. C'est encore pendant le sommeil, que les maladies contagieuses se transmettent avec le plus de facilité. Aussi, une personne saine doit-elle soigneusement éviter de coucher dans la même chambre où séjourne un individu atteint des affections que nous avons indiquées (v. p. 290). Sanctorius a émis encore, à cet égard, une excellente proposition : « Comme on transpire plus au lit qu'ailleurs, et que la matière qui s'échappe par les pores, y est retenue par les couvertures, c'est là, surtout, que des gens qui ne se portent pas bien, communiquent leurs maladies aux personnes en santé, avec qui elles couchent; là même que, quelquefois, des gens qui ne se portent pas bien, s'incommodent respectivement, en se communiquant des humeurs qu'il aurait mieux valu qu'ils ne se transmissent pas. »

Lorsque la précieuse faculté du sommeil, que Fernel nommait la meilleure partie de la vie humaine, est perdue, c'est encore à l'hygiène qu'il appartient de la restituer. Les médicaments ont peu de chose à faire contre *l'insomnie,* devenue un état morbide habituel. Un exercice modéré, d'autres fois un repos physique et moral complet, l'absence de tout excitant intérieur ou extérieur, une alimentation douce, des boissons rafraîchissantes, peuvent contribuer à ramener le sommeil.

Les personnes qui *font du jour la nuit*, et de *la nuit le jour*, ne peuvent, en aucune manière, justifier cette conduite, qui est une violation flagrante des lois de la nature. C'est elle-même qui, par la nature de l'air plus frais et plus humide la nuit que durant le jour, par les ténèbres, par le silence, par l'exemple de presque tous les êtres vivants, indique à l'homme le temps où il doit se livrer au repos. Le sommeil est alors bien plus tranquille, plus profond, et répare bien davantage; tout est calme, et les organes des sens ne sont pas exposés à autant de causes d'irritations que durant le jour, où ils sont sans cesse frappés par la lumière, le calorique, le froid, le bruit, et plusieurs autres causes inévitables, qui font obstacle au sommeil, et l'empêchent d'être tranquille et réparateur. C'est, dès-lors, un bien déplorable aveuglement, de la part des personnes passionnées pour l'étude et la science, que celui qui les entraîne aux veilles et aux méditations nocturnes. Quoique la science soit comme un asile sacré, où l'homme peut jouir entièrement de lui-même, c'est toujours, d'après Épicure, une philosophie mensongère, que celle qui préfère une sorte d'exaltation fiévreuse à la réalité de la santé; c'est un triste calcul de faire de l'étude des lettres une passion dangereuse, tandis qu'elle devrait surtout servir à modérer celles qui sont mauvaises. L'auteur d'un ouvrage ancien sur la *médecine de l'esprit,* après avoir posé un principe, fort contestable d'ailleurs, savoir que les veilles disposent efficacement à avoir de l'esprit, termine un chapitre par cette réflexion très-sage, et que nous consignons ici : « Ainsi, dit-il, quoique les veilles disposent à avoir de l'esprit, nous croyons que c'est un moyen à ménager avec beaucoup de circonspection, puisque la santé y est si fort intéressée. Il est vrai que, quelquefois, en le négligeant, on en pense moins subtilement; mais on a l'avantage de penser plus long-temps, et de jouir d'une meilleure santé; ce qui équivaut aux avantages d'une brillante réputation ou d'une grande fortune. » C'est, surtout, par la privation du sommeil, que la vie du grand monde, s'écoulant au travers des bals et des fêtes nocturnes, étiole un si grand nombre d'organisations, et abrège tant d'existences. Nous aurons, à propos de l'hygiène de la vue, à signaler les dangers particuliers à ce sens, des veilles trop prolongées.

Il y a, comme nous l'avons déjà vu, dans un des précédents chapitres (v. p. 317), de secrètes affinités entre les grandes lois qui régissent le système général du monde, et l'organisme de l'homme (microscome). On observe, dans chaque individu, et principalement dans ceux qui ont le genre nerveux très-mobile, des changements qui correspondent aux quatre points cardinaux; mais, le plus marqué, est celui qui arrive le soir, et qui consiste dans une petite fièvre, caractérisée par la précipitation du pouls, la lassitude et la propension au sommeil, qui augmentent insensiblement jusqu'à minuit. Cette fièvre est utile, en ce qu'elle tend à opérer la dépuration des humeurs, et à élaborer complètement la matière des sécrétions. Il résulte, de là, que celui qui, au lieu de se livrer au repos nocturne, veille durant l'accès fébrile, destiné à séparer et à épurer les humeurs, trouble et déconcerte l'appareil des mouvements qui doivent opérer d'aussi salutaires effets, et se prépare une foule de maux inévitables (1).

Il ressort, de ces circonstances, que l'heure à laquelle on doit commencer à se livrer au sommeil, est fixée par la nature. Les personnes qui tiennent à leur santé, ne pouvant, dans toutes les saisons, prendre pour guide le lever et le coucher du soleil, doivent se coucher et se lever à des heures également distantes du milieu de la nuit. L'art d'ordonner sa vie, dans ses rapports stricts avec l'hygiène, consiste, surtout, à faire en sorte que l'heure de midi se trouve être le milieu du temps consacré à la veille, et celle de minuit, le milieu du temps consacré au sommeil. Dans les grandes villes, où les occupations sont fixées par un ordre établi, il n'est jamais possible de se conformer à cette loi de la nature; et c'est en partie pour cela que la vie humaine s'y trouve plus rapidement consumée (v. p. 135). Ce mépris d'une loi primordiale, est ce qui propage et entretient, dans les grands centres de population, des habitudes de désordre et d'immoralité. Il suffit à l'observateur, pour s'en convaincre, de traverser, le

(1) Tourtelle. *Eléments d'hygiène*, t. I, p. 453.

soir, les carrefours des cités; d'y entendre ces clameurs, d'assister aux rixes, à tout ce bruit, de considérer cette excitation fébrile, qui s'empare alors de toute une multitude.

Les moyens que nous avons indiqués contre l'insomnie, conviennent aussi contre certains phénomènes pénibles, qui se passent durant le sommeil, tels que les *cauchemars*, les *rêves fatigants*. L'hygiène morale, comme nous le verrons plus loin, peut fournir les moyens de calmer ces accidents, qui, chez beaucoup de personnes, sont le produit d'une imagination désordonnée. Chez les très-jeunes enfants, cet état peut être très-dangereux, et déterminer des convulsions. Il faut avoir le soin de se tenir à leur portée, de manière à les réveiller, et les remettre dans la position d'un sommeil tranquille, aussitôt qu'on s'aperçoit de leur agitation.

CHAPITRE II.

DES CHOSES QUI S'APPLIQUENT A LA SURFACE DU CORPS. — HYGIÈNE DE LA PEAU; DE LA PROPRETÉ, DES FRICTIONS, DU MASSAGE, DES ABLUTIONS. — DES BAINS, DES BAINS FROIDS; DES BAINS DE MER; DES BAINS CHAUDS ET TIÈDES. — DE L'HYGIÈNE DE LA PEAU DANS SES RAPPORTS AVEC LES AUTRES FONCTIONS; HYGIÈNE DES PARTIES ACCESSOIRES DE LA PEAU; ONGLES, CHEVEUX, POILS.

Des choses qui s'appliquent à la surface du corps.

Nous arrivons à un ordre de modificateurs, dont l'action physiologique est totalement différente de celles produite par l'air atmosphérique, les aliments, et les exercices. Tandis que ceux-ci, impressionnent l'économie humaine, *du dedans au dehors*, ceux-là, opèrent *du dehors au dedans*; ils agissent en modifiant la vitalité de la peau, et en protégeant cette vaste surface. Tandis que l'oxigène, et l'aliment proprement dit, agissant directement sur le sang, lui fournissant des matériaux, sollicitent les mouvements du centre à la périphérie, les choses qui s'appliquent à la surface du corps, font rayonner leur influence de la périphérie au centre. Les uns portent immédiatement leur action sur les racines même de la vie végétative, les autres, sur ses branches. Mais, quoique l'importance de ces derniers, d'après leur rôle physiologique, soit moindre, ils ne laissent pas d'opérer une forte réaction sur les fonctions de la vie intérieure. Les irritations générales de la peau, les frictions, les bains, et autres impressions analogues, se rangent parmi les influences qui favorisent la nutrition. Par leur action directe sur le système nerveux, ces agens se rapprochent de la manière d'agir des exercices.

1° Hygiène de la peau. — *De la propreté.*

La peau est le principal instrument d'épuration de l'organisme; de sa surface, s'échappent à chaque instant, des fluides destinés à la lubréfier, à maintenir une température constante, et à débarrasser le sang des éléments étrangers à sa composition normale; comme le foie, elle fait antagonisme aux poumons, en exhalant, sous forme de divers sels, l'acide carbonique. Si des fautes, contre l'hygiène, et surtout la malpropreté, viennent à troubler ses fonctions, divers accidents peuvent survenir, dans l'économie. La peau, dit Hufeland, sert à maintenir l'équilibre entre les facultés, et entre les mouvements. Plus elle est active et perméable, et plus l'homme est à l'abri des congestions et des diverses maladies des poumons, du canal intestinal et des autres viscères du bas-ventre, moins il est exposé aux fièvres gastriques, bilieuses et muqueuses, à l'hypochondrie à la goutte, à la phthisie pulmonaire, aux affections catarrhales et rhumatismales. Une des causes, ajoute-t-il, qui contribue le plus à rendre ces maladies si communes parmi nous, c'est que nous avons perdu l'habitude d'entretenir notre peau dans un état continuel de propreté, et de vigueur, par l'usage des bains et des frictions. Sans une peau saine, pas de restauration complète. Enfin, il ne faut point oublier, que la peau est le principal théâtre des crises, c'est-à-dire, des mouvements que la force médicatrice de la nature, excite dans les maladies, de sorte, qu'un homme, chez lequel elle est bien perméable, et douée d'une grande activité, peut compter sur une guérison plus facile et plus complète, souvent même, sans le secours de la médecine, lorsqu'il vient à tomber malade (1).

Un auteur anglais, a appelé avec juste raison, la propreté, *la santé visible*; on ne saurait croire jusqu'à quel point, ce qui lui est contraire, apporte de

(1) *Macrobiotique*, p. 359.

préjudice à la vigueur de l'individu. Il faut avoir vu de près les hommes du peuple et les soldats, pour avoir une idée juste de l'excès où elle peut être portée. Lorsque ces derniers, entrent dans les hôpitaux, il arrive communément, que leur peau, surtout celle des extrémités inférieures, est couverte d'une couche épaisse d'une crasse noirâtre, obstruant tous les pores. Cette extrême malpropreté, explique en partie, la mortalité qui frappe les militaires; il a été démontré, en effet, que l'armée quoique composée d'hommes forts et choisis, perd un tiers de plus que la population civile (1).

Les soins, dits *de toilette*, auxquels il est essentiel d'assujétir de bonne heure les enfants, ne doivent point être considérés comme une affaire de pur agrément, comme une des charges de l'état social, mais bien comme un moyen de faciliter le mouvement *dépuratoire* de l'économie. Outre le plaisir que l'on ressent en se lavant souvent le visage et la tête, on désobstrue les orifices de la matière perspiratoire, et l'on détermine celle-ci à passer du côté où l'appèlent les mouvements. Ces choses, de la part d'un médecin, peuvent paraître frivoles et de peu de conséquence pour la santé; mais, quoi qu'on en pense, nous dirons comme Cheyne : elles ne sont pas moins vraies que ce que nous avons avancé sur des choses graves, et si l'on néglige ce qui paraît minutie, il devient peu à peu digne d'attention et plein de danger (2). C'est ici, que serait le lieu de traiter des *cos-*

(1) Scoutetten. *Ouvr. cit.*, p. 353.

(2) *Art de conserver la santé*, p. 293.

métiques, ou remèdes destinés à perfectionner la beauté, et qui sont une des branches les plus lucratives de la charlatanerie. Nous nous bornerons à réclamer, dans leur emploi, une grande circonspection, et ce conseil est particulièrement applicable aux femmes qui, faisant dépendre souvent leur existence de la beauté, sont aussi crédules sur ce qui intéresse un point aussi essentiel, que les hommes le sont, en général, lorsqu'il s'agit de leur santé. L'usage des cosmétiques où entrent des préparations de plomb (carbonate de plomb), d'alumine, du sulfure de de mercure, du sous-nitrate de bismuth, et même quelquefois de l'arsenic, peut devenir dangereux par l'absorption des matières vénéneuses. L'eau de cologne, de la reine de Hongrie, les savons les plus simples, et qui contiennent le moins de soude, sont les seuls adjuvants pour la toilette que le médecin puisse autoriser. Ceux qu'il préconise, ceux qui sont bien plus propres à entretenir l'épanouissement de cette fleur qu'on nomme la beauté, sont le sommeil, pris pendant la nuit, l'exercice en plein jour et de grand matin, la modération dans les plaisirs. Il va sans dire que les personnes affectées de couperose, de croûtes dartreuses, et de diverses taches, feront bien de n'ajouter à leurs lotions aucun ingrédient, parce que telle liqueur, dont l'action se bornerait à donner du ton et de l'élasticité à la peau, chez certains sujets, pourrait produire, chez elles, l'effet d'une lotion styptique, et les exposer à de fâcheuses répercussions.

Mais, la propreté même, au point de vue de l'hygiène, tombe dans l'excès. Ceci s'adresse particulièrement à ces personnes oisives, plongées dans le luxe et la délicatesse, et qui n'ont d'autre soin que de se nettoyer, de se parfumer; l'abus des bains chauds, et l'excès d'une propreté recherchée, diminuent beaucoup cette activité et cette élasticité de la peau, qui éloignent les maladies intercurrentes, et qui se lient à l'énergie générale de l'organisation. Voici un passage fort original de notre profond et spirituel Borden, qui, dans un langage assez libre, dit beaucoup de choses : « L'état *hirsute* ou écailleux de la peau, l'odeur qu'elle exhale, sont des preuves de force, des effets d'une disposition décidée à la génération : ceux qui ont beaucoup d'expérience sur ce point, ne s'y trompent pas.... Il faut même convenir qu'un excès mal entendu de propreté, fait souvent prendre pour maladie ce qui ne l'est pas, et peut aussi, en éloignant la source de cette odeur, énerver, au détriment des générations à naître, la vertu génératrice. Cet accident arrive à ceux qui sont sans cesse occupés à se laver et à s'embaumer. Les habitants des villes ne sont peut-être pas assez attentifs ou orientés sur les conséquences du luxe et de la propreté; il a aussi ses bornes et ses modes, et ses puériles manies. Il faut le dire, pour consoler ceux qui ne peuvent s'y livrer (1). » Il est certain que le médecin béarnais a voulu faire allusion, dans ce passage, à l'abus de la propreté, par l'usage *des bains chauds ou tièdes* qui, pris immodérément, énervent les forces et produisent un effet véritablement hyposthénisant. Ceci n'engage nullement les saines et mâles pratiques de la pro-

(1) *Œuvres complètes*, t. II, p. 316.

preté, chez les personnes qui ont à cœur de fortifier leur surface externe, et de se mettre ainsi, à l'abri de bien des influences nuisibles.

2° Frictions, massage, ablutions.

Le luxe et la mollesse nous ont conduits à craindre la plus faible impression du froid; notre peau, presque constamment lâche et moite, transpire à la moindre chaleur, tremble à tous les vents coulis; de là les refroidissements, d'autant plus faciles, que nous avons pris l'habitude de nous soustraire à toutes les variations de température. Certes, on ne peut nier que cette disposition fâcheuse, qui nous expose à nous enrhumer, pour avoir eu la tête un instant découverte, pour avoir passé rapidement dans un appartement non chauffé, pour avoir omis de porter un vêtement en apparence inutile, ne soit un résultat des petits soins et des délicatesses, dont s'entoure la civilisation moderne. Sous ce rapport, une énorme distance nous sépare des populations de l'antiquité, chez lesquelles l'entretien des fonctions de la peau, faisait partie intégrante des mœurs. Il n'en faut pas davantage, pour expliquer les métamorphoses que les maladies ont subies, par les prodigieux changements établis dans les constitutions des hommes, et l'invasion des maladies catarrhales et rhumatoïdes, comme nous en avons déjà fait la remarque (v. p. 219).

L'effet des frictions, est d'abord d'achever le nettoiement de la peau, puis de titiller les houpes nerveuses, et d'appeler un afflux de sang dans le réseau capillaire du derme ; il y a dans ce fait, augmentation de tous les phénomènes organiques de la peau. On conçoit qu'elles puissent suppléer l'exercice chez les personnes valétudinaires. Ceci, dit Cheyne, mérite bien l'attention des personnes affligées d'une débilité de nerfs, et qui mènent une vie sédentaire, de celles surtout, qui, étant menacées de quelque paralysie, ne peuvent se livrer à un exercice un peu soutenu ; elles doivent employer une demi-heure, soir et matin, à se frotter tout le corps, surtout les membres, avec un linge rude et des vergettes. Chacun sait de quelle utilité l'étrille est à un cheval ; elle le rend lisse, gai, vif, et fringant. Cet animal, à demi houssé, mais bien étrillé, est meilleur que celui qui serait bien nourri et mal étrillé, à cause des mouvements dont la peau et ses fibres sont agitées. Parmi les pratiques salutaires que Vespasien rapporta de l'Egypte, alors qu'il n'était encore que César, Suétone nous cite celle de se faire frictionner et de jeûner une fois par mois : il jouissait, dit-il, d'une très-bonne santé, bien qu'il ne fît rien autre chose que de se faire frictionner méthodiquement, et de jeûner une fois par mois (1).

Le *massage,* qui est une sorte de pétrissement du corps, a pour effet d'activer les fonctions de la peau, de rendre plus facile les glissements des muscles, les uns sur les autres, de favoriser l'abord du sang dans les parties frappées d'atonie et de débilité. A en juger par les cures qu'on lui doit dans les

(1) Suet. *in vit. Vesp.*, § XX.

affections articulaires, dans les maladies, dites froides, ses conséquences sur l'homme sain, qui s'y astreindrait chaque jour, dans l'intérêt de sa vigueur, seraient des plus marquées. La pratique du massage, entre pour beaucoup dans l'éducation hygiénique des boxeurs anglais, autrement dite, entraînement : c'est à elle que leurs muscles doivent cette souplesse et cette élasticité merveilleuse, qui fait que leurs chairs ne gardent aucune trace des coups les plus terribles (1).

L'usage des frictions et du massage, est d'un emploi facile, et n'exige, ni beaucoup d'assujétissement, ni un grand appareil. Ce serait un grand bien, et ses résultats ne tarderaient pas à s'en faire sentir sur l'état sanitaire de la population, s'il finissait par entrer, comme partie intégrante, dans l'hygiène des familles ; si celles-ci lui consacraient, le matin et le soir, une petite partie de ce temps, qu'elles consument souvent en futilités. Ce moyen est applicable à tous, et n'a pas, comme le bain froid, une foule de contre-indications, qui se tirent, soit de la faiblesse originelle du sujet, soit de son idiosyncrasie. Pour nous, depuis plusieurs années, nous avons l'habitude, dans le traitement de la plupart des affections chroniques que nous avons à soigner, d'assujétir les malades à des frictions et à des massages quotidiens. On ne saurait croire à la puissance de cet auxiliaire, soit pour donner de l'efficacité aux autres agents du traitement, soit pour déterminer à la périphérie, quelques mouvements critiques. C'est

(1) Voir l'ouvrage de sir John Sinclair.

un moyen que les médecins négligent trop dans leurs prescriptions pour les maladies chroniques.

3° Des lotions. Des bains.

On ne saurait nier, que depuis les travaux des hydrothérapeutistes, la question des bains, en hygiène, ait pris de si singuliers développements. Mais il faut bien se garder de faire de l'hydrothérapie, une méthode générale de médication. Elle peut séduire les malades, amateurs des nouveautés et les hommes de l'art, dont les connaissances en médecine sont bornées, et qui donnent une trop large part aux moyens locaux pour la curation des maladies internes. Aussi, est-ce surtout par des chirurgiens que nous avons vu, dans ces dernières années, l'hydrothérapie appliquée avec engouement.

C'est justement, que le docteur Londe, a disculpé Rousseau de l'erreur qu'on prête généralement à ce grand homme, en lui faisant prétendre, qu'il fallait, immédiatement après la naissance, faire usage d'eau froide. Voici ses propres paroles : « Lavez souvent les enfants; leur malpropreté en montre le besoin. Quand on ne fait que les essuyer, on les déchire; mais a mesure qu'ils se renforcent, *diminuez par degrés*, *la tiédeur de l'eau*, jusqu'à ce qu'enfin vous les laviez, été et hiver, à l'eau froide, et même glacée. Comme, pour ne pas les exposer, il importe que cette diminution soit lente, successive et insensible, on peut se servir de thermomètre pour la mesurer exactement (1). » Peut-on, nous le

(1) *Emile*, liv. I, p. 57, in-8°.

demandons à présent, donner un conseil plus sage, que ne le fait ici Rousseau? Pour nous, nous n'y voyons rien à ajouter. Ce n'est que successivement, et à mesure que l'enfant se fortifie, qu'on doit baisser la température de l'eau; en général, et il est prudent, surtout pendant l'hiver, d'attendre que les enfants aient cinq ans au moins, avant de les laver avec de l'eau sortant de la pompe. A partir de cette époque, on ne doit plus hésiter. Endurci par cette pratique, l'enfant sera à l'abri des rhumes, du croup, des inflammations intestinales, et s'élèvera fleurissant, de force et de santé (1). Le docteur Scoutetten, partisan éclairé de l'hydrothérapie, conseille les lotions froides également aux adultes. Selon lui, elles sont avantageuses, quand on a une constitution faible et rhumatismale; si on ne les a pas mises en pratique dès l'enfance, il faut y arriver graduellement.

1° *Bains froids, de leurs avantages.*

Pour se faire une idée exacte des avantages qui sont attachés aux bains froids, il faut surtout considérer leurs effets consécutifs. A la suite des bains pris dans une rivière comme le Rhône, par exemple, pendant quinze jours ou un mois, on éprouve un sentiment de bien-être général. Chez les personnes frileuses, la peau se réchauffe, et après cinq ou six bains, on peut et on doit quitter la flanelle, lors même qu'on l'a prise depuis longtemps. La sueur

(1) Londe. *Traité d'hygiène*, t. II, p. 480. Voy. Scoutetten, *ouvr. cit.*, p. 537.

cesse d'être trop facilement provoquée par le soleil, ou l'exercice; en un mot, on est beaucoup moins influencé par les variations atmosphériques; le ton que le bain froid a donné à la peau, la fait résister aux effets de la chaleur; l'habitude de réagir la rend peu sensible au froid. La force musculaire s'accroît, les membres semblent prendre plus de souplesse; les personnes délicates, prennent goût à la promenade à pied, et font, sans fatigue, des courses dont elles se seraient crues incapables. L'appétit augmente, et avec lui, le goût pour la nourriture animale, les digestions paraissent plus facile; le sommeil est plus profond.

Ainsi, l'usage bien entendu du bain froid, a pour effet de donner des forces, et en second lieu, de vous délivrer des impressionabilités fâcheuses. Ces deux précieux avantages, procurés par l'immersion dans l'eau froide, ont été constatés par tous les médecins qui se sont spécialement occupés de cette partie de l'hygiène. Je connais plusieurs hommes, dit un médecin genevois, d'une santé robuste, et d'une vigoureuse complexion, bravant impunément le froid et le chaud, marcheurs infatigables, même à un âge où on ne goûte pas ordinairement beaucoup l'exercice à pied, qui n'hésitent pas à attribuer cette vigueur, qui n'était point native, soit à des cures des bains d'Arve, continués été et hiver, pendant plusieurs années, soit à la fréquentation habituelle de cette rivière, dans la belle saison, depuis leur bas-âge. Mais, les effets hygiéniques des bains de rivière, à basse température, ne sont peut-être, dans aucune circonstance, plus frappants que chez les enfants élevés dans la misère, auxquels, pour un léger degré de rachitisme, par exemple, on prescrit une cure de bains froids. Tandis qu'auparavant, on s'apitoyait sur ces membres grêles et flasques, portant les stygmates de la malpropreté, sur cette peau blafarde, ces traits sans mouvements, avec quel plaisir, quelques semaines plus tard, on retrouve sous ces mêmes linges troués, un corps parfaitement propre, des extrémités plus fermes, des pieds rosés, et le sourire du bien-être, aux moindres agaceries (1).

Il est certain, en outre, et ce témoignage est porté par les malades eux-mêmes, qui ont longtemps fréquenté les bains de rivière à basse température, que ceux-ci, font cesser ou diminuent notablement la disposition aux angines tonsillaires, pharygiennes ou laryngiennes, à la bronchite, aux douleurs de rhumatisme musculaire, qu'elles aient pour siége, les membres, le thorax, le cou ou les parties postérieures et latérales de la tête. Un autre avantage bien avéré, des bains à basse température, c'est de donner, chez les femmes, du ton et de la fixité à leur système utérin : ils conviennent dans quelques cas de *stérilité*, d'*avortement*, et impriment à la menstruation irrégulière, une remarquable périodicité.

Comme, de nos jours, les médecins hydropathes, sont trop enclins à préconiser, outre mesure, l'usage du bain froid, il convient d'en préciser les contre-indications. Les personnes atteintes de maladies du cœur, sujettes aux crachements de sang, celles qui sont plé-

(1) Herpin. *Mémoire sur les bains de rivière à basse température, etc.* Dans la *Gazette médicale* de Paris, t. XII, p. 284.

thoriques, doivent s'en abstenir. Nous devons aussi les défendre aux personnes sujettes aux apoplexies, aux raptus de sang vers la tête, aux odontalgies.

La durée du bain froid, doit rarement dépasser cinq minutes : il sera beaucoup moins long, si la peau réagit faiblement, si les doigts restent longtemps pâles, les joues bleues, ou que les mâchoires éprouvent un claquement convulsif. Aussi longtemps qu'on est dans le bain, if faut s'agiter et se frotter les diverses parties du corps, surtout celles qui souffrent. En sortant de l'eau, on doit s'essuyer rarapidement et complètement, avec un drap un peu rude; puis s'habiller chaudement, et marcher avec vîtesse, au grand air et au soleil. Il est, ici, nécessaire de traiter des *bains froids spécifiques*, ou des bains de mer.

2° *Bains de mer; leurs effets physiologiques et hygiéniques.*

Il est fâcheux que l'usage des bains de mer soit si peu répandu, car on ne peut douter qu'ils ne fussent, entre les mains du médecin, un remède héroïque contre une foule d'affections de nature atonique. Ces sortes de bains, doivent en partie, leur énergie à l'influence du choc réitéré des vagues, de cette sorte de massage, qui ne cesse de se faire par le va-et-vient continuel du flot, de cette espèce de douche permanente et variée de toutes les manières, qu'essuie le corps, par la chûte et l'ascension alternative de la vague. On ne doit point oublier, au nombre des auxiliaires, certainement très-utiles, de l'eau de mer, l'influence de l'atmosphère maritime, toujours chargée d'humidité, saturée de sels marins ; l'agitation spéciale de cette atmosphère. Le bain de mer, donne de l'impulsion aux mouvements vitaux, corrobore les forces toniques, imprime de la fixité aux actes nerveux. Aussi, sous ces rapports, nous paraît-il convenir à ces enfants mous et cacochymes, débilités par une mauvaise lactation ; à ceux qui, plus tard, demeurent frappés d'une sorte *d'arrêt de développement*, à la suite des abus de la masturbation. Il en est de même des femmes, chez lesquelles le séjour des grandes villes, et la pratique des jouissances du grand monde ont affaibli le tempérament; de celles qui éprouvent, à la suite d'accouchements multipliés, une sorte de relâchement de tous les viscères abdominaux, et chez qui, les pâles couleurs sont passées à l'état constitutionnel. Les bains de mer solliciteront, chez ces personnes, une régénération véritable.

Mais il est important, soit en hygiène, soit en thérapeutique, d'établir une grande différence entre les bains de mer, pris dans les régions méridionales, ou dans le nord, dans la Méditerranée ou dans l'Océan. Cette différence, dont les médecins ne paraissent tenir aucun compte, acquiert pourtant, par son influence, une très-haute valeur. Les personnes qui ont eu occasion de comparer les sensations éprouvées au contact de ces deux sortes de mers, n'ont pas manqué d'être frappées de la grandeur de ces différences. En effet, dans les mers du nord, l'impression, dès l'entrée, et durant le temps du séjour dans la mer, consiste en un saisissement toujours plus ou moins pénible ; dans les mers du midi, au contraire, rien de plus moelleux, de plus voluptueux même, que la sensation des baigneurs, pendant toute la durée de leur séjour au sein des eaux. Aussi, les baigneurs septentrionaux ne peuvent séjourner trop long-temps, sans inconvénients, et même sans danger, dans leur littoral, tandis que les baigneurs du midi séjournent dans leurs mers plusieurs heures consécutives, nous ne disons pas, sans le moindre regret, mais avec délices. La différence de ces effets est trop bien marquée, pour échapper à ceux qui ont fait l'essai comparatif des bains de mer du Nord, et des bains de mer du Midi. On comprend aisément les différences correspondantes qui en découlent pour les applications hygiéniques. Ainsi, pour avoir des effets bien prononcés, et quand on se propose de donner de l'essor à une constitution arriérée, en réveillant les forces toniques de la périphérie, on doit préférer les bains de l'Océan. Ceux de la Méditerranée pourront être ordonnés en commençant, aux sujets très-impressionnables, qui ont la poitrine délicate, et chez lesquels on redoute les mauvais effets d'une température trop froide. Il est, d'ailleurs, un moyen simple et facile, d'accoutumer les constitutions aux bains de l'Océan; c'est de les graduer, en commençant, par exemple, par les bains pris sous les latitudes les plus méridionales, et en remontant peu à peu le littoral. Nous avons vu des personnes qui n'avaient pu supporter de prime abord, les bains de Dieppe, et qui les ont pris, plus tard, avec succès, après avoir passé une ou deux saisons, soit à Bayonne, soit à Royan.

3° *Bains chauds; de leurs avantages et de leur abus.*

Cette sorte de bains est loin d'occuper en hygiène perfective, le rang que nous avons donné à ceux qui précèdent : nous n'en dirons donc que peu de chose. Le bain chaud, *tiède* ou *tempéré*, a une action relâchante sur les tissus; il devient un sédatif puissant de l'agitation nerveuse. Considéré comme moyen de propreté, il convient à toutes les personnes; mais il offre de grands avantages, particulièrement aux vieillards, aux enfants, aux femmes. Lorsqu'on veut retirer d'un bain chaud tout le profit possible, opérer une détente générale, dans le cas d'éréthisme nerveux, il est important d'observer certaines précautions. Il ne faut point que ce bain soit de trop courte durée, que sa température s'abaisse ou s'élève sensiblement. Pour que l'action sédative se déclare, il faut que les tissus aient le temps d'être en contact avec le liquide; le bain qui se refroidit peut amener de fâcheuses réactions internes. Les bains trop chauds sont extrêmement nuisibles, et deviennent stimulants; ils réveillent les douleurs de goutte, de rhumatismes, etc., comme Broussais en a fait l'observation. Prosper Alpin a remarqué que les Égyptiens s'affaiblissaient par l'abus des bains, autant que par celui des plaisirs de l'amour. Nous verrons, dans le second volume, en traitant de l'hygiène des religions, que ce genre d'excès contribua aussi à énerver la population romaine. Les bains chauds partiels, tels que les *pédiluves*, les *manuluves* et les *demi-bains*, rentrant directement dans les attributions de la médecine, ne doivent point nous occuper ici.

4° Rapports de l'hygiène de la peau, avec les autres fonctions de l'économie. — Hygiène de ses productions épidermiques (poils, ongles).

La transpiration cutanée ne consiste pas en une simple évaporation de tout ce qui, dans le sang, est susceptible de se volatiliser; elle constitue une véritable sécrétion. Il résulte des expériences de Sanctorius, de Dodart et de celles plus récentes de Séguin, qu'un rapport des plus intimes existe entre la sueur et les *ingesta* (aliments), les boissons et les autres excrétions; on comprend, dès lors, pourquoi la brusque cessation de cette sécrétion entraîne de si grands troubles dans l'économie animale, car elle réagit sur l'effet des humeurs et l'équilibre de leur répartition dans le corps entier. Lorsque la fonction dépuratoire de la peau diminue, ou se supprime en entier, l'organisme retient, dans son intérieur, une quantité assez notable de matières hétérogènes, dont l'influence sur la santé, peut être incalculable. Les expériences délicates de Séguin ont prouvé, en effet, que la moyenne de la perte en poids, par l'exhalation, est de 18 grains par minute, dont 11 pour la transpiration cutanée, et 7 pour la perspiration pulmonaire; que la plus grande perte de poids, déterminée par l'exhalation, est de cinq livres en vingt-quatre heures; la moindre, d'une livre onze onces et quatre gros; que c'est pendant la digestion que la perte en poids est le plus considérable. Nous n'avons pas besoin de faire remarquer au lecteur, les conséquences importantes qui découlent de ces faits, et combien on doit apporter de soins à l'hygiène de la peau, depuis la plus tendre enfance jusqu'à l'âge le plus reculé; c'est une condition majeure de force et de longévité.

Ongles, poils, (cheveux, barbe).

A l'hygiène de la peau, se rattachent les soins qu'on doit apporter aux *poils* et aux *ongles* qui ne sont que des productions épidermoïques du vaste appareil tégumentaire. Les ongles des pieds, et particulièrement ceux des orteils ne doivent point être coupés trop courts, ni arrondis. L'oubli de cette précaution expose à cette infirmité douloureuse, connue sous le nom d'*ongle entré dans les chairs*.

Outre les soins ordinaires de propreté, les cheveux et la barbe en réclament d'autres, qui tiennent à leur coupe. Dans nos climats, où les fonctions de la peau ne sont point dans un aussi grand état de vigueur que chez les orientaux (qui peuvent avoir la tête rasée impunément), les hommes doivent porter des cheveux d'une médiocre longueur. Dans quelques affections chroniques, dans les convalescences, il faut s'abstenir de la coupe des cheveux; cette pratique a entraîné, plusieurs fois, de fâcheuses répercussions. C'est un mauvais moyen, quoi qu'en disent les préjugés, de raser les cheveux, sous le prétexte de les faire revenir à la suite de leur chûte. On entretient, de cette manière, l'irritation du bulbe pileux, qui a amené la calvitie. Il faut se méfier des cosmétiques employés pour teindre les cheveux, les favoris et la barbe, connus sous les noms *d'eau d'Egypte*, *d'eau de Perse*, etc. Ces liquides, formés, ordinairement, d'une solution de nitrate d'argent, ont occasionné, dans diverses circonstances, des accidents fort graves, comme l'ont constaté MM. Chevalier et Gaultier de Claubry, etc.

La section ou la non section de *la barbe*, peut, dans quelque cas de maladie ou de convalescence, avoir de l'influence dans la production de certaines affections. L'homme, par exemple, qui porterait, alternativement, la barbe très-longue et très-courte, et qui, par là, priverait, par instants, la face et le cou, de l'abri formé par un corps mauvais conducteur du calorique, courrait le risque de perdre de bonne heure ses dents, et serait exposé à de fréquents maux de gorge : il peut donc être nuisible de raser, principalement pendant l'hiver, d'épais favoris qu'on a laissés croître dans l'été (Londe). Pour celui qui rase habituellement toute sa barbe, sa peau, comme celle de la femme, est habituée à être découverte, et il n'éprouve d'inconvénient que s'il continue cette pratique immédiatement au sortir d'une maladie grave

CHAPITRE III.

CONSIDÉRATIONS GÉNÉRALES SUR LES VÊTEMENTS, DANS LEURS RAPPORTS AVEC LA CIVILISATION ACTUELLE. — DES VÊTEMENTS CHAUDS ; DE LA FLANELLE. — VÊTEMENTS DANGEREUX PAR CONSTRICTION ; BONNETS, CRAVATES, CORSETS, CHAUSSURES, ETC. — RÈGLES GÉNÉRALES APPLICABLES A LA MANIÈRE DE SE VÊTIR. — DES CHOSES QUI S'APPLIQUENT A LA SURFACE DE LA PEAU, EN LA LÉSANT ; DES VENINS.

Des vêtements en général.

Il n'existe qu'une insensible transition du sujet que nous venons d'étudier, à celui que nous abordons en ce moment. Les vêtements, en effet, font partie intégrante de l'hygiène de la peau, puisqu'ils ont pour objet de remplir les trois indications suivantes : 1° garantir des impressions et des vicissitudes atmosphériques ; 2° entretenir un certain degré de chaleur à la surface du corps ; 3° absorber le produit de nos excrétions cutanées. Lorsqu'on réfléchit à l'état actuel des costumes et des vêtements en Europe, et l'on peut ajouter, dans tous les pays civilisés, et à ce qu'ils étaient jadis, on reconnaît sans peine que les hommes d'aujourd'hui portent la peine d'anciennes infractions aux lois de l'hygiène. Cette peine leur est infligée par un système de vêtements étroits, incommodes, qui compriment, à la longue, les développements du corps. Le Grec et le Romain, qui prenaient un soin particulier de leur peau, imprimaient à celle-ci une constitution organique particulière ; ils la rendaient propre à résister aux moindres déperditions du calorique, qu'aujourd'hui nous ne pourrions supporter sans dangers. L'ample toge, sous laquelle les membres se développaient en toute liberté; la tunique de laine ou de lin, qui laissait circuler l'air, et en contact avec la peau, leur suffisaient. Aujourd'hui, au contraire, nous tendons, de plus en plus, à nous écarter du type de ce vêtement primitif et qui se trouvait si bien en harmonie avec la nature et les besoins véritables de l'organisme. Notre excessive susceptibilité nous oblige à adopter des formes d'habillement qui étreignent nos corps, et mettent notre peau dans une sorte de boîte hermétiquement close. S'il y a progrès dans les modes et les coupes de vêtements, il est toujours à l'avantage de ceux qui sont le plus chauds, et qui ceignent le mieux les formes des membres. Eh bien! ce fait, quelque vulgaire, quelque minime qu'il paraisse, accuse en nous une sorte de détérioration, une impuissance organique relative : notre derme n'a plus l'énergie fonctionnelle qu'il avait chez les anciens. Et, chose remarquable, que l'on peut facilement constater en jetant un coup-d'œil sur les gravures qui représentent les costumes aux diverses époques de l'histoire, la forme des vêtements est devenue, de plus en plus, serrée, à mesure que les générations se sont le plus éloignées des habitudes balnéaires des Romains! Dans le Moyen-Age, les populations conservaient encore un souvenir des usages du Peuple-Roi. On voyait, tous les samedis, des hommes passer dans les rues, annonçant au son des cymbales que l'heure du bain était arrivée. Les artisans se réunissaient, et se rendaient en troupe à des établissements publics, où ils retrouvaient, en se baignant, des forces nouvelles pour supporter les travaux qui allaient commencer.

Maintenant, l'hygiéniste aurait-il raison d'appeler une réforme immédiate de nos vêtements, à l'exemple de quelques philosophes plus frondeurs qu'éclairés? Non, sans doute; car, notre manière de nous vêtir, quelque mauvaise qu'elle soit, est une nécessité. Il en est de ceci, comme de toutes les réformes radicales, il ne faut point les exiger de suite, mais les préparer à l'avance. Or, la meilleur préparation consisterait dans les pratiques que nous avons indiquées précédemment, telles que les frictions, l'usage bien entendu des bains froids : ces moyens employés avec persévérance, pourraient, au bout de quelques années, raffermir notre derme, et émousser sa vicieuse impressionabilité. Il est certain qu'un des meilleurs symptômes de l'amélioration physique de l'espèce humaine, se tirerait de l'usage moins fréquent des étoffes chaudes et de la *flanelle* en particulier.

Nous devons ici, entrer dans quelques détails sur cette partie du vêtement, qui tend a nous asservir de plus en plus. L'application de la flanelle sur la peau, loin d'être considérée comme *un agent hygiénique*, d'après le vulgaire, n'est pour nous qu'une fâcheuse nécessité. Aussi, gardons-nous d'abuser de ce moyen, en voulant de trop bonne heure y assujétir nos enfants. Que de vésicatoires, dit le docteur Londe, de cautères et de moxas, il remplacera par la suite, si nous ne le prodiguons pas prématurément, et à quel arsenal de ces topiques, ne serons-nous pas obligés d'avoir recours, souvent en vain, pour avoir prématurément usé, sans nécessité, du gilet de laine (1)! Faisons d'abord, tous nos efforts pour rendre plus tard, cet adjuvant inutile; puis, si la nécessité s'en fait sentir, employons-le dans les circonstances suivantes : chez les sujets faibles, sédentaires, qui ont besoin de stimuler légèrement leur peau; chez ceux qui sont sujets aux rhumes, aux rhumatismes, aux affections abdominales chroniques. On avance généralement, et avec beaucoup de raison, que lorsqu'on a une fois contracté l'habitude des gilets de laine, il est dangereux d'y renoncer. Cela est vrai en partie; il faut subir le joug que l'on s'est imposé. Mais on a tort de persister dans l'emploi de la flanelle, si on ne l'a prise qu'accidentellement. Quand l'affection est une fois enlevée, on peut cesser de porter le gilet, de même qu'on cesse de prendre des médicaments; on le doit même, sous peine de rentrer dans le cas de l'individu qui a pris cette habitude sans nécessité.

Nous devons spécialement nous occuper dans les paragraphes qui vont suivre, de certains dangers qui sont attachés à telle ou telle partie du vêtement, et que l'usage tolère. Parmi eux, il est du devoir du médecin, d'éclairer le public sur les effets de la *constriction* produite sur certaines régions du corps, par quelques vêtements que l'on doit réputer *dangereux*. Tels sont, certaines coiffures, les corsets, les cravates, les jarretières.

(1) *Ouv. cit.*, t. II, p. 511.

ARTICLE I. — *Vêtements dangereux par constriction.*

Qui le croirait! l'enfant à la mamelle n'est pas même à l'abri des fatales étreintes d'un vêtement constricteur; son organe le plus noble et le plus précieux, son cerveau, subit de tristes déformations. Le docteur Foville, médecin en chef de Charenton, est le premier qui ait insisté, avec vigueur, sur cette cause de déformation de la tête, qui, trop souvent, est ineffaçable. On nous saura gré de reproduire, en ce lieu, le résultat des recherches, à cet égard, de ce médecin distingué.

Dans plusieurs parties de la France, on coiffe les nouveaux-nés de bonnets fixés sur la circonférence du crâne lui-même. Tantôt on commence par l'entourer d'un étroit et long triangle de toile, qui décrit plusieurs tours avant d'être arrêté, et par-dessus ce serre-tête, ou bandeau, on place un bonnet rond à coulisses, dont les cordons sont serrés suivant la même circonférence que le serre-tête lui-même. Cette pratique est très-commune en Normandie. Dans d'autres provinces, on ne commence pas par entourer la tête d'un bandeau; on la couvre d'un bonnet rond, et ce bonnet se trouve assujéti par un nombre variable de tours de bande, méthodiquement jetés, depuis les bosses frontales, jusqu'aux bosses pariétales. C'est ainsi qu'on agit à Toulouse, et dans une grande étendue des pays voisins.

Quel que soit le procédé mis en usage, partout où les bonnets des nouveaux-nés sont fixés sur la circonférence du crâne, ils le déforment. Une constriction circulaire suffisante pour fixer la coiffure, ne peut manquer de faire céder la tête, si tendre à cet âge. Ce qu'elle perd alors en largeur, elle le gagne en excès de longueur; et c'est ainsi que se trouvent produits ces crânes allongés et cylindroïdes, quelquefois même étranglés dans le milieu de leur longueur, qu'on rencontre, en proportions variables, dans presque toutes les maisons d'aliénés de France, mais, surtout, dans celles des départements, où la méthode adoptée pour la coiffure des enfants, implique une constriction circulaire. Il s'en faut beaucoup que la Normandie et la Gascogne soient les seules contrées, où ces pernicieux usages existent encore de nos jours. On trouve des personnes du Limousin, de Bretagne, du Nord et du Nord-Est de la France avec une déformation évidente du crâne, dont la cause ne doit pas être douteuse. A Paris, où se trouvent rassemblés des habitants de toutes les parties de la France, toutes les habitudes de nos provinces se trouvent importées, et les déformations du crâne, produites par les coiffures vicieuses, ne sont nullement rares. Dès qu'on a l'œil familiarisé avec les caractères de ces déformations, on les distingue aisément, quel que soit l'âge des sujets; on les reconnaît aisément, sur les crânes desséchés, avec la même facilité qu'on peut reconnaître, sur un cadavre de femme, la déformation du thorax, produite par l'usage des corsets trop serrés. Toute rationnelle que peut sembler l'étiologie de ces déformations, on n'imaginerait guère, avant de l'avoir vu, avec quelle facilité la moindre compression circulaire peut les produire..... Facile à produire, cette déformation peut aussi disparaître, ou, du moins, diminuer assez vîte, si l'on renonce de bonne heure à l'emploi des moyens qui l'ont déterminée. J'ai vu un petit garçon de deux à trois mois, dont la tête, entourée, depuis la naissance, par le bandeau généralement usité en Normandie, avait éprouvé une déformation considérable. Un changement convenable de coiffure permit à la tête de reprendre, au bout de quelques mois, une forme très-voisine de l'état normal. On conçoit, par cet exemple, pourquoi la déformation du crâne est, en général, moins prononcée chez les hommes que chez les femmes. Celles-ci gardent, toute leur vie, dans certains pays, des bonnets du même genre que ceux qu'elles ont eu dès leur naissance : les hommes, au contraire, sont débarrassés des serre-tête, dès qu'ils sont un peu forts, et long-temps avant que le crâne soit arrêté dans sa forme. Mais cela n'empêche pas que, dans les pays où tous les enfants des deux sexes ont la tête circulairement comprimée, pendant la première période de leur existence, on retrouve, chez tout le monde quelque trace de la déformation primitive. Cela est très-sensible, chez les habitants d'une des villes précédemment nommées, et, chose remarquable, les artistes de ce pays ont reproduit, dans la plupart des figures des hommes illustres, rassemblés dans une des salles de leur hôtel de ville, la forme caractéristique des crânes déformés.

Cette observation, que plusieurs personnes ont vérifiée, suffirait pour démontrer, que la déformation du crâne, n'est pas toujours un obstacle au plus parfait exercice des facultés intellectuelles; et s'il était permis, en pareille circonstance, de citer des noms propres, on verrait, par d'autres exemples, que quelques-unes des illustrations de notre époque, portent les caractères évidents de cette déformation. Il n'en est pas moins vrai que les fièvres cérébrales déciment l'enfance, et que les aliénations mentales sont très-communes, aux autres époques de la vie, dans les contrées où la pratique que je signale est en vigueur. J'ai souvent entendu Esquirol, manifester son étonnement du grand nombre de folies fournies par son pays natal. Or, le pays d'Esquirol, est celui de toute la France, où la déformation du crâne est le plus générale. Un chirurgien célèbre de Toulouse, M. le docteur Viguerie, a parfaitement reconnu cette vérité, dès que la première brochure que j'ai publié sur ce sujet, lui fut remise. M. le docteur Delaye, médecin en chef de l'hôpital des aliénés de Toulouse, était plus favorablement placé que personne, pour juger cette question, et il a reconnu, dans son service d'hôpital et dans sa maison de santé, des exemples nombreux de cette déformation, quelquefois portée au plus haut degré qu'elle puisse atteindre. M. le docteur Rigal de Gaillac, a fait des remarques analogues, dans son département.

D'un autre côté, on ne trouve pas un seul crâne déformé parmi les habitants du pays, où tous les nouveaux-nés ont la tête couverte de bonnets arrêtés sous le menton. Le Béarn me semble, à cet égard, la province la plus favorisée de la France; et, circonstance bien importante à signaler, le nombre des aliénés dans ce pays, est sensiblement moindre que dans ceux où la pratique contraire est adoptée. Ainsi, lorsque l'on compare le nombre des aliénés des asiles de Bayonne et de Pau, à ceux de Toulouse et d'Alby, on trouve qu'ils sont dans une proportion beaucoup plus forte à Toulon et à Alby, qu'à Pau et qu'à Bayonne. Et cependant, le chiffre de la population des départements qui envoient leurs aliénés à Pau et à Bayonne, est le même, à peu près, que celui des départements dont les malades d'aliénation mentale sont reçus à Toulouse et à Alby.

Cette remarque n'implique nullement, que toutes les têtes déformées à un degré quelconque, conduisent nécessairement, à l'aliénation mentale. Nous avons vu déjà, des preuves du contraire ; elles y prédisposent seulement de la même manière que les déformations de la poitrine, prédisposent aux maladies du cœur et des poumons, et cette prédisposition, pour le crâne, comme pour la poitrine, se trouve d'ordinaire, en raison directe du degré de la déformation. Dans les degrés les plus prononcés, le cerveau se trouve tellement contrarié dans son développement, que les individus ainsi maltraités, s'ils ne sont emportés de très-bonne heure, par quelque maladie cérébrale aiguë, deviennent nécessairement idiots, imbéciles ou épileptiques (1).

Nous avons cité ce long passage, pour prouver jusqu'à quel point une forme de vêtement à laquelle,

(1) *Traité complet de l'anatomie, de la physiologie et de la pathologie du système nerveux cérébro-spinal*, t. I, p. 652. Paris, 1844.

dans le public, on n'ajoute presque aucune importance, est susceptible d'apporter de détérioration dans l'état des parties du corps et de trouble dans leurs fonctions. Ces développements feront mieux ressortir ce qu'il nous reste à dire de certains détails d'habillements qui produisent aussi la constriction.

Chez les hommes, une *cravate* trop serrée ou inflexible, peut produire des accidents très-graves, tels que les congestions de sang au cerveau. Il en est de même de l'étroitesse du col de la chemise. Puisque la mode nous impose la cravate, sous peine d'être flétris par le ridicule, portons-là de mousseline, d'organdi ou de taffetas; peu importe; mais réduisons-en la largeur à quatre travers de doigts au plus; bannissons-en avec soin, les carcasses nuisibles, de laiton, de crin, de baleine ou de fil de laiton; ne la serrons pas assez, pour qu'on ne puisse librement promener le doigt, entre elle et le col; choisissons les plus légères, en été surtout; gardons-nous de les enlever, lorsque nous sommes en transpiration.

Il n'est malheureusement que trop vrai, que les injonctions ridicules de la mode, ont toujours mieux été écoutées que les conseils les plus prudents et les plus éclairés des médecins : l'histoire du *Corset*, est là, pour le prouver. Cet espèce de constricteur circulaire de la poitrine et du ventre, comme le désigne M. Londe, a mille inconvénients, qui ont été mille fois signalés, et cependant il a survécu. Il faut pourtant convenir, qu'il y a eu amélioration depuis les corps à baleine, que portaient les dames, sous les règnes de Louis XIV et Louis XV, jusqu'au corset usité de nos jours, sous le rapport de la gêne des mouvements et de la compression des organes; ce résultat est dû à la persévérance des représentations de la médecine. Comme les plumes éloquentes, de Buffon et de Rousseau, ont échoué dans le louable but, de supprimer cette pièce de vêtement, il n'est plus permis de compter sur une réforme à cet égard: on doit se borner à ce qu'il y a de moins mauvais, dans une chose essentiellement mauvaise.

On ne doit jamais appliquer de corset, avant que les organes musculaires aient acquis un certain degré de développement. Lorsque l'époque de s'en servir est arrivée, on doit employer les buscs les plus souples, et remplacer la simple toile du corset, par des tissus élastiques, qui, sans cesser de s'appliquer au corps, et de soutenir la gorge, se prêteraient aux mouvements continuels du thorax et de l'abdomen, et ramèneraient les épaules légèrement en arrière, sans laisser empreints sur la peau, les stygmates d'une pression douloureuse(1).

Nous n'avons presque rien à dire, *des jarretières;* le bon sens seul, nous apprend que, lorsquelles sont trop serrées, elles engendrent des varices. Qui ne connaît aussi les inconvients attachés à une chaussure trop étroite! Le pied serré, dans tous les sens, ne peut se développer naturellement; les orteils ne s'étendent pas, ils sont écrasés, difformes, couverts de cors et de durillons. Les ongles, pénètrent dans les chairs. Si l'on ne connaissait la triste manie, qu'ont les Chinoises, de s'enfermer les pieds dans

(1) Londe. *Traité d'hygiène*, t. II, p, 523.

d'étroites prisons, on ne pourrait se faire une idée des mutilations que la vanité nous engage à nous infliger, à nous-mêmes, et cependant, quel est le résultat d'un tel supplice? Un moignon informe, qui n'a d'autre mérite, qu'une petitesse tout-à-fait en disproportion, avec les dimensions des autres membres, enfin une démarche boîteuse et ridicule, ou plutôt, une impossibilité réelle de faire le moindre mouvement.

Les manches des habits, des redingotes et des robes, doivent toujours être assez larges dans la partie qui répond à l'aisselle, pour ne pas comprimer les nerfs et les vaisseaux qui passent dans cette région. Selon Tourtelle, les vêtements trop étroits, dans cette partie, contribuent, pendant l'hiver, et beaucoup plus qu'on ne le croit, en s'opposant au retour du sang de l'extrémité des membres thoraciques, au développement des engelures. Les manches trop étroites causent, en tout temps, la rougeur des mains, en y déterminant une espèce de stagnation du sang.

Nous ne terminerons point ce paragraphe, sans parler de la *compression rationnelle*, comme moyen hygiénique. On se méprendrait beaucoup sur le sens véritable de nos idées, si l'on pensait que nous proscrivions absolument tout ce qui, dans la confection des vêtements, donne une certaine fermeté aux parties du corps, en les soutenant. Autant la constriction, produite par les vêtements, est nuisible, autant une compression méthodique, jugée nécessaire par l'homme de l'art, est avantageuse. C'est ainsi qu'une ceinture large, élastique, devient une pièce de vêtement indispensable aux femmes qui ont eu plusieurs grossesses, chez qui, non-seulement les parois abdominales, mais même les viscères intérieurs, sont dans un état de relâchement, de prolapsus. Quoique l'usage inhumain du *maillot* soit, depuis longtemps, proscrit pour les enfants à la mamelle, on ne doit point oublier, toutefois, que leurs chairs ont besoin d'être affermies et soutenues : quelques tours d'une bande un peu large, appliquée à la partie moyenne et supérieure du ventre, suffisent amplement pour cela.

ARTICLE II. — *Règles hygiéniques générales, applicables à la manière de se vêtir.*

Cet article comprendra toutes les questions particulières, que nous n'avons pu faire rentrer dans celui qui précède. Il va sans dire que les habillements doivent être analogues aux âges, aux pays et aux saisons ; ils doivent être commodes et ne causer aucune gêne ; autrement ils nuisent.

Le docteur Ratier, dans un excellent mémoire sur l'éducation physique des enfants, a énuméré en peu de mots les conditions que doivent avoir les vêtements dans l'enfance : « Les habits des enfants, dit ce médecin, doivent être suffisants pour les garantir du froid, confectionnés de manière à n'exercer aucune constriction, être assez nombreux pour pouvoir être souvent changés, et n'être jamais assez précieux pour que la crainte de les gâter empêche les enfants de se livrer aux jeux de leur âge. » Telle doit être la règle, jusqu'au jour, où chacun des enfants prend le costume de son sexe. Chez les jeunes gens riches en forces organiques, il importe de proscrire les vêtements chauds et pesants; ils doivent porter des habits confectionnés avec des étoffes légères, et principalement de coton, pour les accoutumer de bonne heure aux vicissitudes du froid et du chaud, et leur faire contracter une sorte de familiarité avec les intempéries des saisons: c'est le moyen de les rendre sains et robustes. La froide vieillesse éprouve le besoin d'habits plus étoffés, plus chauds, tels que des draps de laine, des ouates, etc. Devons-nous, aussi, à l'exemple de tous les auteurs qui se sont occupés d'hygiène, répéter cette vieille maxime hippocratique, savoir : qu'aux approches du froid, on doit avoir le soin de prendre des habits plus chauds. Dans nos climats, où souvent nous passons du froid au chaud, trois ou quatre fois le jour, cette précaution est des plus salutaires; et nous ne devons point oublier, que l'imprudent usage de quitter trop tôt les habits d'hiver, à l'arrivée du printemps, et de s'exposer trop au frais, dans les grandes chaleurs, a fait périr plus de gens, que la famine, la peste et l'épée, comme l'assure Sydenham.

La *qualité* des étoffes, dont se composent les vêtements, n'est point indifférente, eu égard à certaines constitutions, à certains tempéraments. L'on sait généralement, que la soie et la laine sont des étoffes chaudes, parce qu'étant mauvaises conductrices de la chaleur, elles empêchent celle du corps humain d'être absorbée par l'air extérieur; de même, il est des vêtements qui ont les mêmes rapports avec l'électricité animale. Ceux confectionnés avec la soie, la peau, les poils, sont idio-électriques ; ils concentrent, en quelque sorte, l'électricité animale dans le corps, en la conduisant mal ; ceux de laine, au contraire, excitent le fluide électrique par les frottements auxquels ils donnent lieu, établissent une libre circulation de cet impondérable entre le corps et l'atmosphère. On conçoit facilement, d'après cela, que les vêtements de soie, de poils, en un mot, ceux qui sont *corps isolants*, par rapport à l'électricité, sont spécialement utiles dans les constitutions molles, les tempéraments lymphatiques, qui ont besoin de retenir tout leur fluide électrique ; au lieu que ceux de laine, de coton, de toile, etc., conviennent dans les constitutions sèches et nerveuses, parce qu'ils empêchent le fluide électrique animal, de s'accumuler en trop grande quantité dans le corps. Depuis que nous avons réfléchi sur ces principes, il nous est arrivé quelquefois, d'en faire une heureuse application, sur l'homme malade. C'est en partie ce qui nous explique les bons effets, chez les hypochondriaques, chez les femmes hystériques, d'un gilet de laine ou de flanelle anglaise, appliqué immédiatement sur la peau. Mais ce sont des expériences nouvelles à instituer, et qui doivent offrir un grand intérêt.

On a peut-être trop attaché d'importance, dans certains traités d'hygiène, à la *couleur* des vêtements, par rapport au froid et au chaud. La physique jusqu'à ce jour, laisse des doutes sur ce sujet. Quoi qu'il en soit, on peut néanmoins tirer cette conséquence, savoir : que, pour toutes les saisons et pour tous les climats, les vêtements de couleur claire, auraient quelque avantage sur les noirs, sous le rapport de la quantité de chaleur qu'ils retiennent ou qu'ils transmettent à la surface de notre corps; mais, que cette supériorité, si elle est réelle, peut être négligée, en comparaison de celle qui tient à la nature du tissu; et les inconvénients que, pour la propreté, les vêtements de couleur claire, offrent, dans nos climats, pendant la saison froide, feront toujours donner la préférence à ceux de couleur foncée (1).

Avons-nous besoin de revenir sur ce que nous avons déjà dit de la propreté, et d'en faire une nouvelle application aux vêtements! Le changement fréquent du linge, ou de la laine qu'on applique immédiatement sur la peau, est un luxe que sollicite une bonne hygiène. Par ce moyen, l'excrétion perspiratoire du derme est de nouveau stimulée; tandis qu'un linge imprégné de crasse et de matières muqueuses et sébacées, paralyse, ou tout au moins engourdit ses fonctions : l'espèce de bien-être que l'on éprouve après avoir changé de flanelle, en est un sûr témoignage. Si, dit Willich, j'avais à proposer des modèles, dans la manière de s'habiller, ce seraient les Quakers, ou Trembleurs : un habit simple et ample, de beau linge, sans ornement, et une propreté presque superstitieuse, distinguent des autres sectes religieuses, cette classe d'hommes paisibles et humains.

Nous ne terminerons point ce chapitre, consacré

(1) Londe. *Ouvr. cit.*, t. II, p. 514.

aux vêtements, sans dire quelques mots d'un usage particulier de vêtir les très-jeunes enfants, à leur sortie des langes, ou plutôt de les vêtir le moins possible. Cette méthode tend d'autant mieux à envahir l'esprit des mères de familles, qu'elle se trouve prônée quelquefois par des médecins amis de la nouveauté. D'après l'injonction de ceux-ci, on dépouille les petits êtres de leurs bas, de leurs bonnets même; on les expose, revêtus des vêtements les plus légers, à un air souvent froid et humide; leurs membres en deviennent quelquefois violets, comme nous l'avons remarqué nous-même. Nous n'avons pas besoin de blâmer fortement cette pratique; il est un bon sens populaire, auquel nous nous bornerons à faire appel. Cette sagesse des nations dit, que les jeunes enfants, moins pourvus de forces réactives, ne doivent point être désarmés contre les vicissitudes atmosphériques. Cette méthode, bonne dans d'autres climats, ne peut avoir aucun succès dans le nôtre, où l'atmosphère est constamment variable. Endurcissez l'enfant par degrés, au moyen de transitions bien ménagées; proscrivez les vêtements douillets; mais n'agissez jamais brusquement, pour lui dispenser les modificateurs hygiéniques; procédez toujours avec poids et mesure, comme nous l'avons déjà tant de fois recommandé.

DES VENINS, OU DES CHOSES QUI S'APPLIQUENT A LA SURFACE DU CORPS, EN LA LÉSANT.

Afin de terminer dans ce volume, l'histoire des agents qui s'appliquent à la surface du corps, nous devons dire quelques mots de certains accidents occasionnés à la peau, par la piqûre d'insectes et d'animaux dits venimeux. Quoique de pareils accidents, par les phénomènes qu'ils déterminent, soient plus directement du ressort de la médecine, on ne peut nier, toutefois, qu'ils ne se rapportent un peu à l'hygiène, par leur développement imprévu, et par les préservatifs qu'ils exigent. Les animaux qui, dans nos climats, produisent des piqûres venimeuses, sont : le *scorpion*, la *tarentule* et l'*araignée de cave*, l'*abeille domestique*, les *guêpes* et la *vipère*. Nous avons déjà parlé de la morsure des animaux enragés, en traitant des maladies contagieuses (v. p. 388).

On a beaucoup exagéré les effets funestes occasionnés par la piqûre du scorpion et de la tarentule : leurs résultats ne sont jamais mortels dans nos climats. Quelques lotions d'eau fraîche, sur la partie piquée, ou mieux encore, quelques cautérisations avec l'ammoniaque, sont les meilleurs préservatifs. La piqûre de l'abeille occasionne des douleurs très-vives, et une fluxion locale, que l'on prévient par l'extraction de l'aiguillon laissé dans la petite plaie, et par la succion.

La morsure de la vipère, quoique rarement mortelle, réclame des soins prompts et énergiques.

Après avoir ventousé, et lavé la plaie, à grande eau, il faut la cautériser avec le beurre d'antimoine. Quoiqu'on ait généralement perdu de la confiance dans l'alcali volatil, pris à l'intérieur, et que de Jussieu avait préconisé, comme un spécifique contre la morsure de la vipère; nous nous plaisons cependant à reconnaître les avantages de l'ammoniaque, dans ce cas, et à le recommander. Par son action stimulante et diffusible, il ouvre tous les couloirs de l'économie, et peut y pousser les restes de la matière toxique absorbée. Ses effets salutaires, bien connus dans les fièvres graves, avec lesquelles les symptômes généraux, produits par la morsure de la vipère, ont tant d'analogie, doivent le classer dans le rang des préservatifs. Nous n'avons point à nous occuper des morsures faites par le serpent à sonnettes : les accidents qu'elles déterminent, sont au-dessus des ressources de l'art.

FIN DU PREMIER VOLUME.

TABLE

DES MATIÈRES

CONTENUES DANS LE PREMIER VOLUME.

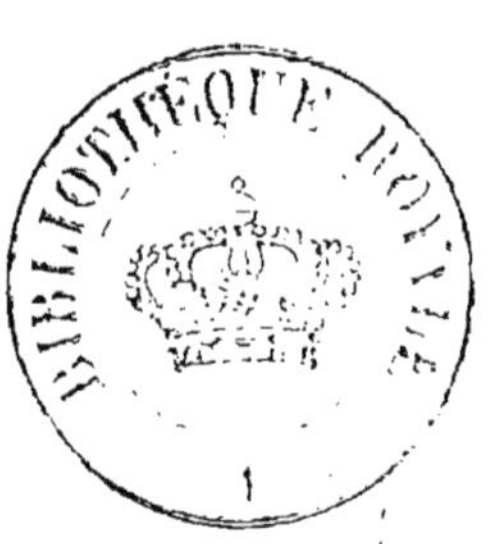

FIN DE LA TABLE DES MATIÈRES.

Lyon, Imp. de Pommet (H. Augier, directeur), rue de l'Archevêché, 3.

www.ingramcontent.com/pod-product-compliance
Ingram Content Group UK Ltd.
Pitfield, Milton Keynes, MK11 3LW, UK
UKHW020310200726
13857UKWH00001B/131